MARCEL DOLL

ZIRKELTRAINING

INDOOR UND OUTDOOR

Bibliografische Information der Deutschen Nationalbibliothek
Die Deutsche Nationalbibliothek verzeichnet diese Publikation in der Deutschen Nationalbibliografie. Detaillierte bibliografische Daten sind im Internet über http://dnb.d-nb.de abrufbar.

Für Fragen und Anregungen
info@rivaverlag.de

Wichtige Hinweise
Sämtliche Inhalte dieses Buchs wurden – auf Basis von Quellen, die der Autor und der Verlag für vertrauenswürdig erachten – nach bestem Wissen und Gewissen recherchiert und sorgfältig geprüft. Trotzdem stellt dieses Buch keinen Ersatz für eine individuelle Fitnessberatung und medizinische Beratung dar. Wenn Sie medizinischen Rat einholen wollen, konsultieren Sie bitte einen qualifizierten Arzt. Der Verlag und der Autor haften für keine nachteiligen Auswirkungen, die in einem direkten oder indirekten Zusammenhang mit den Informationen stehen, die in diesem Buch enthalten sind.

Ausschließlich zum Zweck der besseren Lesbarkeit wurde auf eine genderspezifische Schreibweise sowie eine Mehrfachbezeichnung verzichtet. Alle personenbezogenen Bezeichnungen sind somit geschlechtsneutral zu verstehen.

Originalausgabe
3. Auflage 2022

Türkenstraße 89
80799 München
Tel.: 089 651285-0
Fax: 089 652096

Redaktion: Silke Panten
Umschlaggestaltung: Isabella Dorsch, München
Layout und Satz: Deborah Herzog, Meike Herzog, Alpsee Design
Umschlagabbildungen: Shutterstock/nazarovsergey (re. o.), Squaredotmedia (re.), Shutterstock/wavebreakmedia (u.), Shutterstock/Mihai Blanaru (li. u.), Shutterstock/ESB Professional (li. o.), Shutterstock/Abert (Illustrationen Pfeile)
Bildnachweis: sämtliche Fotos im Innenteil von Nils Schwarz, außer:
Simone Hörmann: 7, Marcel Doll: 12, Shutterstock/Africa Studio: 13, Shutterstock/Solis Images: 17, 31, Shutterstock/pdrocha: 21 (o.), Shutterstock/EpicStockMedia: 21 (u.), Shutterstock/Nejron Photo: 24, Shutterstock/Kokulina: 29, Shutterstock/eyal granith: 37, Shutterstock/mimagephotography: 43
Models: Helena Koine, Florian Bornschier (Indoorfotos), Julian Burger (Outdoorfotos)

Druck: Firmengruppe APPL, aprinta Druck, Wemding
Printed in Germany

ISBN Print 978-3-7423-0118-5
ISBN E-Book (PDF) 978-3-95971-542-3
ISBN E-Book (EPUB, Mobi) 978-3-95971-541-6

MARCEL DOLL

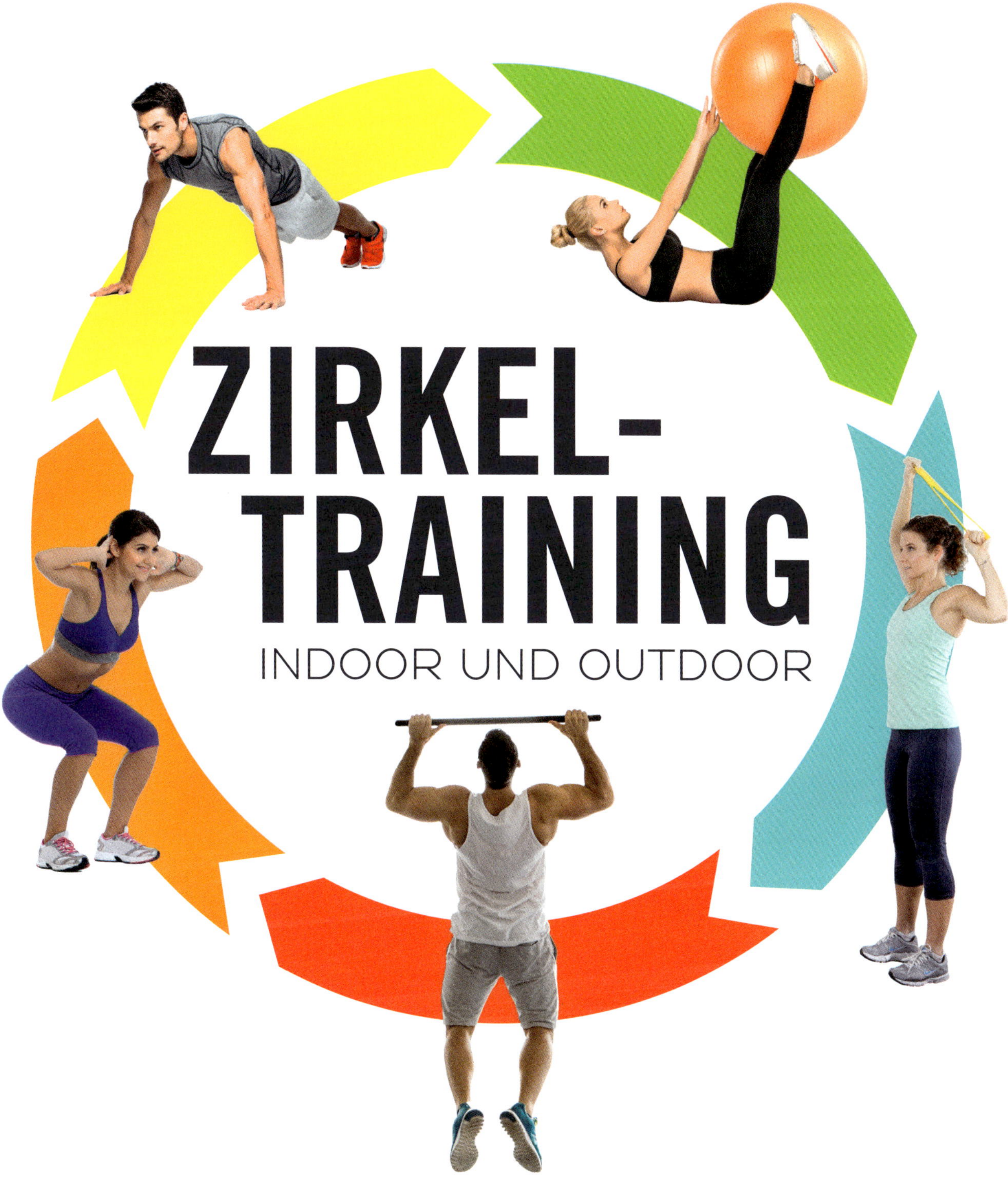

ZIRKEL-TRAINING

INDOOR UND OUTDOOR

20 Zirkel für mehr Kraft, Ausdauer und eine verbesserte Leistungsfähigkeit

riva

INHALT

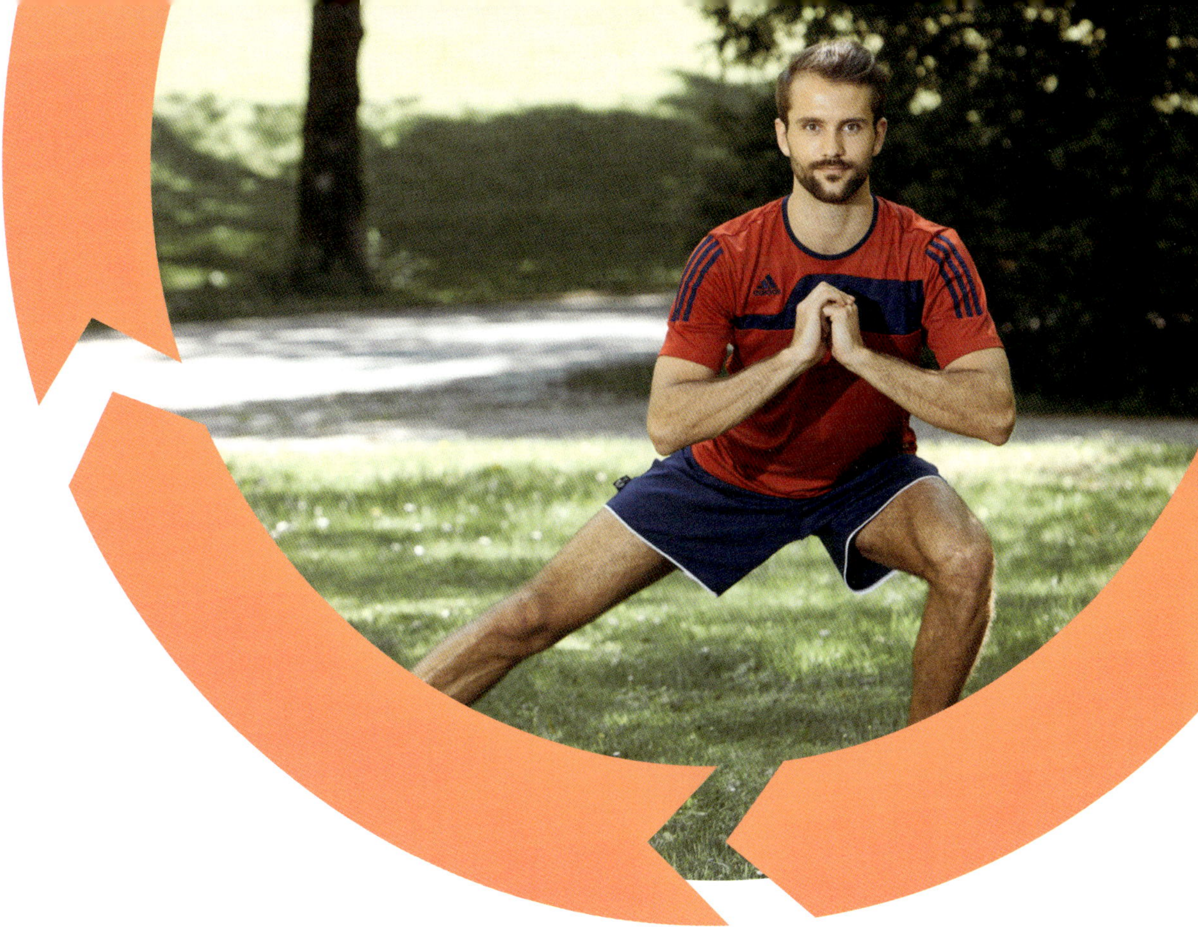

Anhang

Ganz ehrlich …

früher als Schüler und in meiner Zeit als Leistungssportler habe ich Zirkeltraining gehasst. Es war anstrengend, teilweise nervenaufreibend, und meine innere Stimme hat laut gerufen: »Kämpf dich durch!« Wenn es dann endlich vorbei war, habe ich mich hinterher aber immer gut gefühlt. Heute, 25 Jahre später, sind mein Kollege Eckhart Acker und ich Anbieter einer der größten Zirkeltrainingsorganisationen in Deutschland. Als wir vor zehn Jahren »OutdoorCircuit in Deiner Stadt« gegründet haben, hatten wir einen Traum. Wir wollten einer der effektivsten Trainingsformen, die es gibt, ein neues Gesicht geben: dem Zirkeltraining. Wir wollten die Menschen mit Spaß und abwechslungsreichem Training aus ihren vier Wänden holen und sie wieder für mehr Bewegung im Freien begeistern. Wir haben es geschafft und sind mit dieser Idee zum Glück nicht mehr allein! Das Buch von Marcel trifft genau ins Schwarze und wir freuen uns sehr, uns mit ein paar eigenen Worten hier zu verewigen.

Liebe Leserinnen und Leser, die Zeit ist reif für ein neues und funktionelles Zirkeltraining. Marcels Buch trägt dazu bei, dieses Thema weiterzuentwickeln und das alte Image, das dem Zirkeltraining anhaftet, endlich abzulegen. Die sinnlose Aneinanderreihung von Übungen mit dem Ziel der totalen körperlichen und mentalen Erschöpfung ist vorbei. Funktionelles Zirkeltraining heute bedeutet mehr Funktionalität und Sicherheit für den Trainierenden. Wir sind schlauer geworden und verstehen die Physiologie und Anatomie des menschlichen Körpers mit all seinen Schwächen und Stärken deutlich besser als vor 40 Jahren. Zudem müssen wir uns vor Augen führen, dass sich auch unser Alltag stark verändert hat. Moderne Unterhaltungselektronik, Bewegungsarmut, ein hohes Stresslevel und ein übermäßiger Konsum von zuckerhaltigen Lebensmitteln haben uns steif und schwach werden lassen. Die Gesellschaft ist körperlich nicht mehr so belastbar wie früher. Deshalb ist auch eine intelligentere Herangehensweise an das Training notwendig.

Obwohl wir in einer interessanten Zeit des Umschwungs mit zahlreichen Möglichkeiten leben, vernachlässigen wir die Quelle unserer Vitalität: Bewegung. Wir fokussieren uns zu sehr auf spezialisierte Trainingsprogramme, richten unsere Aufmerksamkeit auf einzelne Muskelpartien oder die Problemstelle, die uns nicht gefällt. Wir suchen händeringend nach dem besten Abnehmprogramm oder dem effektivsten Trainingsplan für einen Sixpack – am besten erreichbar in nur sechs Wochen. Wir denken: Wenn mein Kollege es schafft und dieses Programm bei ihm funktioniert hat, dann muss es doch auch bei mir klappen. Wir vergessen jedoch allzu gern, dass nicht jeder Körper gleich ist und deshalb bei ein und demselben Programm anders reagiert. Dabei verlieren wir oft den Blick für die wesentlichen Strukturen, Funktionen und Systeme im menschlichen Körper, die bei jedem von uns individuell funktionieren. Jeder bringt andere Voraussetzungen mit, sich seinen körperlichen Gegebenheiten entsprechend zu bewegen. Was jedoch für alle Menschen gleichermaßen gilt, ist, Bewegung durch Bewegungsmuster zu erlernen. Hier ist nicht das Bewegen einzelner Gelenke oder Muskeln in isolierter Form gemeint.

Bewegung fängt bereits beim Baby an, das irgendwann zu krabbeln beginnt. Als Kind lernen wir dann, zu laufen, zu klettern und zu balancieren, und erweitern unsere Fertigkeiten. Dadurch schaffen wir die Basis für Bewegung. Als Erwachsene profitieren wir davon und erweitern unsere konditionellen Kapazitäten. All das passiert ohne spezielles Training und Coaching von außen, sondern durch Entdeckung, Wahrnehmung und Ausprobieren. Dazu zwei Fragen: Wann sind Sie das letzte Mal auf einen Baum geklettert, um einen Apfel zu pflücken? Klar, Sie müssen nicht, Sie können sich den Apfel auch einfach kaufen. Oder wann sind Sie das letzte Mal 20 Kilometer weit gegangen, um jemanden zu besuchen? Klar, Sie müssen nicht, Sie haben ja vermutlich ein Auto. Aber genau darum geht es. Zum einen können wir in der heutigen Zeit grundlegende Bewegungsmuster nicht mehr abrufen, weil wir unseren Körper nicht mehr regelmäßig herausfordern. Viele Menschen würden den Baum gar nicht hochkommen oder sich sogar verletzen, wenn sie es spontan machen müssten. Zum anderen nutzen wir unseren Körper nicht mehr artgerecht, weil der Alltag uns in eine monotone Richtung treibt: das Sitzen. Wir sitzen im Auto, im Büro, beim Essen, beim Reisen, beim Warten und mittlerweile auch beim Onlineshoppen. Wir gehen sitzend unserem Alltag nach.

Funktionelles Zirkeltraining aber kann für den einen die Basis schaffen, sich wieder mehr und besser zu bewegen. Für den anderen kann es bedeuten, funktionelle Bewegungen wieder in den Alltag zu integrieren. Das ist immer abhängig von den individuellen Voraussetzungen, dem persönlichen Können und Leistungsniveau.

Freuen Sie sich deshalb auf dieses Buch und die bevorstehenden Zirkelprogramme. Respektieren und erkennen Sie Ihre Grenzen im Hinblick auf Ihre Mobilität und Beweglichkeit. Arbeiten Sie zuerst gezielt an Ihren Schwachstellen, bevor Sie die Intensität im Training steigern. Ich wünsche Ihnen viel Spaß beim neuen Zirkeltraining!

Mit sportlichen Grüßen

Eberhard Schlömmer

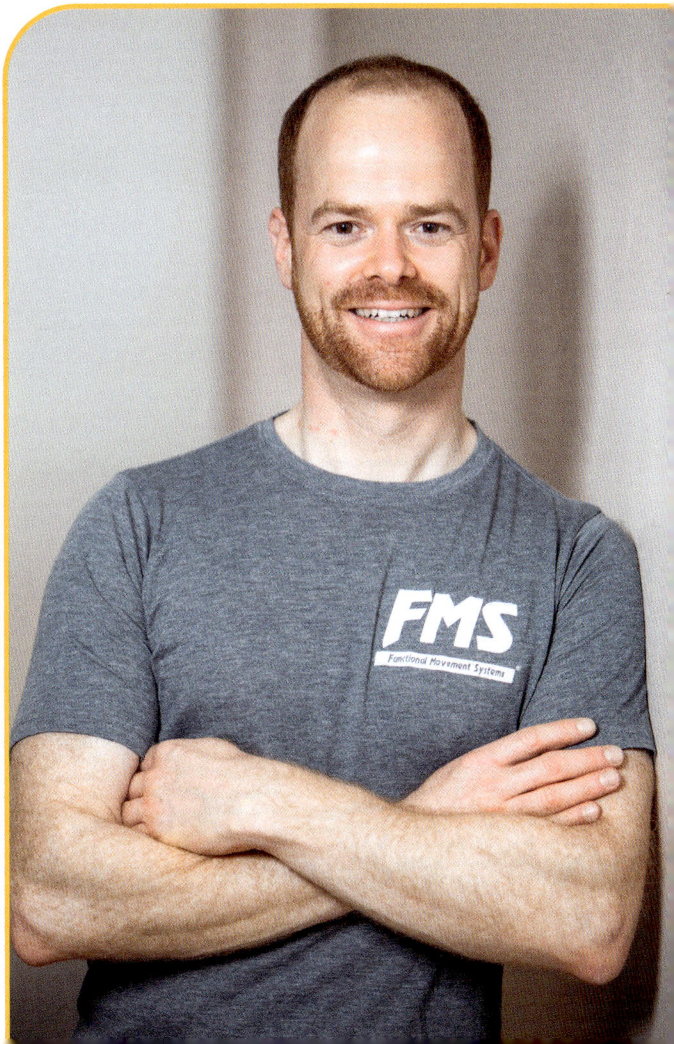

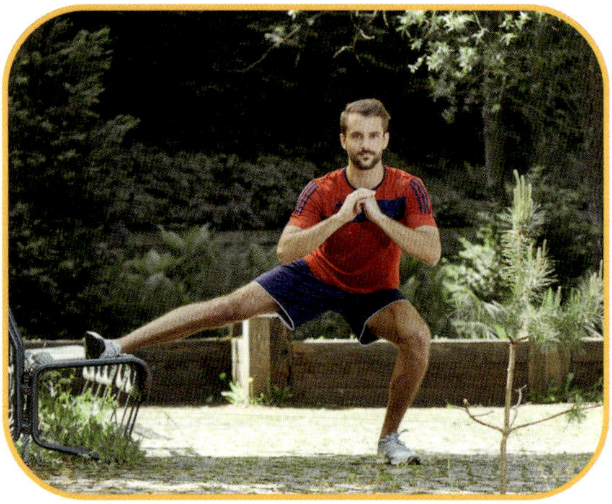

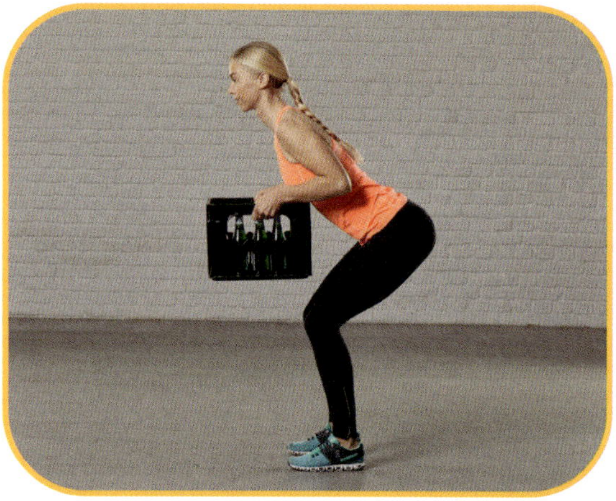

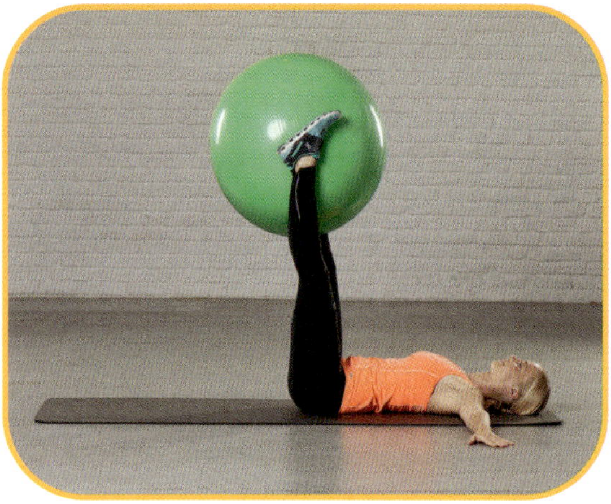

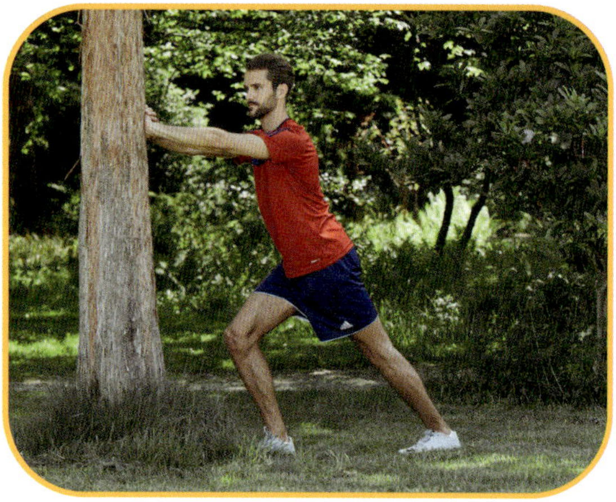

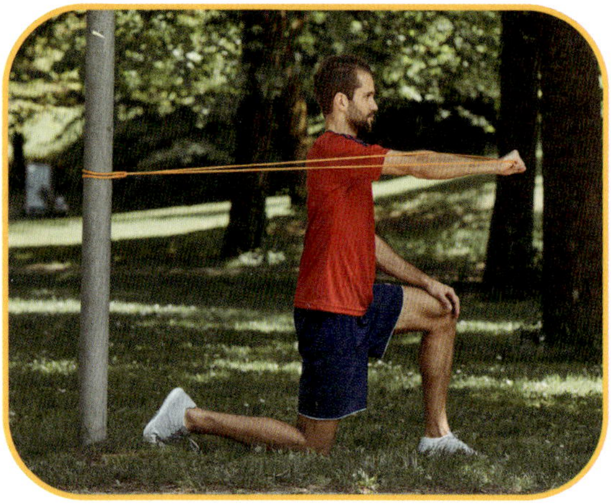

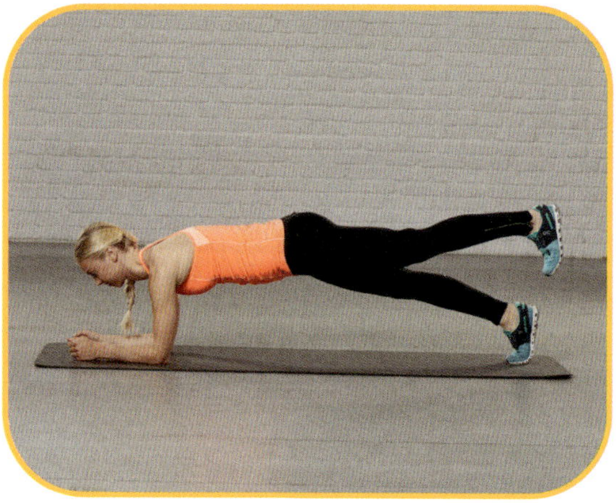

Das beste Fitnessstudio ist die Natur

»Jeder Vater sollte es bei seinen Kindern anwenden und sich selbst dabei nicht vergessen.« Schon damals war sich Leichtathletiktrainer Ulrich Jonath der Effektivität dieser Form der Trainingsorganisation bewusst und schrieb sogar das erste deutschsprachige Buch über das Zirkeltraining. Zwar hat sich seit den 1960er-Jahren doch einiges in der Sportwissenschaft getan. Trotzdem ist das Zirkeltraining aktueller denn je und erfreut sich großer Beliebtheit. Mich persönlich hat das Training nach dem Zirkelprinzip von Anfang an in meinem Sport und in meiner Trainertätigkeit begleitet. Wie die meisten kam ich zum ersten Mal während des Schulsports mit dem Zirkeltraining in Berührung. Rückblickend merke ich, dass zudem viele Trainingseinheiten meines damaligen Leichtathletik-Coaches nach diesem Prinzip aufgebaut waren. Auch während der praktischen Phasen des Studiums drehte sich bei mir im wahrsten Sinne des Wortes alles im Kreis. Damals gehörte es zu meinen Aufgaben, einen modernen Gerätezirkel zu betreuen – so einen, wie er mittlerweile in vielen Fitnessstudios zu finden ist.

Heute als Personal Trainer bediene ich mich immer wieder dieser bewährten und effektiven Trainingsform, um meine Kunden schnellstmöglich zum Ziel zu führen: nämlich ihre Kraft, Ausdauer und Leistungsfähigkeit zu verbessern. Diese über die Jahre gesammelten Erfahrungen möchte ich mit Ihnen teilen. Ich gebe Ihnen mit diesem Buch die besten Zirkel und Übungen an die Hand, die sich in der täglichen Arbeit mit meinen Kunden bewährt haben. Wie in meinen bisher veröffentlichten Büchern – sei es *Das ultimative Schlingentraining*, *Fit mit dem Miniband* oder die Bücher aus der Reihe *50 Workouts* – bilden auch hier Übungen aus dem funktionellen Training die Grundlage eines jeden Zirkels. Ein gutes Training muss für mich vor allem optimal und effektiv umsetzbar sein. Was nützt schließlich das beste Training, wenn es für die meisten schlichtweg nicht zu realisieren ist? Aus diesem Grund habe ich Ihnen Zirkel zusammengestellt, die entweder komplett ohne zusätzliche Geräte auskommen oder bei denen man auf Trainingsequipment zurückgreift, das günstig und platzsparend ist.

Ein gutes Training ist für mich nicht zuletzt auch eines, das immer und überall stattfinden kann. Fast in allen größeren Städten trifft man mittlerweile in den Parks Gruppen an, die auf der grünen Wiese begeistert nach dem Zirkelprinzip trainieren. Die Trainingsbedingungen könnten outdoor nicht besser sein. Eine Wiese, eine Parkbank und ein Baum werden kurzerhand zum Fitnessstudio. Etwa die Hälfte der Zirkelpläne in Kapitel 3 sind für das Outdoortraining gedacht. Manche Zirkel können Sie sogar in Ihre Laufeinheit integrieren. Damit auch wirklich jedem der Einstieg ins Zirkeltraining gelingt, der fortgeschrittene Sportler jedoch nicht unterfordert ist, sind die Zirkel in unterschiedliche Schwierigkeitsstufen unterteilt. Bevor Sie im Zirkel durchstarten, möchte ich mit Ihnen noch die notwendigen Grundlagen zum Training und zum Zirkelprinzip setzen.

In diesem Sinne – auf in den Zirkel!

Marcel Doll

1

REVIVAL EINES KLASSIKERS

Was vor 60 Jahren gut war, ist auch heute noch gut – das ist in der Musik so und beim Zirkeltraining erst recht! Als eine der effektivsten Trainingsformen erlebt es ein Revival und ist aus der heutigen Fitnesswelt kaum mehr wegzudenken. Das Beste daran: Sie brauchen weder teure Geräte noch ein Fitnessstudio. Zirkeltraining ist immer und überall möglich – für jeden von uns.

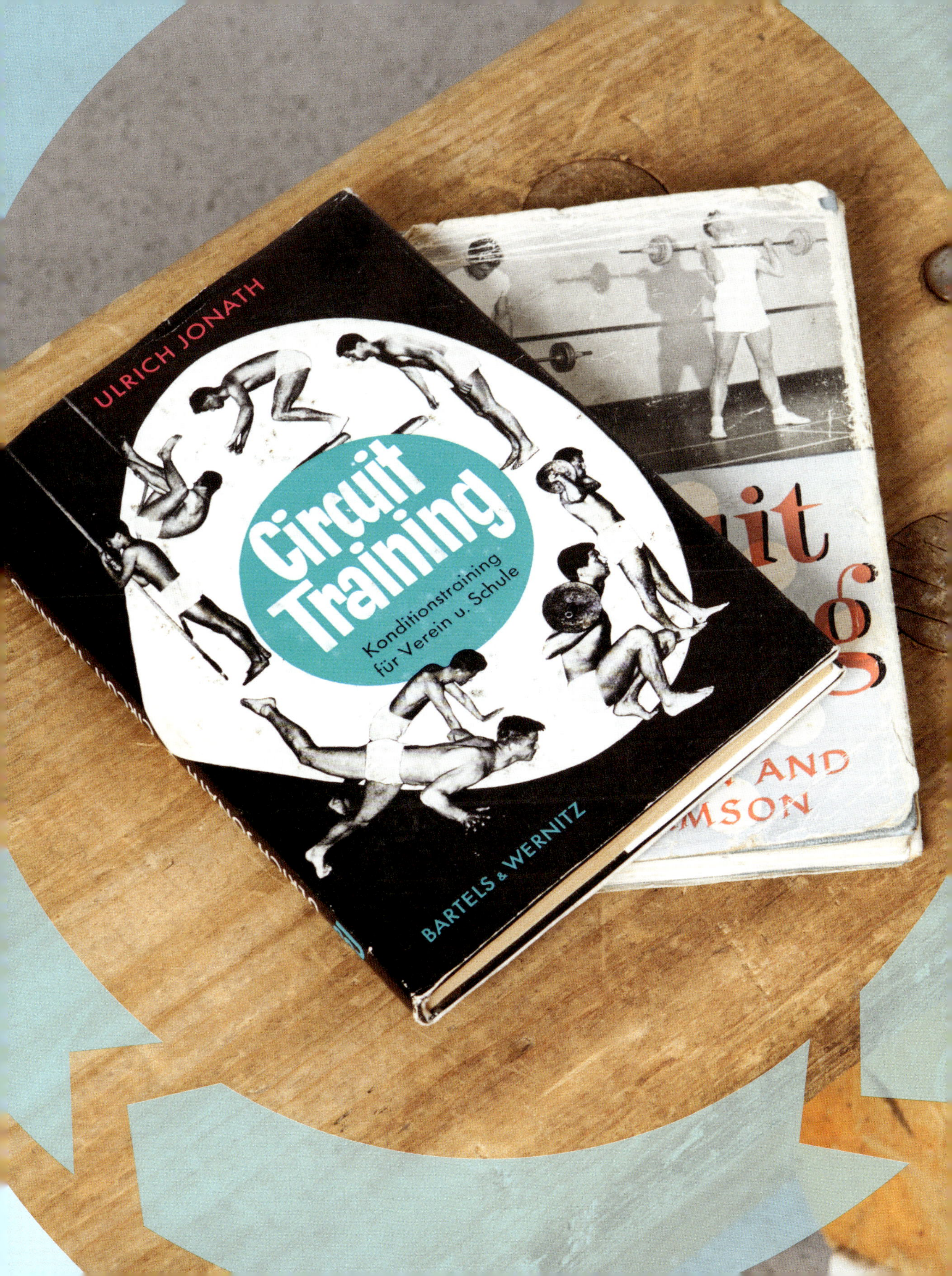
ULRICH JONATH
Circuit Training
Konditionstraining
für Verein u. Schule
BARTELS & WERNITZ

Zirkeltraining früher und heute

Die Ursprünge des Zirkeltrainings findet man bereits zu Beginn der 1950er-Jahre. Die beiden Engländer R. E. Morgan und G. T. Adamson entwickelten an der Universität von Leeds diese Trainingsform. Das Training umfasste 24 genau festgelegte Übungen, von denen viele heute allerdings nicht mehr zeitgemäß oder schwierig umzusetzen sind, da das Training für die Umsetzung in einer Turnhalle entwickelt worden war.

Das Hochklettern an einer Strickleiter, das Stemmen einer Turnbank oder Sprünge am Barren werden Sie daher bei den Übungen in diesem Buch nicht mehr finden. Mehr als 60 Jahre Entwicklung in der Sportwissenschaft haben somit etwas Staub über einige Übungen gelegt. Manche Übungen aus diesem »Urzirkel« könnte ich Ihnen aus sportwissenschaftlicher Sicht in der Tat nicht mehr mit gutem Gewissen empfehlen: Scheinbar war man bereits in den 1950er-Jahren an einer Strandfigur interessiert, so sind Trunk Curls, eine Variante des Sit-ups, Bestandteil des Zirkels zum Training der Bauchmuskeln. Bei dieser Übung richten Sie sich aus der Rückenlage mit ausgestreckten Beinen nach oben auf. Aufgrund der hohen Belastung der Wirbelsäule ist diese Übung heute jedoch kein Bestandteil mehr des Zirkeltrainings. Manche Übungen haben dagegen nie an Aktualität verloren: Kniebeuge, Liegestütz und Klimmzug sind wahre Übungsklassiker. Sie haben es bereits damals in den Zirkel der Engländer geschafft und werden auch ein Bestandteil Ihres Zirkels sein. Das soll übrigens nicht heißen, dass ich direkt im ersten Schritt von Ihnen diese Übungen in perfekter Ausführung erwarte. Ich werde Sie mit einfacheren Varianten langsam an diese Klassiker heranführen.

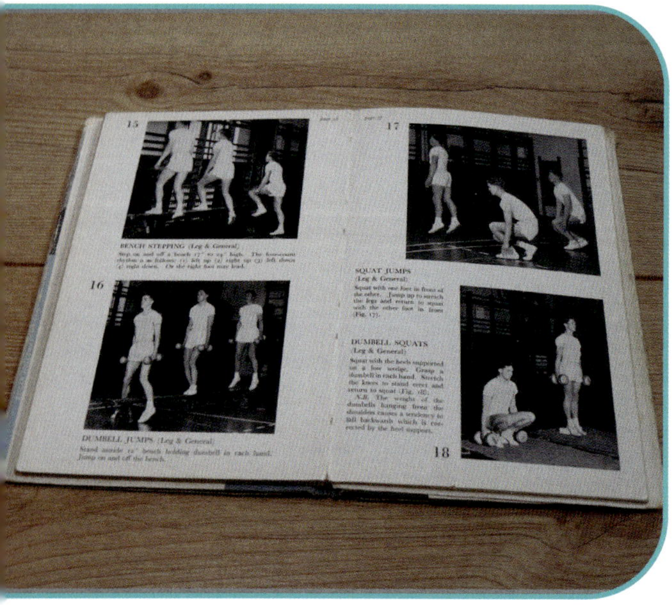

Die Entwicklung in Deutschland

Bereits Ende der 1950er-Jahre schaffte das Zirkeltraining dann auch den Sprung nach Deutschland, wo es an der Sporthochschule Köln zum ersten Mal vorgestellt wurde. Von da an entwickelte sich das Zirkeltraining stetig weiter. Durch unterschiedliche Zielsetzungen, wie die Steigerung der Ausdauer, der Kraftaufbau oder die Verbesserung der Koordination, entstanden spezielle Zirkel. Auch sportartspezifische Zirkel für Fußball, Handball oder andere Ballsportarten

Schon in den 1950er-Jahren war man sich der Effektivität des Zirkeltrainings bewusst und wollte diese Trainingsform bekannt machen.

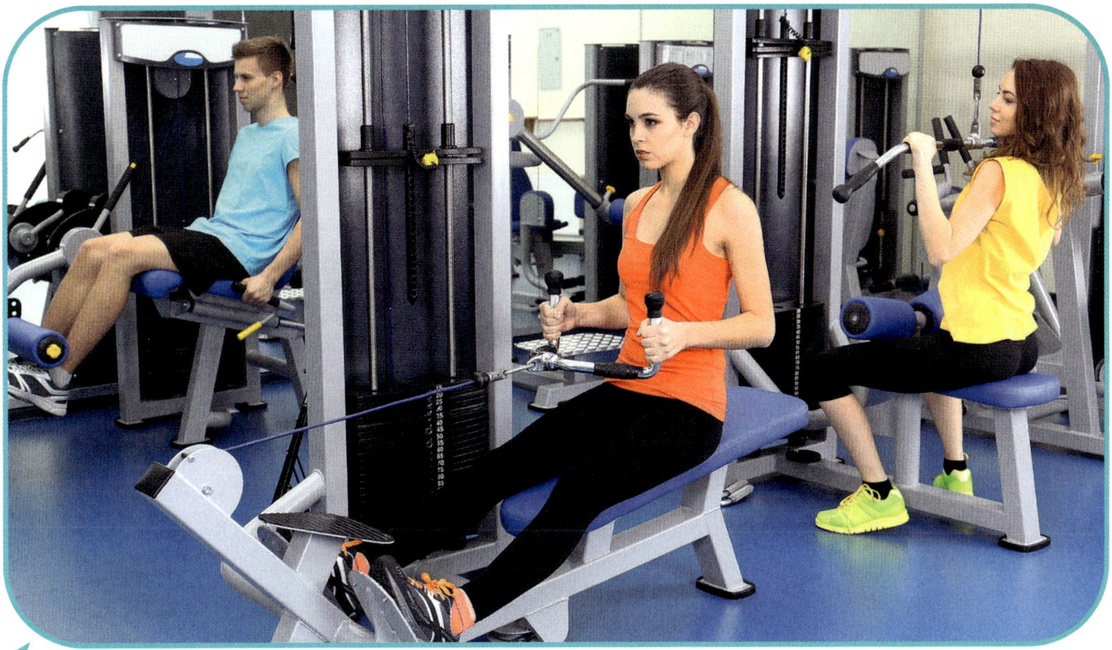

Das Zirkeltraining hat sich über die Jahre verändert – das Prinzip bleibt jedoch das Gleiche.

wurden entwickelt und angewendet. So kamen zu den ursprünglich 24 Übungen viele weitere hinzu. Mit dieser großen Auswahl an sinnvollen und effektiven Übungen wird heute jeder seine sportlichen Ziele im Zirkel erreichen.

Das Training im Kreis liegt voll im Trend

Zirkeltraining ist präsenter, als Sie denken. Vielleicht kennen Sie es noch aus Ihrer eigenen Schulzeit oder aus der Ihrer Kinder, womöglich haben Sie selbst schon einmal (freiwillig) ein Zirkeltraining absolviert oder Ihr aktuelles Training ist sogar nach dem Zirkelprinzip organisiert, obwohl Sie es nicht so nennen. Nicht jedes Training, das nach dem Kreisprinzip aufgebaut ist, erhält auch tatsächlich die Bezeichnung »Zirkeltraining«. Die Fitnessbranche möchte sich immer wieder neu erfinden. Hinter trendigen und kreativen Kursbezeichnungen und Indoor- und Outdoorfitnessangeboten verbirgt sich aber oft das bewährte Zirkeltraining. Fast jedes Fitnessstudio setzt in irgendeiner Form auf diese effektive Trainingsmethode und kombiniert Kraft- und Ausdauerübungen mithilfe chipkartengesteuerter Geräte, die im Kreis angeordnet sind. Vielleicht sind Ihnen auch schon einmal kleine Gruppen im Stadtpark aufgefallen, die gemeinsam im Grünen trainieren. Hier wird mit dem eigenen Körpergewicht oder mit portablen, funktionellen Trainingsgeräten wie Schlingentrainer, Minibändern oder kleinen Hürden nach dem Zirkelprinzip trainiert.

Das Ergebnis ist ein effektives Training im Freien in einer tollen Gruppendynamik. Die neueste Entwicklung stellen Mikrofitnessstudios dar, deren Angebote rein auf dem Training im Kreis basieren. Mit dem Buch, das Sie in den Händen halten, sind Sie also voll im Trend.

Was die Wissenschaft sagt

Das Beste vorneweg: Die Wissenschaft ist sich einig – Zirkeltraining wirkt. Viele aktuelle Studien belegen, dass das Training nach dem Zirkelprinzip eine effektive und vor allem auch eine sichere Trainingsform ist. Man könnte dem Zirkeltraining schon fast eine medizinische Wirkung zuschreiben – und das sogar ohne Nebenwirkungen. Mit dieser Methode lassen sich nicht nur die bereits genannten sportlichen Ziele erreichen. Das Training bewirkt weitaus mehr. Es zeigt Effekte, die für den Trainierenden nicht sofort wahrnehmbar sind, die jedoch gut messbar sind und einen hohen Stellenwert für Ihre Gesundheit haben. Mediziner empfehlen sogar, bei diversen Erkrankungen ein Zirkeltraining in den Behandlungsplan der Patienten aufzunehmen, um deren Lebensqualität zu steigern.

Mehr Leistung für das Herz-Kreislauf-System

Studien beweisen, dass bereits ein kurzer Trainingszeitraum zwischen vier und acht Wochen ausreicht, um deutliche Erfolge zu erzielen. So kann ein regelmäßiges Zirkeltraining mit mindestens zwei Trainingseinheiten pro Woche unter anderem den Blutdruck und das Cholesterin nachhaltig senken. Eine aktuelle kanadische Studie konnte zeigen, dass die Ruheherzfrequenz – die einen wichtigen Indikator für die Leistungsfähigkeit unseres Herz-Kreislauf-Systems darstellt – mit Zirkeltraining innerhalb von vier Wochen um 16 Prozent reduziert werden konnte. Die Studienteilnehmer trainierten dafür dreimal pro Woche 30 Minuten. Das sind somit lediglich sechs Trainingsstunden innerhalb dieser vier Wochen, um dieses tolle Ergebnis zu erzielen. Hervorragend investierte Zeit, finden Sie nicht auch?

Gut für Muskeln und Knochen

Das Training im Zirkel wirkt sich jedoch nicht nur auf unsere Gesundheit, sondern auch auf unsere Muskulatur und auf unser Skelettsystem aus. Unsere Muskulatur profitiert durch ein gesteigertes Kraftniveau und eine verbesserte Kraftausdauer, was Sie nicht zuletzt im Alltag spüren werden, wenn Ihnen das Treppensteigen oder das Anheben von schweren Gegenständen deutlich leichter fällt. Untersuchungen zeigten zudem, dass vor allem kraftintensive Zirkelübungen die Knochendichte positiv beeinflussen können. Dies ließ sich durch eine gesteigerte Knochenmasse nach einem regelmäßigen Zirkeltraining nachweisen. Gerade im Hinblick auf Osteoporose – eine weit verbreitete Alterserkrankung der Knochen – sind das gute Nachrichten.

Effektive Fettverbrennung

Nicht zuletzt sind auch die sichtbaren Erfolge des Zirkeltrainings wissenschaftlich untermauert. Regelmäßiges Training verändert die Körperzusammensetzung, denn durch die kurzen Pausenzeiten zwischen den einzelnen Zirkelübungen beispielsweise bewegt sich Ihr Puls im Training auf einem konstant hohen Niveau. Die Folge: Sie verbrennen sehr viele Kalorien, Fett wird ab- und Muskulatur aufgebaut. Die Wissenschaft ist daher einer Meinung, dass dies ein entscheidender Vorteil des Zirkeltrainings gegenüber dem herkömmlichen Krafttraining ist. All diese positiven Effekte werden Sie ebenso an Ihrer Kleidung schnell wahrnehmen: Schon bald werden Sie auf die nächstkleinere Größe umsteigen können. Beim nächsten Arztbesuch wird sich das Ganze dann auch beim Body-Mass-Index – also dem Verhältnis von Körpergröße zu Körpergewicht – bemerkbar machen. Sprechen Sie Ihren Arzt doch einfach einmal darauf an.

Übrigens wurden die Studien mit Schulkindern, Erwachsenen und Senioren durchgeführt. Es zeigte sich, dass sowohl Frauen als auch Männer aller Altersgruppen von einem Zirkeltraining profitieren. Die diversen wissenschaftlichen Untersuchungen wurden mit Untrainierten und mit fitten Teilnehmern durchgeführt. Das heißt, dass Menschen mit jedem Leistungsniveau einen Nutzen aus dem Zirkeltraining ziehen können. Sie sehen, das Training ist für jeden geeignet.

Für jedes Ziel der richtige Zirkel

Sie möchten Ihre Fitness steigern, Ihre Ausdauer verbessern und generell kräftiger und beweglicher werden? Sie wollen Ihren Rücken stärken, Verspannungen entgegenwirken oder suchen nur einen Ausgleich zur stundenlangen sitzenden Tätigkeit? All das lässt sich mit einem effektiven Zirkeltraining erreichen. Ganz gleich, ob Sie gerade erst den Entschluss gefasst haben, mehr Sport in Ihren Alltag zu integrieren, oder ob Sie bereits eine gute Fitness aufweisen – mit dem Zirkeltraining werden Sie Ihre persönlich gesteckten sportlichen Ziele erreichen. Ein Vorteil des Zirkeltrainings: Durch die sinnvolle Auswahl der einzelnen Trainingsstationen können Sie den Zirkel sowohl an Ihr Trainingsziel als auch an Ihr persönliches Trainingsniveau anpassen. Werfen Sie doch mal einen Blick in Kapitel 3. Dort habe ich 20 Zirkel für jedes Leistungsniveau und mit unterschiedlichen Trainingsschwerpunkten zusammengestellt. Möchten Sie Ihr Herz-Kreislauf-System wieder auf Vordermann bringen, wählen Sie in Kapitel 3 diejenigen Zirkel aus, die viele Cardio-Übungen enthalten, bei denen gesprungen oder getrippelt wird. Dazu finden Sie in Kapitel 4 die entsprechende Kategorie »Gehen, Laufen, Hüpfen, Springen«. Wollen Sie Ihren Rumpf kräftigen, enthält Ihr Zirkel entsprechend mehr Übungen, bei denen der Fokus auf der Körpermitte liegt. Diese finden Sie in der Kategorie »Stabiler Rumpf«. Die große Anzahl an Übungen, die ich Ihnen in diesem Buch vorstelle, lassen sich unheimlich vielfältig kombinieren, um einen Zirkel für Ihre persönliche Zielsetzung zu konzeptionieren. Auf diese Weise ist Abwechslung garantiert, sodass das Training im Zirkel nie langweilig wird.

Zirkeltraining versus Stationstraining

Es gibt viele Möglichkeiten, ein Training zu organisieren. Das Zirkeltraining und das Stationstraining sind dabei die gängigsten. Im Gegensatz zum Zirkeltraining werden beim Stationstraining alle Sätze einer Übung jeweils mit einer Satzpause direkt hintereinander durchgeführt, bevor zur nächsten Übung gewechselt wird. Nehmen wir einmal an, Ihr Trainingsplan besteht nur aus zwei Übungen: der Kniebeuge und dem Liegestütz. Ziel ist es, beide Übungen 30 Sekunden à zwei Sätze – also zwei Durchgänge – zu trainieren. Beim Stationstraining führen Sie nun die Kniebeuge 30 Sekunden aus, warten dann die Satzpause ab und legen noch einmal die gleiche Belastungszeit nach. Erst dann wechseln Sie zum Liegestütz. Beim Zirkeltraining dagegen führen Sie die Kniebeuge 30 Sekunden aus, wechseln dann mit einer kurzen Pause direkt zum Liegestütz und beginnen dann mit dem zweiten Satz wieder von vorn. Das ist zwar nur ein kleiner Unterschied im Trainingsaufbau, jedoch ein großer Unterschied im Trainingseffekt.

Das Trainingsziel ist entscheidend

Welche Trainingsform ist nun die bessere Wahl? Lassen Sie mich eines vorwegnehmen: Keine der beiden ist per se die bessere. Es kommt vielmehr auf Ihr Trainingsziel an, das Sie erreichen wollen. Insbesondere beim Faktor Zeit spielt das Zirkeltraining seine großen Stärken aus. Durch eine sinnvolle Anordnung des Zirkels können die Pausenzeiten zwischen den einzelnen Übungen kurz gehalten werden. In unserem eben genannten Beispiel hat nach der Kniebeuge die Bein- und Gesäßmuskulatur während der Ausführung des Liegestützes Zeit, sich zu erholen, bevor der zweite Satz der Kniebeuge folgt. Die Pausen zwischen den einzelnen Übungen sollten zwischen 10 und 30 Sekunden liegen. Um von der vollen Effektivität des Zirkeltrainings profitieren zu können, sollten die Übungen so angeordnet sein, dass bei aufeinanderfolgenden Übungen unterschiedliche Muskelpartien trainiert werden. Auch beim Stationstraining benötigt Ihre Muskulatur zwischen den einzelnen Sätzen eine Pause. Da Sie jedoch alle Sätze einer Übung hintereinander ausführen und aufgrund dessen ein und dieselbe Muskelpartie direkt hintereinander trainiert wird, beträgt die Satzpause je nach Trainingsintensität und Belastungszeit zwischen 30 Sekunden und 5 Minuten. Dadurch kann sich das Ganze doch ziemlich in die Länge ziehen. Gerade bei Fortgeschrittenen kann das Stationstraining aber auch sinnvoll sein. Das mehrfach direkt aufeinanderfolgende Ansprechen einer Muskelpartie stellt für erfahrene Trainierende einen hohen Trainingsreiz dar. Vor allem wenn es um Hypertrophie – also den Muskelaufbau – und um die Steigerung der maximalen Kraft geht, kann das ein Vorteil sein.

Die größte Stärke im Zirkeltraining liegt darin, dass Sie neben der Kraft auch gleichzeitig Ihre Ausdauer trainieren. Sie werden schnell feststellen, dass Ihr Puls während des Trainings ganz schön auf Touren kommt. Dies liegt zum einen an den kurzen Pausen zwischen den einzelnen Übungen und zum anderen daran, dass Sie direkt hintereinander viele große Muskelpartien trainieren. Um also vom Maximum aus gleichzeitig von Kraft und Ausdauer innerhalb einer Trainingseinheit zu profitieren, ist das Zirkeltraining die erste Wahl. Doch letztendlich macht es die Abwechslung. Sie können beide Methoden gut kombinieren, indem Sie zum Beispiel einen Trainingszyklus – dauert für gewöhnlich zwischen vier und zwölf Wochen – auf das Zirkeltraining setzen und beim nächsten auf das Stationstraining zurückgreifen.

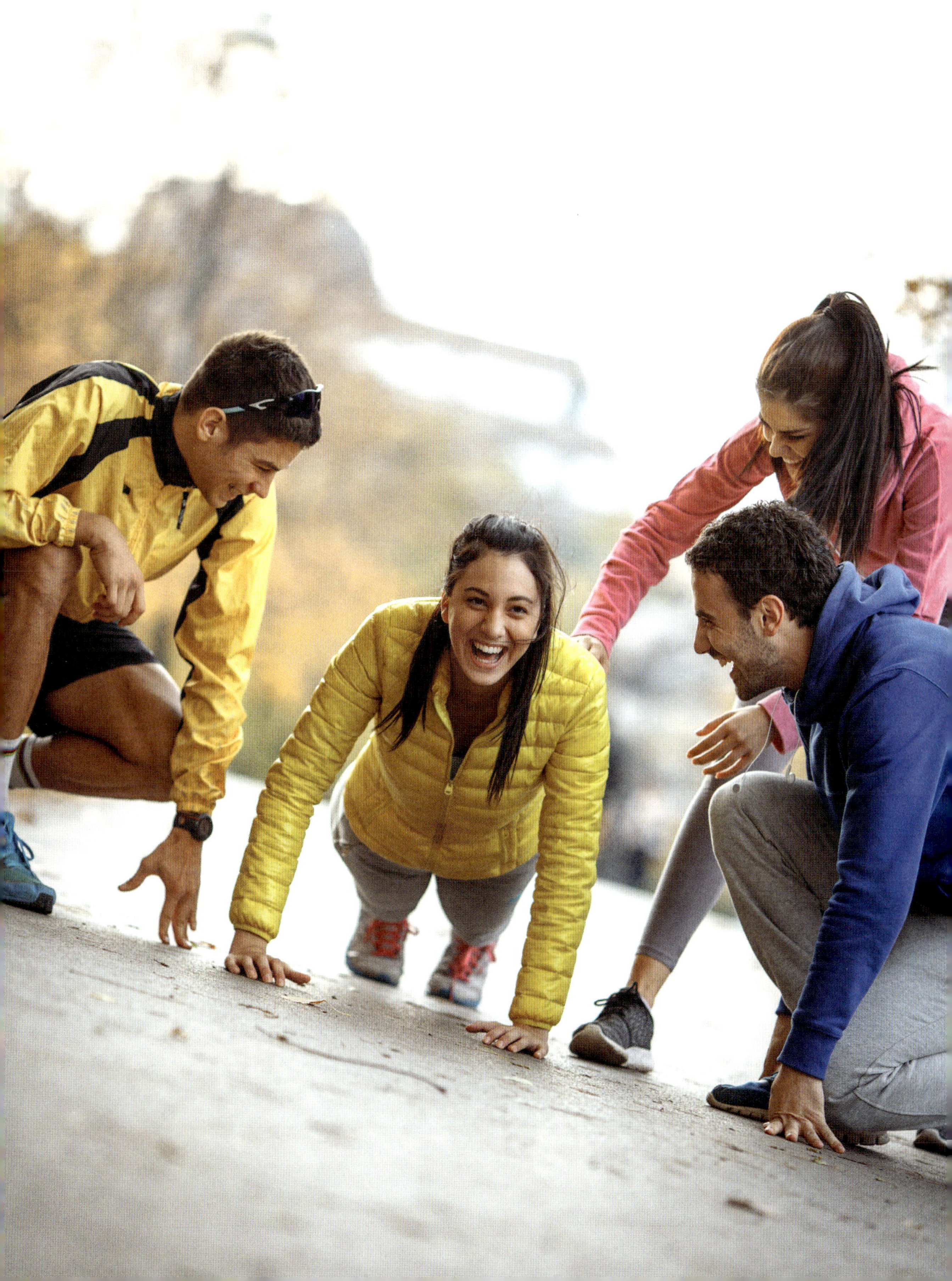

2 FUNKTIONELLES ZIRKELTRAINING

Es macht immens gute Laune, ausgelassen zu seinem Lieblingslied zu tanzen. Warum? Weil man die Musik mit dem gesamten Körper spürt. Und so ist es auch beim Zirkeltraining: Wir trainieren nicht einzelne Muskeln, sondern ganze Bewegungen. Das macht das Training abwechslungsreich, schweißtreibend – und extrem wirksam. Variation heißt das Zauberwort! Und wenn Sie das Zirkeltraining in Ihre nächste Joggingrunde einbinden, ist es umso effektiver. Also, rein in die Sportklamotten und ab in den Zirkel!

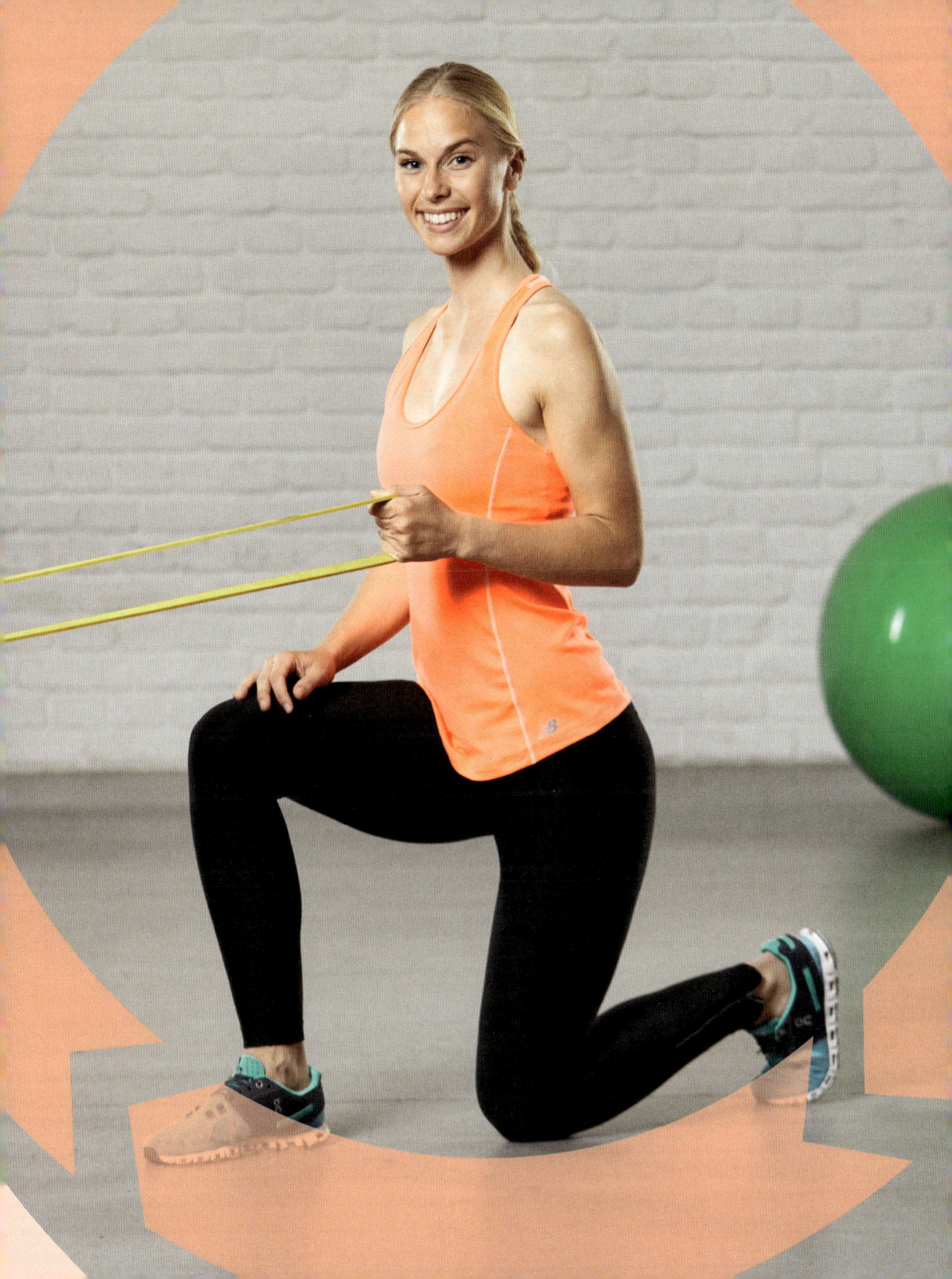

Was bedeutet eigentlich funktionell?

Es ist nicht der Zirkel an sich, der funktionell ist. Die Übungen, aus denen er sich zusammensetzt, sind das Entscheidende. Im Fitnessstudio sehen Sie häufig Zirkeltrainings, bei denen die Trainierenden ihr Workout an Schlingen absolvieren, Kugelhanteln – sogenannte Kettlebells – schwingen, sich gegenseitig einen Medizinball zuwerfen oder nur mit dem eigenen Körpergewicht trainieren. All dies sind Übungen, die das funktionelle Training versinnbildlichen, da auf diese Weise ganze Muskelketten trainiert werden statt nur einzelne Muskeln. Der Körper wird so als ganzheitliches System wahrgenommen. Das funktionelle Training wird immer beliebter und ist mittlerweile zu einem richtigen Fitnesstrend geworden.

Demgegenüber steht das klassische Krafttraining an Geräten, an denen oft nur einzelne Muskeln oder Körperbereiche isoliert trainiert werden. An der Bizeps-Maschine trainieren Sie beispielsweise nur die Muskeln, die für das Beugen Ihres Ellbogens zuständig sind, an der Beinstrecker-Maschine trainieren Sie hingegen ausschließlich die Muskeln, die für das Strecken Ihres Knies zuständig sind. Und auch wenn diese Trainingsform nicht als funktionell bezeichnet werden kann, so bringt sie doch Vorteile mit sich. Wenn Sie gerade erst mit dem Training beginnen oder es Ihr Ziel ist, eine bestimmte Muskelpartie zu trainieren – beispielsweise nach einer Verletzung –, ist das isolierte Krafttraining an Geräten eine gute Wahl.

Am Ende lässt sich sowohl mit herkömmlichen Kraftgeräten als auch mit Stationen aus dem funktionellen Übungsrepertoire hervorragend ein Zirkel zusammenstellen und für manch einen Trainierenden ist diese Mischung vielleicht genau das Richtige.

Unsere Vorfahren waren Bewegungskünstler

In unserer hoch technischen, zivilisierten Gesellschaft vergisst man schnell, für welche Anforderungen unser Körper ursprünglich ausgelegt ist. Gehen Sie für sich gedanklich einmal den gestrigen Tag vom Aufstehen bis zum Zubettgehen durch. Nicht selten sieht ein Tagesablauf wie folgt aus: aufstehen, frühstücken, mit dem Auto zur Arbeit fahren, mindestens acht Stunden sitzende Tätigkeit, mit dem Auto wieder zurück nach Hause fahren, den Tag auf dem Sofa ausklingen lassen. Dies spiegelt tatsächlich das tägliche »Bewegungspensum« für einen Großteil der Bevölkerung wider. Zieht man die Gänge zur Kaffeemaschine ab, ist das nicht gerade viel Bewegung. Das wäre vielleicht gar nicht so schlimm, wenn unser Körper nicht für Bewegung gebaut wäre: Wir sind nämlich schlichtweg ein Bewegungstier. Führen wir daher ein weiteres Gedankenexperiment durch. Gehen Sie Ihren Tagesablauf noch einmal durch – dieses Mal versetzen Sie sich jedoch in die Steinzeit. Der Tagesablauf könnte wie folgt aussehen: aufstehen, Nahrung beschaffen und überleben – Beeren sammeln, jagen und gegen wilde Tiere kämpfen –, schlafen. Sie geben mir vermutlich recht, dass in puncto Bewegung ein deutlicher Unterschied zu Ihrem Tagesablauf besteht. Unser Körper braucht aber genau diese Bewegung, um gesund und leistungsfähig zu bleiben.

Fünf fundamentale Bewegungsmuster

Der Blick in die Steinzeit war nicht willkürlich gewählt, denn er klärt uns nicht nur darüber auf, dass wir uns bewegen sollen, sondern auch darüber, wie diese Bewegung aussehen soll. In diesem Buch habe ich diese fundamentalen Bewegungsmuster in fünf Kategorien unterteilt, die ich Ihnen in den folgenden Abschnitten detailliert vorstelle. Jede Übung aus Kapitel 4 kann einer dieser Kategorien zugeordnet werden. Jeder Zirkel setzt sich aus mindestens einer Übung aus jeder Kategorie zusammen. Eine Ausnahme bilden dabei diejenigen Zirkel, bei denen der Fokus auf dem Training einer speziellen Körperpartie liegt.

Stabiler Rumpf – die Ausnahme

Beginnen wir doch direkt mit einer Ausnahme. Streng genommen handelt es sich bei dieser Kategorie um kein Bewegungsmuster. Ein stabiler Rumpf ist jedoch die Grundvoraussetzung für eine ökonomische und saubere Bewegungsausführung jeder Art. In den letzten Jahren wurde der Begriff »Core« populär. Die deutsche Übersetzung »Zylinder« trifft es auf den Punkt. Übertragen auf den menschlichen Körper, setzt sich der Zylinder aus dem Beckenboden, der Rumpfmuskulatur und dem Zwerchfell zusammen. Beckenboden und Zwerchfell grenzen nach unten und oben ab und stellen somit Boden und Deckel des Zylinders dar. Die Rumpfmuskulatur fasst die Bauch- und einen Teil der Rückenmuskulatur zusammen – eben all dies, was sich zwischen Beckenboden und Zwerchfell befindet.

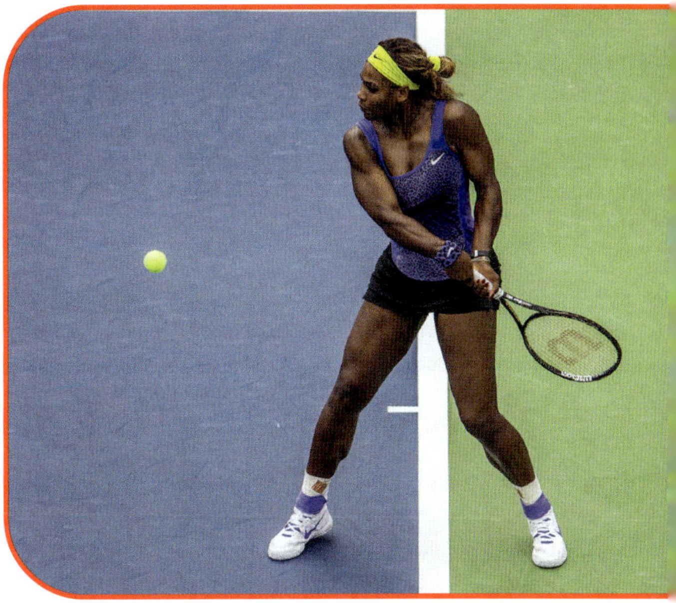

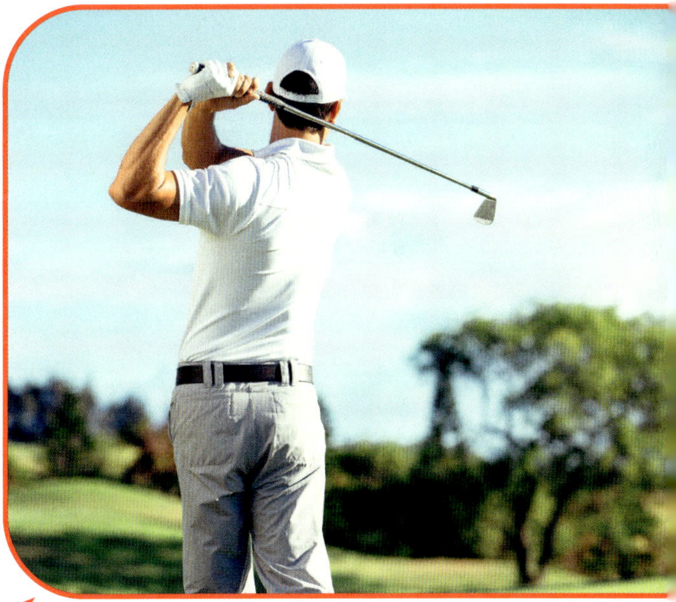

Bei den Sportarten Tennis und Golf müssen die Spieler für den Schlag des Balles ständig Rotationen ausführen. Ein stabiler Rumpf ist hier umso wichtiger.

Wenn Sie schon einmal einen Pilateskurs besucht haben, dann wurden Sie sicherlich mit dem Begriff »Powerhouse« konfrontiert. Diesen können Sie mit unserer Kategorie des »stabilen Rumpfes« vergleichen. Unsere Körpermitte ist quasi die Schaltzentrale, die die unteren Extremitäten – also unsere Beine – mit den oberen Extremitäten – den Armen – verbindet. Sie können sich gut vorstellen, dass nur eine stabile Körpermitte Kräfte optimal von unten nach oben und umgekehrt übertragen kann. Stabilität ist alles. Die Hauptaufgabe Ihrer Körpermitte ist es also tatsächlich, Bewegung zu verhindern, denn nur so wird Stabilität verliehen. Ein funktionelles Training dieses Körperbereiches muss folglich genau unter diesem Aspekt stattfinden, damit die Funktion erfüllt werden kann.

Lassen Sie uns das Ganze noch etwas genauer betrachten. Unsere Wirbelsäule beherrscht vier Bewegungen: Beugen, Strecken, Rotation und Seitneige. Die Hauptaufgabe der Rumpfmuskulatur ist es jedoch, diese Bewegungen zu verhindern oder kontrolliert auszuführen. Ein Beispiel: Sie möchten einen schweren Gegenstand anheben. Sicherlich wissen Sie, dass Sie dabei Ihren Rücken gerade halten sollten, damit die Belastung der Bandscheiben so gering wie möglich ist. Manchmal fällt dies jedoch nicht leicht. Der schwere Gegenstand zieht Sie nach unten und möchte Ihre Wirbelsäule beugen. Die Folge ist ein runder Rücken beim Anheben des Gewichtes. Die Aufgabe des Rumpfes ist es, genau dieses Beugen der Wirbelsäule zu verhindern. Eine gute Bauchmuskulatur verleiht Ihnen Stabilität und der Rückenstrecker, der jeweils seitlich der Wirbelsäule verläuft – hält mit aller Kraft der Beugung entgegen.

Noch ein Beispiel, diesmal etwas sportlicher: Sie möchten mit beiden Händen einen Medizinball seitlich des Rumpfes fangen. Die Wucht des Balles versetzt Ihren Rumpf in eine Rotation. Aufgabe des Rumpfes ist es, diese Rotation zu kontrollieren und abzubremsen. Gelingt dies nicht, beispielsweise infolge einer zu schwach ausgeprägten Rumpfmuskulatur, droht eine Verletzung. Der Fokus Ihres Rumpftrainings sollte also auf der stabilisierenden Funktion liegen. Es darf sich daher keinesfalls nur auf die wohl gängigste Bauchmuskelübung, den Sit-up, beschränken, auch wenn Bewegungen im Rumpf durchaus trainiert werden dürfen. Der Sit-up ist aber lediglich ein Training der Beugefähigkeit des Rumpfes. Den Schluss können Sie selbst ziehen, dass dies nicht funktionell ist. Sie würden der eigentlichen Funktion des Rumpfes damit nicht gerecht werden.

Sie finden in dieser Kategorie daher vielmehr Übungen wie den klassischen Unterarmstütz, bei dem die Rumpfmuskulatur entgegen der Schwerkraft eine Streckung der Wirbelsäule verhindert, oder den Seitstütz, bei dem eine Seitneige verhindert wird. Sie werden aber auch auf Übungen mit Rotation stoßen, bei denen die Bewegungen aktiv trainiert werden. Für viele Sportarten, beispielsweise Tennis oder Golf, sind diese Fähigkeiten unerlässlich. Aber auch im Alltag profitieren Sie, wenn Sie Ihren Rumpf in seinem natürlichen Bewegungsumfang einsetzen können. Denken Sie einmal an Ihr Zirkeltraining, wenn Sie das nächste Mal Ihren Garten umgraben oder beim wöchentlichen Einkauf die Getränkekisten in Ihr Auto laden. Es ist also wirklich wichtig, alle Rumpfübungen zu trainieren, sodass Sie Ihre Muskulatur in all ihren Fähigkeiten aufbauen.

Druckübungen

Beim Drücken, Schieben, Werfen oder Stoßen wird etwas vom Körper weggedrückt. Dieses fundamentale Bewegungsmuster entwickeln Babys zum ersten Mal, wenn sie versuchen, sich vom Boden nach oben zu drücken, um sich aufzurichten. Es ist durch die Muskulatur der Oberkörpervorderseite geprägt – also vor allem durch die Brustmuskulatur. Diese bedeckt großflächig den Brustkorb und ist mit dem Oberarmknochen verbunden. Kontrahiert die Brustmuskulatur, führt sie den Oberarm in Richtung des Brustkorbs. Eine der klassischsten Druckübungen ist sicherlich der Liegestütz.

In die Kategorie der Druckübungen gehören aber auch Überkopf-Druckbewegungen. Stellen Sie sich vor, Sie möchten eine schwere Kiste auf einem hohen Schrank abstellen. Neben der Brustmuskulatur trainieren Sie in dieser Kategorie somit auch einen Teil Ihrer Schultermuskulatur, nämlich den vorderen und den mittleren Teil. Zudem werden Sie beim Training dieser Übungen schnell feststellen, dass nicht nur Ihre Brust- und Schultermuskulatur ermüdet, sondern auch Ihre Oberarmrückseite: Der Trizeps wirkt bei diesen Übungen immer unterstützend.

Zugübungen

Die Zugübungen sind das Gegenstück zu den Druckübungen. Der Klimmzug ist sicherlich einer der bekanntesten Vertreter aus dieser Kategorie. Die Kraft entsteht bei den Zugübungen aus der Muskulatur der Oberkörperrückseite. Hier ist vor allem der breite Rückenmuskel, der Latissimus, sowie der Trapezmuskel gefragt. Wie die Brustmuskulatur ist auch die Rückenmuskulatur mit dem Oberarmknochen verbunden. Kontrahiert

Der Liegestütz ist der klassische Vertreter aus der Kategorie Druckübungen.

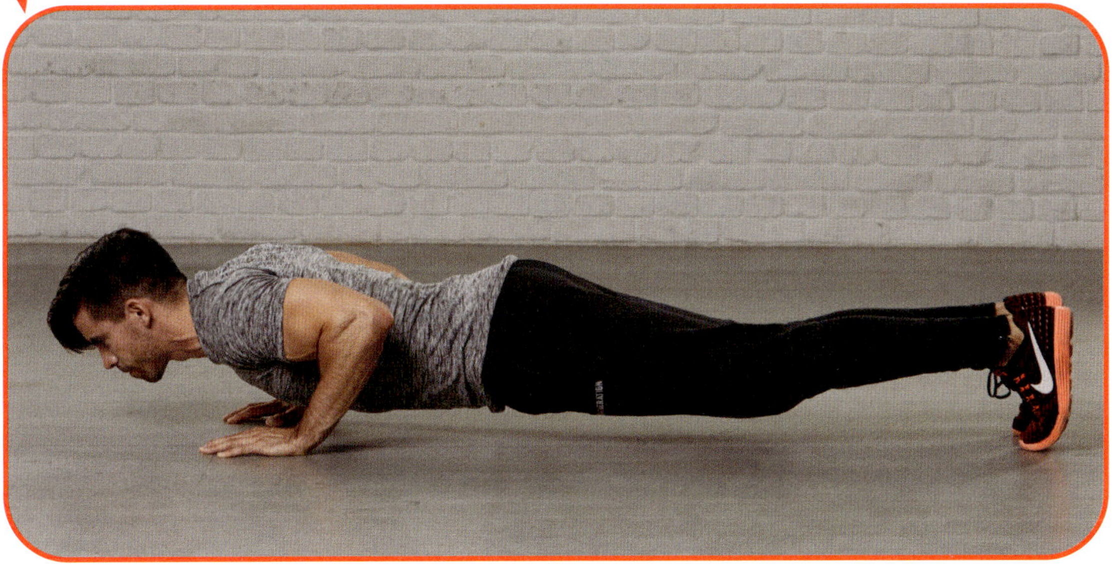

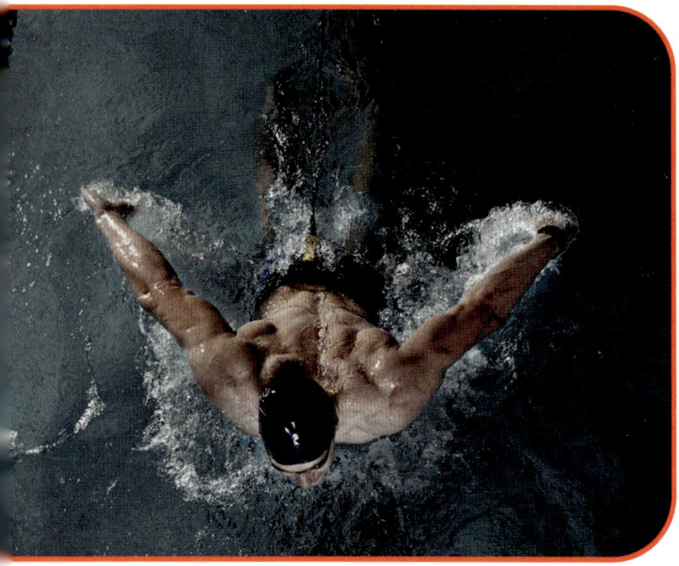

Schwimmer müssen viel Kraft aus der Rückenmuskulatur generieren.

die Rückenmuskulatur, führt sie den Oberarm in Richtung des Oberkörpers heran. Bei regelmäßigem und sehr intensivem Training verleiht die Rückenmuskulatur Sportlern wie Schwimmern oder Turnern den charakteristischen Körperbau.

Zugübungen liegen uns definitiv in den Genen. Jedes Klettern durch die Bäume und jedes Heranziehen von Gegenständen stellt eine Zugbewegung dar. Stellen Sie sich einmal einen Tauziehwettbewerb vor. Im Idealfall ziehen Sie den Gegner mithilfe des Seils zu sich heran. Bei den Druckbewegungen haben wir gelernt, dass in diesem Fall die vordere und mittlere Schulterpartie sowie die Muskulatur der Oberarmrückseite beteiligt sind. Das Muster der Zugbewegungen komplettiert das Ganze. Hier sind die hintere Schulterpartie sowie die Muskulatur der Oberarmvorderseite an der Kraftentwicklung beteiligt. Doch keine Angst, Sie müssen sich nicht sofort scheinbar mühelos wie unsere Vorfahren von Ast zu Ast hangeln. Übungen mit Widerstandsbändern, bei denen das Band mit Kraft zum Körper herangezogen wird, sind hier sicherlich ein guter Einstieg.

Übungen für die Beine

Die Region hüftaufwärts haben wir bereits mit den letzten drei Kategorien abgedeckt. Bleibt nun noch die Beinmuskulatur, zu der zusätzlich die Hüftmuskulatur zählt. Grundsätzlich fallen in diese Kategorie drei Bewegungsmuster: die Kniebeuge, die Hüftbeuge und der Ausfallschritt. Der Unterschied zwischen einer Kniebeuge und einer Hüftbeuge ist nicht unbedingt auf Anhieb ersichtlich, schauen wir ihn uns daher einmal in der Praxis an. Kommen Sie in einen schulterbreiten Stand. Führen Sie nun eine Kniebeuge aus, indem Sie die Knie beugen und das Gesäß nach hinten unten schieben. Achten Sie darauf, dass sich die Knie parallel zu den Fußspitzen oder dahinter befinden. Ihr Rücken behält eine neutrale Position bei. Drücken Sie sich nun kraftvoll aus der Hocke wieder nach oben.

Von der Kniebeuge nun zur Hüftbeuge. Behalten Sie dafür Ihren schulterbreiten Stand bei. Die Bewegung wird durch die Hüfte eingeleitet: Beugen Sie Ihren Oberkörper aus der Hüfte nach vorn. Wie bei der Kniebeuge behält auch bei der Hüftbeuge Ihr Rücken die neutrale Position bei. Die Knie werden bei der Ausführung nur minimal gebeugt. Richten Sie sich nun wieder auf, indem Sie die Hüfte strecken. Konnten Sie einen Unterschied zur Kniebeuge wahrnehmen? Hinsichtlich

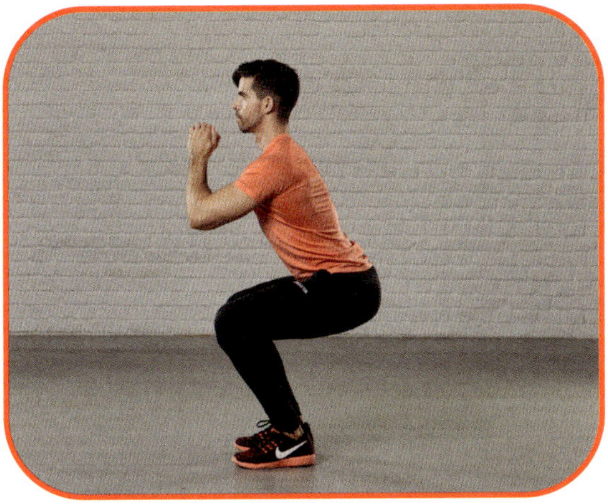

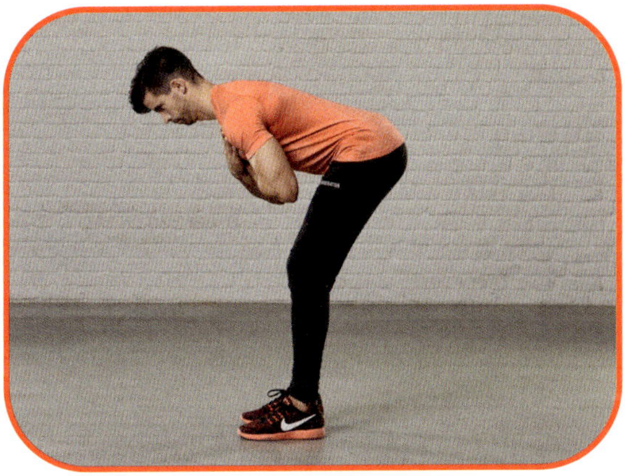

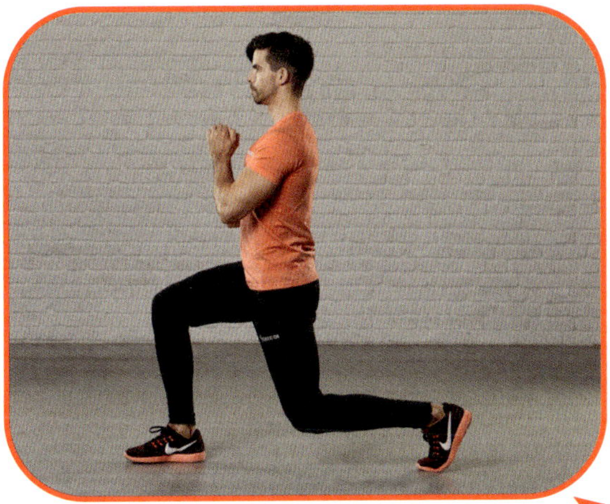

der Kraftentfaltung dominiert bei der Kniebeuge die Oberschenkelvorderseite, wohingegen bei der Hüftbeuge die Oberschenkelrückseite sowie die Gesäßmuskulatur im Fokus stehen.

Fehlt noch der Ausfallschritt. Sie starten im aufrechten hüftbreiten Stand. Führen Sie mit dem rechten Fuß einen großen Schritt nach vorn aus. Beugen Sie nun beide Knie und kommen Sie tief. Das linke Knie ist knapp über dem Boden, das rechte Knie befindet sich senkrecht über dem Sprunggelenk. Achten Sie darauf, dass beide Fußspitzen gerade nach vorn zeigen. Drücken Sie sich aus der Kraft Ihrer Oberschenkelvorderseite sowie der Gesäßmuskulatur wieder nach oben und kommen Sie zurück in die Ausgangsposition, das heißt, schließen Sie den Schritt mit dem rechten Bein wieder nach hinten.

Vielleicht haben Sie bemerkt, dass es beim Ausführen des Schrittes gar nicht so einfach ist, die Balance zu halten. Für kurze Zeit befinden Sie sich bei jedem Schritt auf einem Bein. So schulen Sie Gleichgewichtssinn und Koordination, was Ihnen wiederum im Alltag zugutekommt, denn jeder Schritt, den Sie ausführen, wird im Prinzip für einen kurzen Moment mit einem Bein gemacht, bei dem Sie die Balance halten müssen. Alle Übungen aus der Kategorie »Übungen für die Beine« basieren auf diesen drei Bewegungsmustern. Variationen mit und ohne Kleingeräte ermöglichen unterschiedliche Intensitäten dieser Übungen.

Für das Beintraining gibt es drei Bewegungsmuster, die uns in den verschiedenen Übungen immer wieder begegnen: die Kniebeuge (oben), die Hüftbeuge (Mitte) und der Ausfallschritt (unten).

Gehen, Laufen, Hüpfen, Springen

Kaum ein Bewegungsmuster ist tiefer in uns verwurzelt als das Laufen und dessen Variationen. Nicht ohne Grund zieht es uns geradezu magisch raus ins Grüne, um uns zu bewegen – sei es ein Spaziergang, die gemütliche Joggingrunde zum Feierabend oder ein intensiver Lauf in der Vorbereitung zum nächsten Marathon. Springend und hüpfend erkunden die Kinder ihre Welt. So selbstverständlich diese Bewegungen in den Augen der Kinder sind, so ungewohnt sind sie für die meisten Erwachsenen. Viele haben sie schlichtweg verlernt. Somit wird es allerhöchste Zeit, diese Bewegungen wieder neu zu entdecken. Mit den Übungen in dieser Kategorie werden Sie von nun an des Öfteren wieder den Boden mit beiden Füßen verlassen. Nebenbei werden Sie auch noch koordinativ gefordert. Manche Übungen werden Sie vielleicht an Ihre Zeit auf dem Schulhof erinnern – Sie werden später merken, auf welche Übungen ich anspiele. Neben den kurz gehaltenen Pausenzeiten zwischen den einzelnen Übungen des Zirkels sind insbesondere die Übungen dieser Kategorie dafür verantwortlich, dass der Puls während des Zirkeltrainings auf Touren bleibt. Ich kann Ihnen versichern, dass Sie mit diesen Übungen noch mehr Abwechslung und Spaß haben werden.

Der Hampelmann oder auch Jumping Jack erlebt wie das Zirkeltraining selbst im Sport ein Revival.

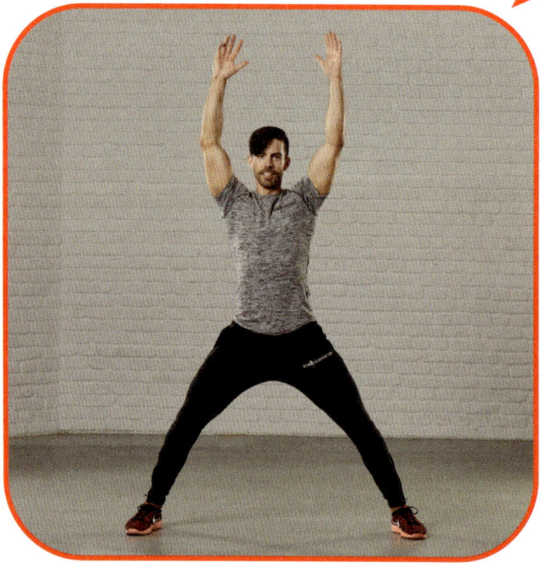

Das optimale Training im Zirkel

Wie bei jeder anderen Trainingsform müssen beim Zirkeltraining ebenfalls einige Basics beachtet werden, damit Sie einerseits von der vollen Effektivität des Trainings profitieren, aber andererseits vor allem verletzungsfrei trainieren. Mit den Grundlagen, die ich Ihnen im Folgenden aufzeige, geben Sie Ihrem Zirkel eine zielführende Struktur – vom Aufwärmen über das eigentliche Training mit all seinen Variationen bis hin zum entspannenden Ausklang des Trainings. Ebenso wie in anderen Bereichen unseres Lebens ist auch beim Zirkeltraining Abwechslung das Zauberwort. Ich zeige Ihnen, wie wichtig es ist, sich immer wieder neuen Herausforderungen im Training zu stellen. Nur auf diese Weise werden Sie langfristig Trainingserfolge erzielen. Zudem trägt vor allem die richtige und sichere Übungsausführung an den einzelnen Trainingsstationen zum Trainingserfolg bei. Nehmen Sie sich daher Zeit, um die wichtigen Trainingsgrundlagen zu verinnerlichen. Dann steht einem effizienten und sicheren Zirkeltraining nichts mehr im Weg.

Vorbereitung ist alles – das Aufwärmen

Selbst im Motorsport würde man nie auf die Idee kommen, ohne vernünftige Vorbereitung in Form eines Warm-ups mit Vollgas durchzustarten. Geben Sie daher sich und Ihrem Körper ebenfalls die Zeit, sich auf die intensive Belastung vorzubereiten. Das Aufwärmen bringt Sie auf die richtige Betriebstemperatur. Bereits 5 bis 10 Minuten reichen aus, damit alle beteiligten Systeme im darauffolgenden Zirkel optimal funktionieren. Durch das Warm-up wird der Stoffwechsel hochgefahren und die Durchblutung angeregt, vor allem in der Muskulatur. Genauso wie ein Getriebe langfristig nur mit ausreichend Öl reibungslos funktionieren kann, werden auch unsere Gelenke beim Aufwärmen mit Gelenkflüssigkeit versorgt – der sogenannten Synovialflüssigkeit –, die für ein reibungsloses Gleiten der Gelenkflächen verantwortlich ist. Sehnen und Bänder werden elastischer, ihre Beweglichkeit wird durch das Aufwärmprogramm gesteigert. Das Nervensystem wird aktiviert, damit das neuromuskuläre Zusammenspiel zwischen Nerven und Muskeln optimal funktioniert. All diese Körperprozesse führen dazu, dass der Organismus auf die bevorstehende Belastung optimal vorbereitet ist und er im eigentlichen Zirkel auf Hochtouren laufen kann.

Zum Aufwärmen gibt es unzählige Möglichkeiten. Vielleicht steht bei Ihnen im Wohnzimmer bereits ein Heimtrainer, den Sie nutzen können. Im Fitnessstudio können Sie selbstverständlich auf die zahlreichen Ausdauergeräte wie Crosstrainer, Ergometer, Laufband oder Rudergerät zurückgreifen. Wenn Sie draußen trainieren, können Sie vorab eine kleine Runde joggen oder auch zügig gehen. Für das Warm-up habe ich Ihnen zwei Mobilisationsprogramme sowohl für indoor als auch für outdoor zusammengestellt. Diese bereiten die größten und wichtigsten Gelenke optimal auf die kommende Belastung vor. Im Idealfall führen Sie also als ersten Schritt die Mobilisationsübungen aus, nutzen dann beispielsweise noch 5 bis 10 Minuten den Crosstrainer und steigen anschließend in den Zirkel ein. Ist Ihre Zeit einmal besonders knapp, müssen Sie jedoch kein schlechtes Gewissen haben, wenn Sie direkt nach den Mobilisationsübungen mit dem Zirkeltraining beginnen. Die Mobilisationsübungen an sich reichen bereits als kurzes Warm-up für den Zirkel aus.

Rein in den Zirkel – das eigentliche Training

Im Zirkel selbst mit all seinen unterschiedlichen Übungen setzen Sie den eigentlichen Trainingsreiz. In der Trainingslehre spricht man von einem trainingswirksamen Reiz. Damit möchte ich zum Ausdruck bringen, dass Sie sich im Zirkel wirklich fordern sollen. Nur außerhalb Ihrer Komfortzone werden Sie wirklich Fortschritte erzielen. Ist die Trainingsintensität zu gering, werden Sie nur langsam oder gar nicht Ihr Trainingsziel erreichen. Überfordern Sie sich jedoch auch nicht. Das Zirkeltraining ist eine sehr intensive Trainingsmethode, bei der Ihr gesamter Organismus gefordert ist. Durch die lediglich kurzen Pausen zwischen den einzelnen Stationen bleibt Ihr Puls ähnlich wie bei einer Ausdauerbelastung auf einem konstant hohen Niveau. Die Kunst wird es sein, den schmalen Grat zwischen Unter- und Überforderung zu treffen. Dieser wird Sie dann jedoch direkt zu Ihrem Trainingsziel führen.

Progression – nur so werden Sie besser

Ich möchte noch einmal betonen: Fortschritt ist nur möglich, wenn Sie sich wirklich fordern. Im Laufe der Zeit passt sich nämlich Ihr Körper den Belastungen an: Sie bekommen mehr Kraft, die Muskulatur wird definierter, Ihre Ausdauer steigert sich, Sie werden schneller, die Beweglichkeit nimmt zu und Ihre Koordination verbessert sich. Sie werden schnell feststellen, dass Sie Übungen, die Sie zu Beginn als sehr fordernd wahrgenommen haben, nun mit Leichtigkeit absolvieren. Ist es erst einmal so weit, wird es höchste Zeit, an ein paar Stellschrauben zu drehen, um die Intensität Ihrem gesteigerten Leistungsniveau anzupassen.

Ein Zirkel bietet Ihnen dazu mehrere Möglichkeiten: Zum einen können Sie das Trainingsintervall und somit die Belastungszeit verlängern. Wenn Sie beispielsweise bisher mit 20 Sekunden Belastungszeit an den Trainingsstationen trainiert haben, dann steigern Sie sich nun auf 30 Sekunden. Eine andere Möglichkeit ist es, das Pausenintervall zwischen den Trainingsstationen zu verkürzen. Lag Ihre Pause bisher bei 30 Sekunden, so verkürzen Sie sie beispielsweise auf 20 Sekunden. Sie werden feststellen, dass diese 10 Sekunden weniger Erholung sich bereits deutlich mit einer gesteigerten Trainingsintensität bemerkbar machen.

Beim klassischen Liegestütz sind zahlreiche Variationen möglich, um das Training abwechslungsreicher und auch effektiver zu gestalten.

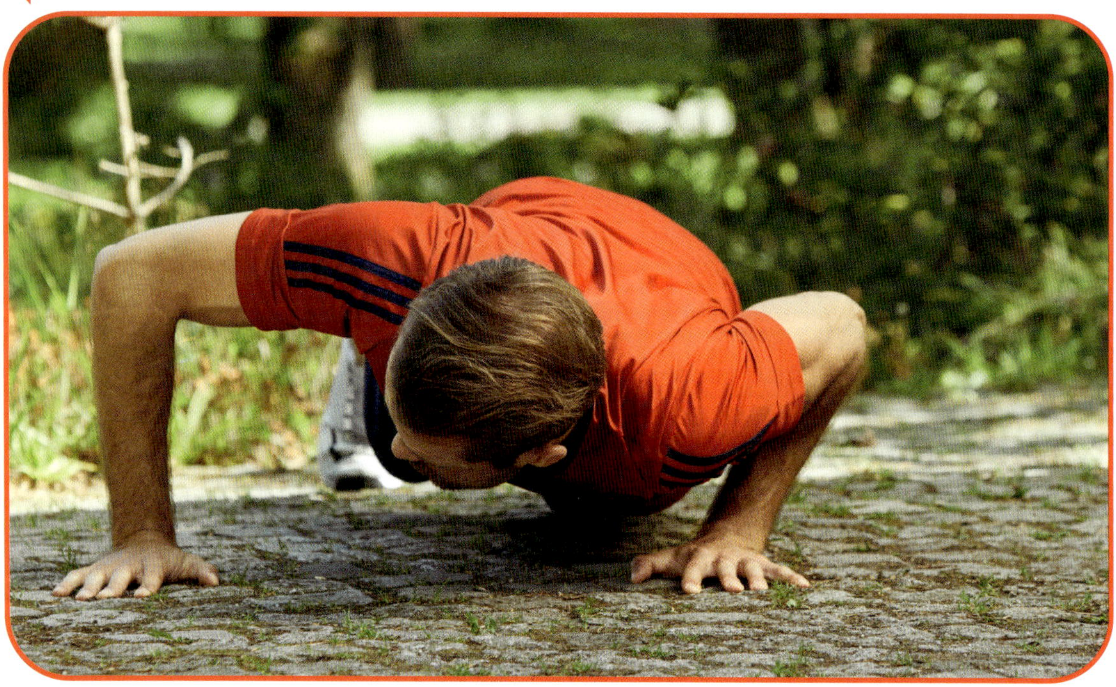

Variation der Übungen – sorgt nicht nur für Abwechslung

Es gibt nichts Schlimmeres, als wochen- oder gar monatelang immer das gleiche Trainingsprogramm zu absolvieren. Zum einen leidet unter dieser Monotonie die Trainingsmotivation, zum anderen führt dies zu keinem Trainingsfortschritt, sondern zu Stagnation. Es ist also nicht nur unter dem mentalen Aspekt sinnvoll, von Zeit zu Zeit die Übungen zu variieren, sondern auch für Ihren Trainingserfolg. Eine sinnvolle Variation der Übungen kann eine Steigerung der Trainingsintensität bedeuten, wie ich sie im vorherigen Abschnitt angesprochen habe. Aus diesem Grund habe ich jeder Übung einen Schwierigkeitsgrad zugeordnet. Diesen erkennen Sie an den unterschiedlich hervorgehobenen Pfeilen beim Übungsnamen. So gelingt es Ihnen schnell, eine einfache Übung aus Ihrem Zirkelplan gegen eine Übung mit einem höheren Schwierigkeitsgrad auszutauschen. Auch die Zirkelpläne habe ich in unterschiedliche Schwierigkeitsstufen unterteilt. Anstatt nur die ein oder andere Übung auszutauschen, können Sie daher bei fortschreitendem Trainingsniveau auch den kompletten Zirkelplan durch einen neuen ersetzen. Ich empfehle Ihnen, bei regelmäßigem Training spätestens nach vier bis sechs Wochen den Zirkelplan auszutauschen. Folgende Grundregel bringt es auf den Punkt: Der Trainingsplan, den Sie gerade nicht trainieren, ist der beste Trainingsplan. Sorgen Sie also für Abwechslung in Ihrem Training.

Das Training ausklingen lassen – mit Dehnen und Entspannen

Nachdem Sie bei der letzten Zirkelstation noch einmal alles aus sich herausgeholt haben, ist das eigentliche Training geschafft. Geben Sie nun Ihrem Organismus nach der anstrengenden Trainingseinheit die Möglichkeit, sich wieder zu erholen, und leiten Sie die Regeneration ein. Sehen Sie diese letzte Phase Ihres Trainings nicht nur als notwendige Pflicht. Ihr vegetatives Nervensystem beruhigt sich allmählich wieder, Herzschlag und Atmung normalisieren sich, der Blutdruck sinkt langsam auf das Ausgangsniveau. Ich bin mir sicher, Sie werden diesen letzten Trainingsabschnitt mit der Zeit zu schätzen wissen und sich insgeheim vielleicht schon während des Zirkels auf das abschließende Dehnen und Entspannen freuen. Um das Training ausklingen zu lassen, habe ich Ihnen im vierten Kapitel eine Reihe von Dehnübungen zusammengestellt, mit denen Sie die größten und wichtigsten Muskelgruppen nach dem Training entspannen können.

Die richtige Atmung – im Training enorm wichtig

Grundsätzlich ist die Atmung ein autonomer Prozess, das heißt, dass sie stattfindet, ohne dass wir darüber nachdenken müssen. Trotzdem kann es im Training zu einer falschen Atemtechnik kommen. Die gute Nachricht: Sie können Ihre Atmung willkürlich beeinflussen. Vielleicht hatten Sie schon einmal Kontakt mit einer speziellen Atemtechnik, wie sie beim Yoga, Qigong, bei der Meditation oder anderen Entspannungsmethoden zum Einsatz kommt. Sowohl im Training als auch bei der Entspannung können Sie sich die »richtige« Atemtechnik zunutze machen. Im Training sollten Atmung und Bewegung aufeinander abgestimmt sein. Mit der richtigen Atemtechnik können Sie die Bewegungen deutlich leichter ausführen.

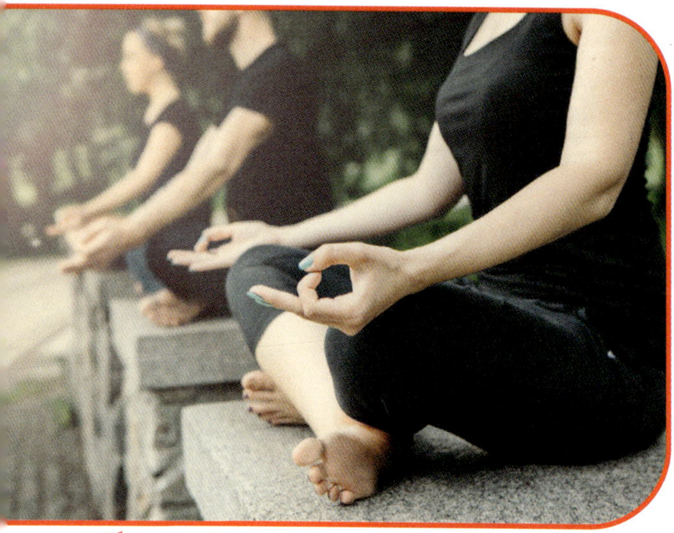

Wenn Sie schon einmal mit Atemtechniken etwa beim Yoga in Berührung gekommen sind, machen Sie sich diese auch beim Training zunutze.

Als Faustregel gilt: Atmen Sie aus, wenn Sie ein Gewicht anheben – das kann auch das eigene Körpergewicht sein –, atmen Sie ein, wenn Sie das Gewicht oder Ihren Körper absenken. Dazu ein Beispiel: Wenn Sie sich beim Liegestütz nach oben drücken und somit das eigene Körpergewicht gegen die Schwerkraft anheben, atmen Sie aus. Mit der Einatmung lassen Sie sich dann wieder kontrolliert nach unten absinken, bevor Sie zur nächsten Wiederholung ansetzen. Bei statischen Übungen wie dem Unterarm- oder Seitstütz dagegen gibt es diese zwei Phasen nicht. Hier gilt es, die Atmung gleichmäßig fließen zu lassen, ohne dabei die Rumpfspannung zu verlieren. Vor einer Kraftanstrengung neigt man ab und zu dazu, die Luft anzuhalten. Vermeiden Sie das in jedem Fall. Sie dürfen natürlich alles geben – aber lassen Sie dabei die Atmung fließen!

Haltung bewahren – Körperspannung ist alles

Qualität steht vor Quantität. Diesen Satz dürfen Sie sich rot unterstreichen, denn es ist ein Grundsatz, der über dem gesamten Training stehen sollte. Bewegungsqualität ist Voraussetzung für ein effektives und vor allem verletzungsfreies Training. Da beim Zirkeltraining die Uhr zum Einsatz kommt und auf eine bestimmte Belastungszeit trainiert wird, besteht die Gefahr, die Übungen schnell auszuführen, um möglichst viele Wiederholungen in der vorgegebenen Zeit zu bewältigen. Verstehen Sie mich nicht falsch, ich möchte Sie keinesfalls in Ihrem Elan ausbremsen. Eine saubere Bewegungsausführung sollte jedoch über allem stehen. In Kapitel 4 finden Sie zu jeder Übung eine ausführliche Beschreibung. Übungsübergreifend gebe ich Ihnen aber bereits an dieser Stelle ein paar Kniffe und Tricks mit auf den Weg, die Sie dabei unterstützen, das Maximum aus jeder Übung herauszuholen.

Körperspannung lautet daher das große Stichwort. Weltklassesportler können es nur mit viel Körpergefühl an die Spitze schaffen, und zwar indem Sie Herr über jeden einzelnen Muskel sind. Denken Sie nur an Ringturner. Sie sind quasi der Inbegriff für Körperspannung. Würden sie wie ein nasser Sack an den Ringen hängen, wäre vermutlich keine einzige der kraftintensiven Stützpositionen denkbar. Ich wünsche mir daher, dass Sie in jede Übung mit der Körperspannung eines Turners gehen. Hervorheben möchte ich an dieser Stelle insbesondere die Spannung in Ihrer Körpermitte. Wie wichtig eine gut ausgeprägte Rumpfmuskulatur ist, haben Sie bereits bei der Kategorie »Stabiler Rumpf« erfahren.

Der Laufzirkel

Ein Laufzirkel kann einen normalen Trainingszirkel noch einmal extra aufpeppen. Zudem ist er vor allem für routinierte Läufer interessant, da bei ihnen erfahrungsgemäß die Kräftigung der Muskeln außerhalb der Beine etwas zu kurz kommt. Das Gute: Beinahe jeder Zirkel kann zu einem Laufzirkel umfunktioniert werden, da die einzelnen Übungen eines normalen Zirkels nicht zwangsläufig am gleichen Platz stattfinden müssen. Somit sind alle Übungen, die Sie im vierten Kapitel finden – mit Ausnahme der Übungen mit dem Gymnastikball –, durchaus für einen Laufzirkel geeignet. Das Miniband passt in jede Hosentasche, das Superband und die Koordinationsleiter können Sie in einen kleinen Rucksack packen. Übungen, bei denen lediglich das eigene Körpergewicht genutzt wird, sind ohnehin für ein Outdoortraining prädestiniert. Die Besonderheit bei einem Laufzirkel: Anstatt zwischen den einzelnen Zirkelübungen eine Pause einzulegen, wird hier von einer Übungsstation zur nächsten gejoggt. Falls Sie gerade erst wieder das Training aufgenommen haben oder sich noch nicht bereit zum Joggen fühlen, können Sie selbstverständlich zu Beginn auch von Station zu Station zügig gehen.

Und wie läuft das Ganze ab?

Vielleicht besitzen Sie bereits eine Hausrunde zum Laufen oder Spazierengehen in der Nähe Ihrer Wohnung. Dies kann im Stadtpark, im nahe gelegenen Wald oder entlang eines Flusses sein. Vielleicht haben Sie sogar das Glück, dass es bei Ihnen um die Ecke einen Trimm-dich-Pfad gibt. Kurzum: Sie kennen die ungefähre Länge sowie die Besonderheiten der Strecke. Bevor Sie starten, sollten Sie bereits festlegen, welche Übungen Bestandteil Ihres Laufzirkels sein sollen. So wissen Sie, welche Trainingsutensilien eingepackt werden müssen oder ob Sie lediglich die Laufschuhe benötigen, da Sie ausschließlich Übungen ohne Geräte trainieren wollen.

So macht das Training noch mehr Spaß

Für einen Laufzirkel eignen sich am besten kurze Runden, sodass Sie mehrere innerhalb eines Trainings drehen können. Eine Laufrunde kann somit auch eine Zirkelrunde sein – so müssen Sie keine Kilometer zählen und auch nicht ständig auf die Uhr schauen. Für mehr Abwechslung beim Laufen sorgen beispielsweise kurze Sprints im Wechsel mit lockeren Laufeinheiten. So wird Ihr Training nicht nur kurzweiliger, Ihre Muskulatur sowie das Herz-Kreislauf-System erfahren dadurch die unterschiedlichsten Trainingsreize. Die Folge: Sie erzielen einen Trainingsfortschritt.

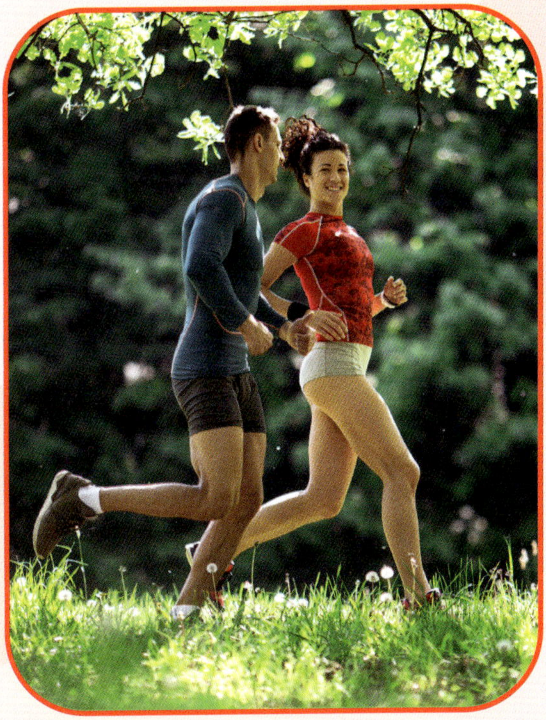

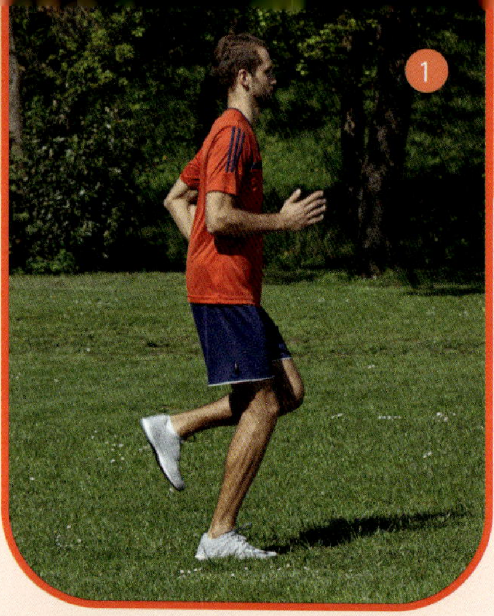

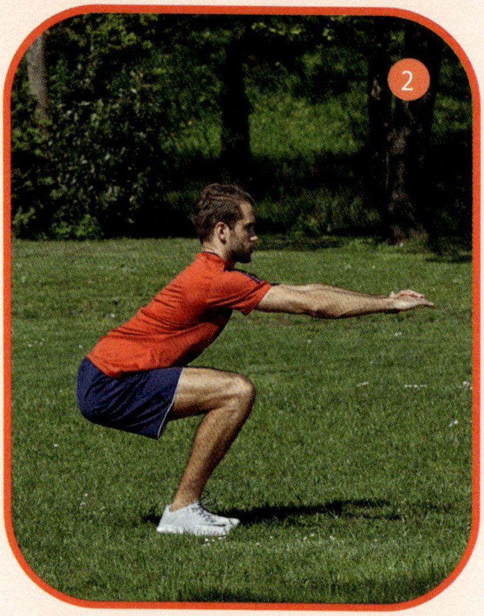

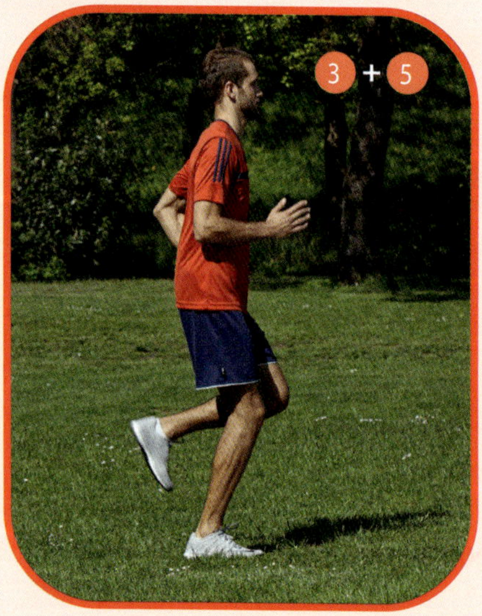

1 Starten Sie Ihren Laufzirkel, indem Sie sich einlaufen. Das ist sozusagen Ihr Aufwärmprogramm, um Ihren Organismus auf Touren zu bekommen. Geben Sie sich dafür etwa 10 Minuten Zeit und laufen Sie wirklich locker. Die eigentliche Belastung steht Ihnen ja noch bevor.

2 **Station 1:** Nach dem Aufwärmen folgt die erste Station des Zirkels. Die Kniebeuge beispielsweise können Sie an jedem Ort ausführen, sei es auf einer Wiese oder auf dem Weg an sich. Ihre erste Übung daher: 30 Sekunden Kniebeuge.

3 Anschließend laufen Sie zur nächsten Station. Die zeitlichen und räumlichen Abstände zwischen den einzelnen Übungsstationen können Sie fast beliebig wählen und an Ihre Laufstrecke anpassen. Sie können einen schnellen Spurt von 200 Metern absolvieren, aber auch 5 Minuten locker laufen.

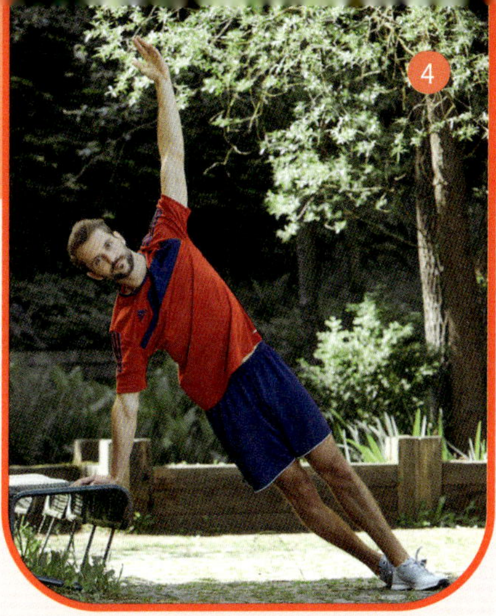

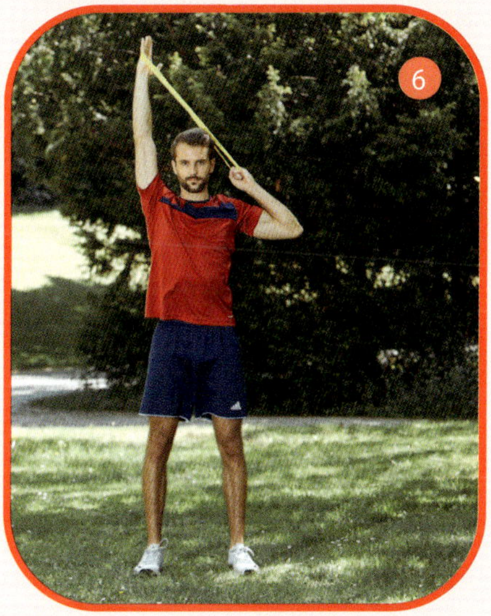

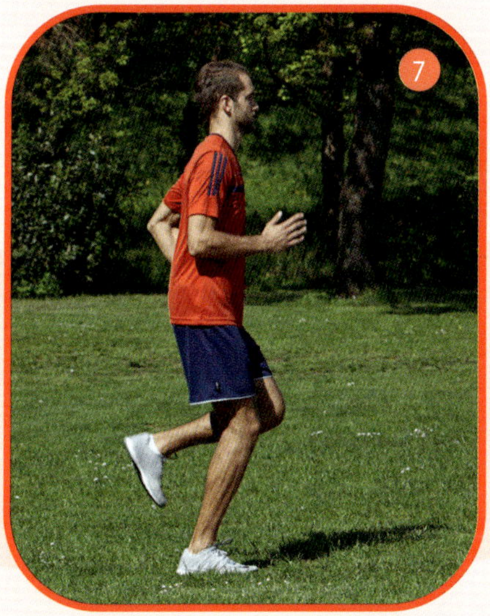

4 **Station 2:** Ihr Trainingsgerät der nächsten Zirkelstation ist eine Parkbank. Zur Rumpfkräftigung halten Sie 40 Sekunden die Position des Seitstützes an der Parkbank.

5 Weiter geht es laufend zur nächsten Station.

6 **Station 3:** Das Superband kommt für eine Zugübung zur Kräftigung Ihrer Rückenmuskulatur zum Einsatz. Und so geht es weiter, bis Sie Ihren Laufzirkel je nach aktuellem Leistungsniveau nach 5 bis 10 Kilometern und einer beinahe beliebigen Anzahl an Übungsstationen beendet haben.

7 Abgeschlossen wird der Zirkel mit lockerem 5- bis 10-minütigem Auslaufen, bei dem sich Ihr Organismus allmählich wieder von der Belastung erholen kann.

Zirkeltraining im Detail: Training, Pausen, Durchgänge

Im Grunde ist Zirkeltraining ein Aneinanderreihen von sinnvoll ausgewählten Übungen. Sie bewegen sich zu festgelegten Zeitintervallen von einer Trainingsstation zur nächsten. Zwischen den einzelnen Stationen gibt es kleine Pausen, in denen Sie sich kurz regenerieren können und in denen der Wechsel von einer Station zur nächsten stattfindet. Da das Zirkeltraining eine intensive Trainingsmethode darstellt, werden Sie feststellen, dass man diese kurzen Erholungsphasen zwischen den Stationen zum Durchatmen gern annimmt. Über die Anzahl der Durchgänge können Sie die Trainingsdauer und -intensität beeinflussen. Schauen wir uns die drei Parameter Belastungszeit, Belastungspause und Satzzahl, die die einzelnen Trainingsstationen zu einem Zirkel zusammenfügen und maßgeblich die Intensität des Zirkels beeinflussen, einmal genauer an.

Ein Timer unterstützt Sie dabei, die Belastungs- und Pausenzeiten während des Workouts einzuhalten.

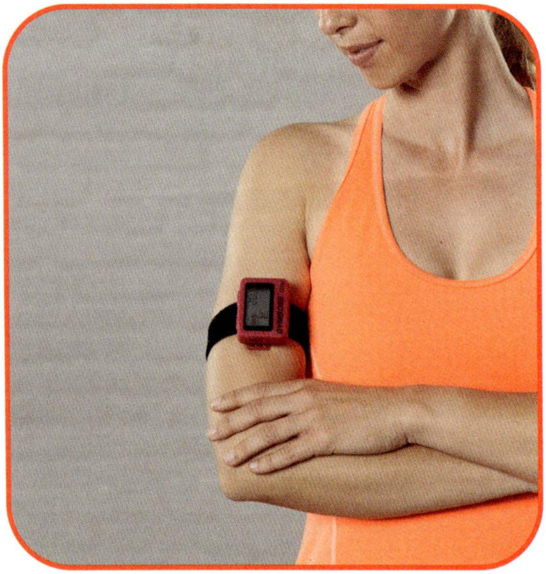

Die Belastungszeit – die Stoppuhr als Taktgeber

Über die Belastungszeit an den einzelnen Trainingsstationen können Sie die Intensität des Zirkels beeinflussen. 30 bis 50 Sekunden sind hierbei ein sinnvolles Zeitintervall. Selbstverständlich ist die Dauer des Trainingsintervalls auch abhängig vom Schwierigkeitsgrad der ausgewählten Übungen. Beinhaltet der Zirkel eher einfacher auszuführende Übungen, so kann die Belastungszeit schneller gesteigert werden als in einem Zirkel, dessen Übungen sehr kraftintensiv oder schwierig in der Ausführung sind.

Für einen reibungslosen Ablauf des Zirkels empfehle ich Ihnen im Handel erhältliche spezielle Intervalltimer, bei denen man das Trainings- und Pausenintervall fest einstellen kann. Sie erhalten dann zu Beginn und am Ende des Zeitintervalls jeweils ein akustisches Signal. So können Sie sich voll und ganz auf Ihr Training konzentrieren. Mittlerweile gibt es auch zahlreiche Timer-Apps für das Smartphone, die Sie durch Ihren Zirkel begleiten. Auch diese sind sehr zu empfehlen.

Die Belastungspausen zwischen den einzelnen Stationen

Neben dem Trainingsintervall sind die Pausenzeiten zwischen den einzelnen Übungen die zweite Stellschraube, um die Intensität des Zirkels anzupassen. Empfehlenswert sind Pausen zwischen

10 und 30 Sekunden. Diese Zeitspanne dient nicht nur zur kurzen Erholung, sondern soll auch dazu genutzt werden, um sich von einer Station zur nächsten zu bewegen und sich für die nächste Übung bereit zu machen, sodass das Trainingszeitintervall voll zum Training genutzt werden kann. Ist es im Training Ihr Ziel, den Puls auf einem konstant hohen Niveau zu halten und somit das Herz-Kreislauf-System zu fordern, so gebe ich Ihnen den Tipp, so kurze Pausen wie möglich zwischen den Stationen einzulegen. Sie werden feststellen, dass Sie durch den schnellen Wechsel zwischen den einzelnen Stationen ganz schön ins Schwitzen kommen und die Pulsfrequenz steigt.

Die Satzzahl

Neben dem Trainings- und Pausenintervall kann über die Anzahl der Zirkeldurchgänge, also Sätze, die Trainingsintensität gesteuert werden. Sie starten mit der ersten Übung im Zirkel, gehen zur nächsten Übung weiter, bis Sie wieder bei der ersten Übung angekommen sind – das ist ein Durchgang. Die Anzahl der Durchgänge hängt natürlich auch von der Übungsanzahl des Zirkels ab. Einen Zirkel, der sich beispielsweise aus fünf Übungen zusammensetzt, können Sie mit mehr Durchgängen trainieren als einen Zirkel, der sich aus 15 Übungen zusammensetzt. Je nach Trainingsziel, Art des Zirkels und persönlichem Trainingsniveau empfehle ich zwei bis fünf Durchgänge pro Zirkel. Zwischen den einzelnen Durchgängen ist es sinnvoll, eine kurze Pause von 1 bis 3 Minuten einzulegen. Nutzen Sie diese Pause, um sich kurz zu erholen, etwas zu trinken und den Schweiß abzuwischen. Danach geht's mit voller Energie in die nächste Runde.

Gemeinsam schwitzt es sich besser

Das Zirkeltraining wurde ursprünglich entwickelt, um möglichst viele Sportler gleichzeitig auf kleinstem Raum mit einer überschaubaren Anzahl an Trainingsgeräten zu trainieren. In Gruppenkursen benötigt jeder Teilnehmer ein Exemplar des im Kurs eingesetzten Trainingsgerätes, beispielsweise ein Miniband, eine Langhantel oder eine Kettlebell. Beim Zirkeltraining ist das nicht der Fall. Zum einen kommen viele Übungen komplett ohne Geräte aus. Und falls Trainingsgeräte eingesetzt werden, müssen zum anderen nicht alle Sportler gleichzeitig mit dem gleichen Gerät ausgestattet werden, da sie sich auf die verschiedenen Übungsstationen verteilen. Das macht das Zirkeltraining zu einem idealen Training mit Freunden. Fast in jeder größeren Stadt findet man zunehmend kleine Gruppen, die begeistert nach dem Zirkelprinzip an der frischen Luft trainieren. Mein Tipp: Gründen Sie doch einfach eine WhatsApp-Gruppe mit Sportbegeisterten aus Ihrem Bekanntenkreis. Vereinbaren Sie im Voraus, wer welches Equipment zum gemeinsamen Zirkeltraining mitbringt. Dann müssen Sie nur noch Uhrzeit und Ort festlegen und los geht's. Ich garantiere Ihnen, dass sich der entstehenden Gruppendynamik niemand so leicht entziehen kann.

Sie trainieren lieber für sich allein oder wollen räumlich und zeitlich von anderen unabhängig sein? Das Prinzip des Zirkeltrainings bleibt das Gleiche – ob nun eine Gruppe im Zirkel trainiert oder Sie als Einzelkämpfer Ihre Ziele erreichen wollen.

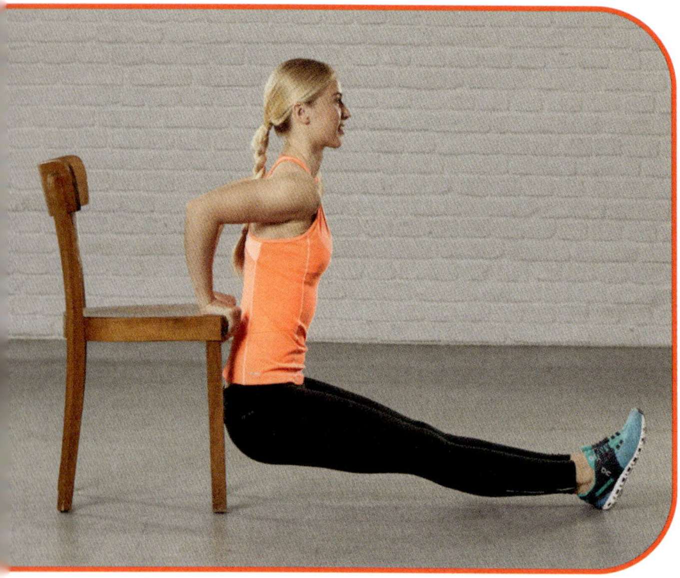

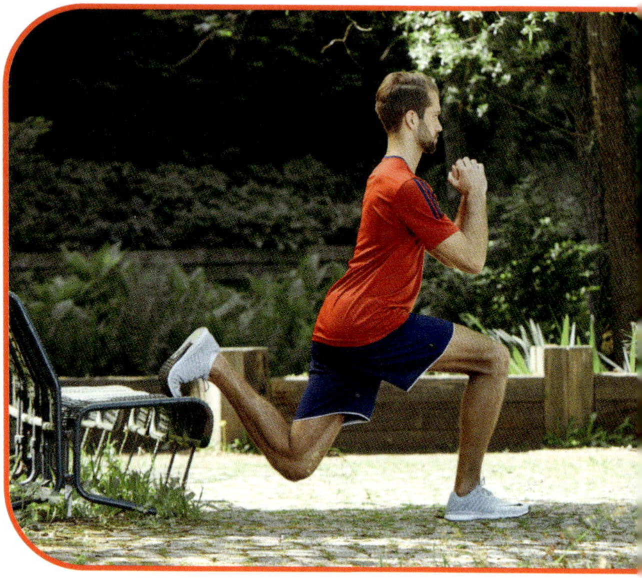

Nutzen Sie zu Hause Einrichtungsgegenstände wie Stuhl oder Tisch fürs Training. Im Freien findet sich immer eine Parkbank.

Zirkeltraining ist überall möglich

Ein effektives Zirkeltraining kann sowohl mit Kleingeräten, aber auch völlig ohne Geräte stattfinden. Werden Sie kreativ und Sie werden feststellen, dass Sie bereits umgeben sind von vielen wunderbaren Trainingsmöglichkeiten und -geräten, die sich in Ihrer Wohnung finden, sei es der Wohnzimmertisch, ein Stuhl oder das Sofa. Wenn Sie auf diese Art trainieren, werden Sie Ihre Einrichtungsgegenstände und Alltagsutensilien bald aus einer anderen Perspektive sehen – nämlich aus der eines zielorientierten Trainierenden. Das Gleiche gilt draußen für Bäume, große Steine, Laternenpfosten oder eine Parkbank. Bein-, Gesäß-, Brust-, Bauch-, Schulter- und Armmuskulatur lassen sich an einer gewöhnlichen Parkbank wunderbar trainieren. Hier haben Sie fast schon ein Ganzkörpertraining mit nur einem Gegenstand absolviert. Auf diese Weise eröffnen sich völlig neue Möglichkeiten.

In Kapitel 3 finden Sie somit Zirkelpläne, die Sie entweder völlig ohne Geräte trainieren können oder bei denen Sie auf Einrichtungsgegenstände oder Ähnliches zurückgreifen. Neben diesen Zirkelplänen, bei denen Sie direkt durchstarten können, finden Sie auch Pläne, bei denen sinnvolle und effektive Kleingeräte zum Einsatz kommen. Diese werde ich Ihnen in den folgenden Abschnitten detailliert vorstellen.

Das eigene Körpergewicht nutzen

Eines der besten Trainingsgeräte tragen Sie immer bei sich: Ihr eigenes Körpergewicht. Auch beim Training ohne Geräte muss Ihr Körper einem Trainingswiderstand ausgesetzt sein, um Fortschritte zu erzielen. Beim Körpergewichtstraining stellt die Schwerkraft den Trainingswiderstand dar. Bei einem Liegestütz beispielsweise drücken Sie sich gegen die Schwerkraft vom Boden nach oben. Umgekehrt können Sie sich aber auch aus der Rückenlage an einer Tischkante nach oben ziehen.

Kleingeräte im Zirkel verwenden

Neben dem Körpergewichtstraining setze ich im Zirkel auf Kleingeräte. Bei der Auswahl dieser Trainingstools für dieses Buch war es für mich entscheidend, dass sie günstig in der Anschaffung, leicht zu transportieren und vor allem auch effektiv sind. Eine einfache und sichere Umsetzung der Übungen war ein weiteres wichtiges Auswahlkriterium. Vielleicht besitzen Sie ja sogar bereits das ein oder andere Trainingsgerät.

Gymnastikball

Vermutlich eines der bekanntesten Trainingsgeräte der letzten Jahrzehnte ist der Gymnastikball. In sehr vielen Haushalten ist er bereits vorhanden – wenn nicht als Trainingsgerät, dann zumindest als Sitzball. An Aktualität hat der Gymnastikball zumindest nie verloren. Der Ball lässt eine unglaublich große Übungsvielfalt für ein funktionelles Ganzkörpertraining zu. Erhältlich ist er mit unterschiedlichen Durchmessern, sodass die Größe des Balls auf die Körpergröße des Trainierenden abgestimmt ist. Bei einer Körpergröße von 155 bis 175 cm greift man zu einem Durchmesser von 65 cm. Sind Sie zwischen 176 und 185 cm groß, dann nutzen Sie einen Ball mit 75 cm Durchmesser, ab einer Größe von 186 cm sollte der Gymnastikball einen Durchmesser von 85 cm haben. Mit circa 20 Euro ist der Ball definitiv eine lohnende Investition in Ihr Training.

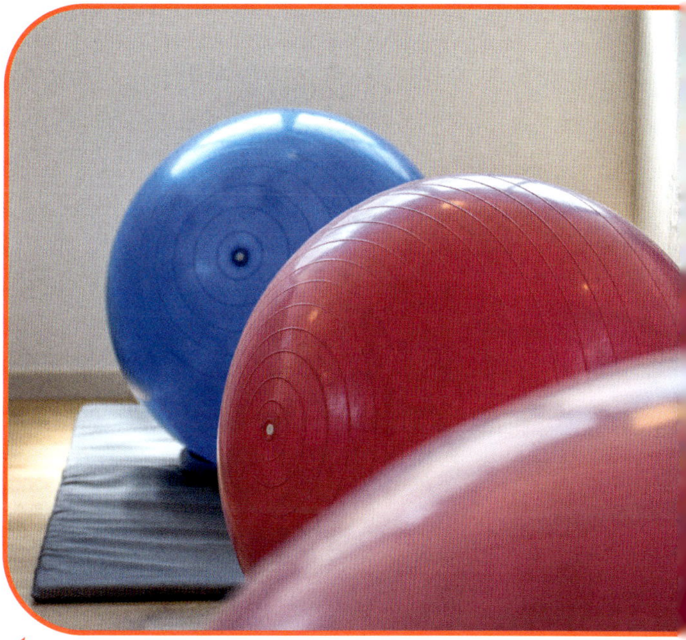

Der Gymnastikball ist ein bewährtes, aber immer noch aktuelles Trainingsgerät.

Miniband

Ein kleines Band, das groß in seiner Wirkung ist. Das etwa 20 cm lange Miniband ist in unterschiedlichen Intensitätsstufen und von mehreren Herstellern erhältlich. In diesem Buch kommen die Minibänder von Perform Better zum Einsatz. Obwohl es vermutlich eines der preiswertesten

Trainingsgeräte auf dem Markt ist, lassen sich damit unheimlich viele Übungen durchführen. Minibänder sind bereits für 4 bis 6 Euro je Band zu haben und da sie in jede Trainingshose passen, sind sie auch ideal für das Outdoortraining geeignet. Durch die unterschiedlichen Intensitätsstufen kann jede Übung mit dem Miniband an das aktuelle Trainingsniveau angepasst werden. Somit wird das Miniband jedem Leistungsniveau gerecht, ganz gleich, ob Sie gerade erst mit dem Fitnesstraining beginnen oder bereits sehr fortgeschritten sind. Ich empfehle Ihnen, zunächst mit dem gelben Miniband (leichte Intensität) zu beginnen. Steigern können Sie sich natürlich jederzeit.

Superbänder

Die etwa ein Meter langen Superbänder sind wie die Minibänder in unterschiedlichen Intensitätsstufen erhältlich. Je breiter und dicker das Superband ist, desto größer ist auch dessen Zugkraft und umso mehr sind Sie im Training gefordert. Die Superbänder können Ihnen einen Widerstand von 6 bis 120 kg bieten – für ein intensives Training sind also nicht zwangsläufig schwere Gewichte notwendig. Die Superbänder eignen sich vor allem für Zug- und Druckübungen, als zusätzlicher Widerstand, beispielsweise bei Kniebeugen, oder für Rumpfübungen. Durch sein geringes Gewicht und sein kleines Packmaß ist auch das Superband für das Outdoortraining

Das Miniband passt in jede Hosentasche und eignet sich somit ideal für das Outdoortraining. Superbänder werden vor allem für Zug- und Druckübungen eingesetzt. Aus dem Teamsport ist die Koordinationsleiter schon lange nicht mehr wegzudenken. Ab sofort ist sie auch Teil Ihres Zirkeltrainings.

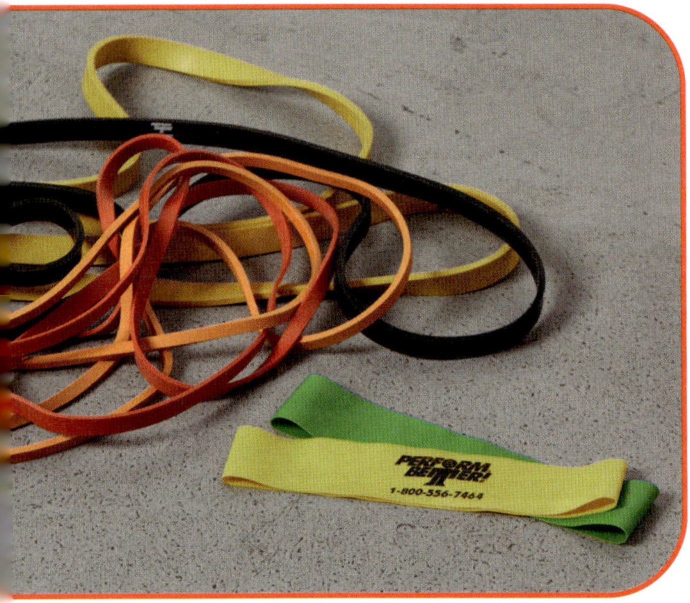

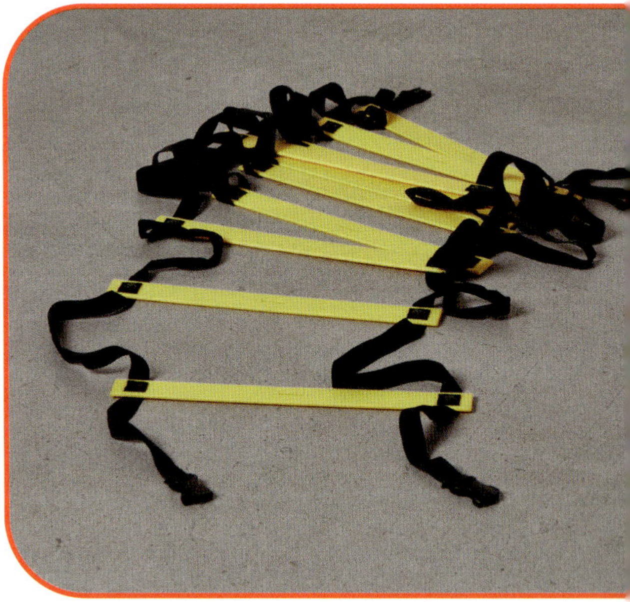

prädestiniert. Beginnen Sie zunächst mit einem Band, das Ihnen eine leichte bis mittlere Trainingsintensität bietet. Wie beim Miniband können Sie sich auch hier jederzeit steigern.

Koordinationsleiter

Die etwa 4 bis 5 Meter lange Koordinationsleiter wird Ihr Training in puncto Schnelligkeit, Agilität, Ausdauer und Koordination auf das nächste Level bringen. Häufig wird die Leiter vor allem in Spielsportarten wie Fußball, Eishockey oder Tennis eingesetzt. Günstige Koordinationsleitern sind bereits ab circa 20 Euro erhältlich. Sie können sich jedoch auch eine Koordinationsleiter mit Kreide auf geeignetem Untergrund aufzeichnen, die Sprossen durch Zweige oder Stöckchen ersetzen oder mehrere Minibänder hintereinanderlegen – die Möglichkeiten sind zahlreich. Einige Übungen aus der Kategorie »Gehen, Laufen, Hüpfen, Springen« werden sich der Koordinationsleiter bedienen. Vielleicht erinnern Sie manche Übungen an Hüpfspiele aus Ihrer Schulzeit. Sie werden jedoch schnell merken, dass das Training an der Leiter koordinativ sehr fordernd sein kann. Übungen, bei denen gesprungen wird, verbessern außerdem zusätzlich Ihre Ausdauer.

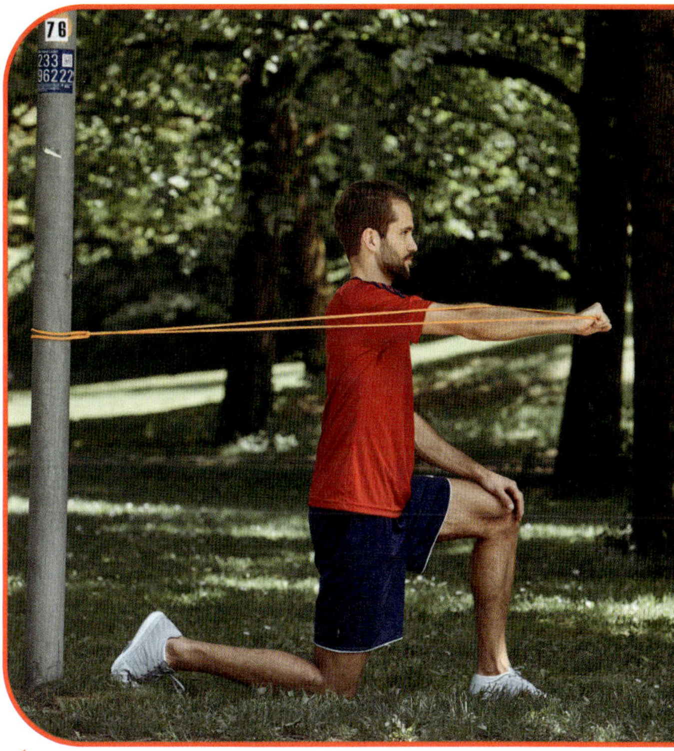

Ein Laternenpfosten ist die ideale Befestigungsmöglichkeit für das Superband.

Raus ins Grüne – Training mit Parkbänken, Ästen und Co

Ich kann Sie gar nicht oft genug dazu aufrufen: Verändern Sie doch einmal Ihre Perspektive. Mit den Augen eines Sportlers und mit etwas Kreativität werden Sie Trainingsgeräte entdecken, die Sie bis dahin nicht als solche wahrgenommen haben. Dass die Parkbank nahezu ein Allround-Sportgerät ist, habe ich an anderer Stelle bereits erwähnt. Häufig benötigen Sie für Ihr Training neben dem eigenen Körpergewicht zudem einen Widerstand, den es zu überwinden gilt – Steine oder schwere Äste können Ihnen das bieten. Bäume oder Laternenpfosten sind einerseits gute Befestigungsmöglichkeiten für das Superband, aber auch ein geeignetes Trainingsgerät für einige Übungen, bei denen Sie kein zusätzliches Equipment benötigen. Sie sehen, die Natur oder Ihre Umgebung in der Stadt bieten gute Trainingsmöglichkeiten. Ich bin mir sicher, dass Sie mit etwas Kreativität noch weitere natürliche Trainingsgeräte für sich entdecken.

3

20 PLÄNE FÜRS ZIRKELTRAINING

Die Theorie haben Sie geschafft. Nun geht es Zirkel um Zirkel rein ins Vergnügen. Ich habe Ihnen 20 Pläne zusammengestellt und jeder einzelne macht Lust auf mehr. Egal, ob Sie Anfänger sind oder bereits mehrmals wöchentlich Sport treiben, ob Sie Fett ab- oder Muskeln aufbauen wollen, ob es regnet oder die Sonne scheint – wählen Sie Ihren Zirkel indoor oder outdoor und erreichen Sie Ihr Fitnessziel!

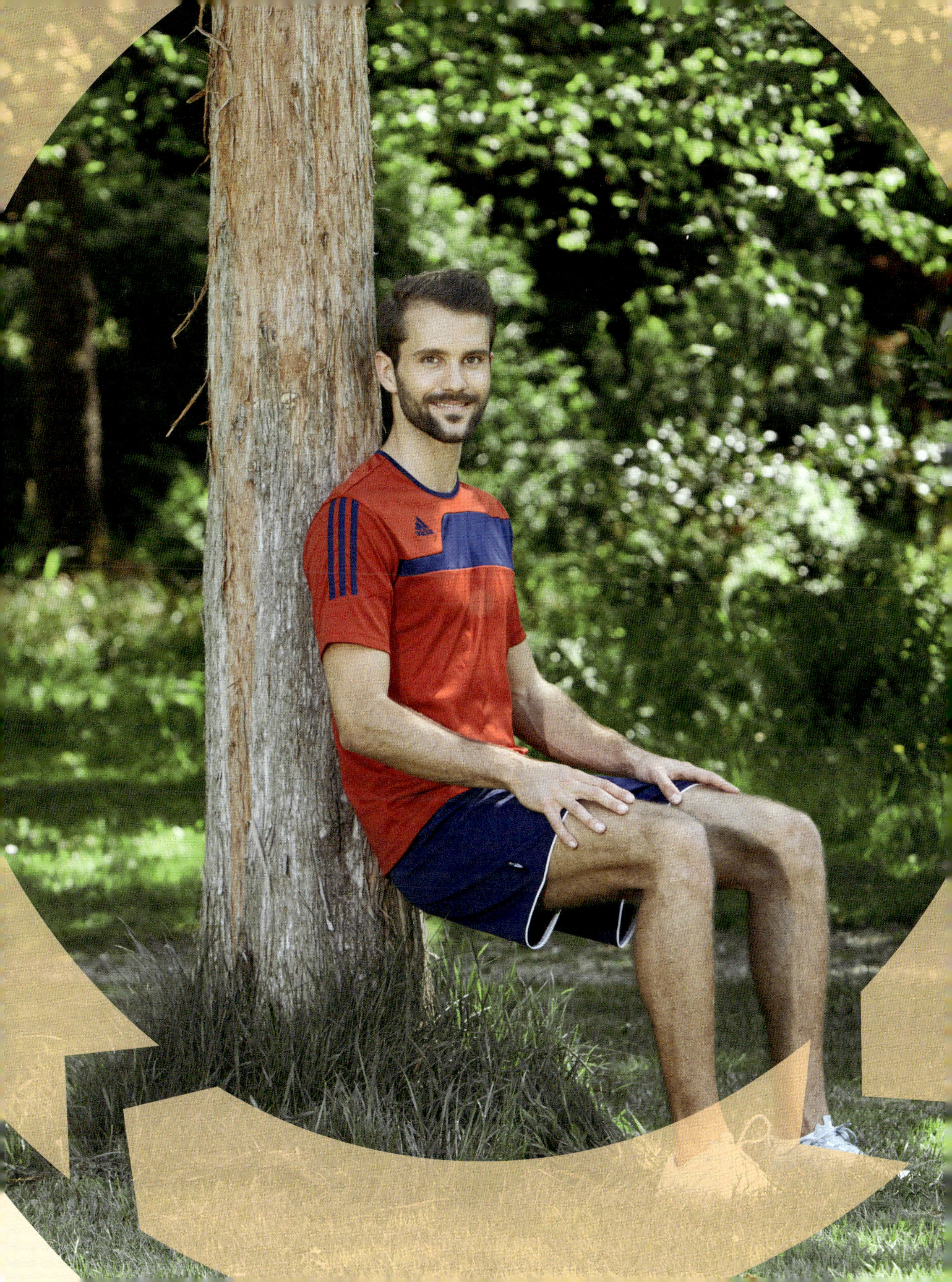

Zirkel auswählen und loslegen

Falls Sie gerade erst mit Ihrem Training beginnen oder wieder neu einsteigen möchten, empfehle ich Ihnen einen Zirkel mit einer leichten Intensität. Sie werden feststellen, dass Sie schnell Fortschritte erzielen und zügig zu einem Plan mit einer höheren Intensität übergehen können. Wenn Sie bereits ein gutes Trainingsniveau aufweisen und schon regelmäßig trainieren, können Sie selbstverständlich direkt einen Plan für Fortgeschrittene auswählen. Vielleicht verfolgen Sie mit dem Training ja auch ein spezielles Ziel, beispielsweise die Kräftigung der Rücken- oder Rumpfmuskulatur, oder Sie suchen einen gezielten Plan für Bauch, Beine, Po? Für diese Fälle habe ich Ihnen fünf Zirkel zusammengestellt, die auf ein spezielles Trainingsziel ausgerichtet sind (Zirkel 16 bis 20).

Der Aufbau eines Zirkels – einfach und übersichtlich

Jedem Zirkel können Sie auf einen Blick entnehmen, ob es sich um einen Indoor- oder um einen Outdoorzirkel handelt und welche Trainingsutensilien benötigt werden. Zudem habe ich für jeden Zirkel den entsprechenden Schwierigkeitsgrad angegeben. Dabei gibt es drei Intensitätsstufen, die mit einem Pfeilsymbol gekennzeichnet sind:

Einsteiger

Fortgeschrittener

Profi

Jeder Zirkel wird zusätzlich mit einer Tabelle dargestellt. Sie enthält alle Übungen des Zirkels, die so angeordnet sind, wie sie auch der Reihenfolge nach trainiert werden. Zudem können Sie jeder Zirkeltabelle alle aus dem zweiten Kapitel bekannten Belastungsparameter wie Belastungszeit, Belastungspause und Satzzahl entnehmen. Damit Sie während des Trainings nicht ständig im Buch hin und her blättern müssen und sich auf das Training konzentrieren können, finden Sie zusätzlich zur Tabelle die zu den Übungen gehörenden Übungsfotos aus dem vierten Kapitel in einem Zirkel angeordnet. Sollten Sie dennoch während des Trainings eine genaue Beschreibung zu einer bestimmten Übung benötigen, können Sie der Tabelle einfach die Seitenzahl der Übungsbeschreibung des vierten Kapitels entnehmen. Durch die kleine Illustration, die Sie bei jeder Übung finden, erfahren Sie, um welches der fünf Bewegungsmuster es sich in diesem Fall handelt:

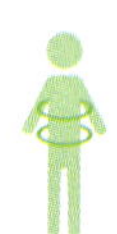

Stabiler Rumpf

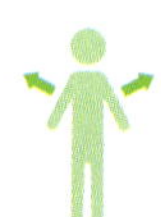

Druckübungen

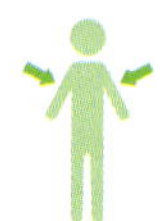

Zugübungen

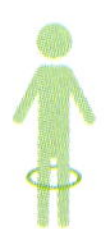

Übungen für die Beine

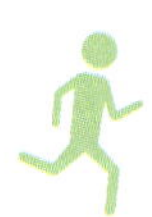

Gehen, Laufen, Hüpfen, Springen

Hinweis zur Belastungszeit

Es gibt einige Übungen, bei denen zunächst nur eine Körperseite trainiert wird, beispielsweise der Seitstütz oder die einbeinige Kniebeuge. Hier empfehle ich Ihnen, im ersten Satz nur eine Körperseite zu trainieren und im zweiten Durchgang dann die andere. Dieses Prinzip funktioniert allerdings nur bei einer geraden Satzzahl, sodass am Ende beide Körperhälften im gleichen Umfang trainiert wurden. Falls Sie nur drei oder fünf Durchgänge planen, wäre eine Alternative, jeweils nach der Hälfte der angegebenen Belastungszeit die Seite zu wechseln.

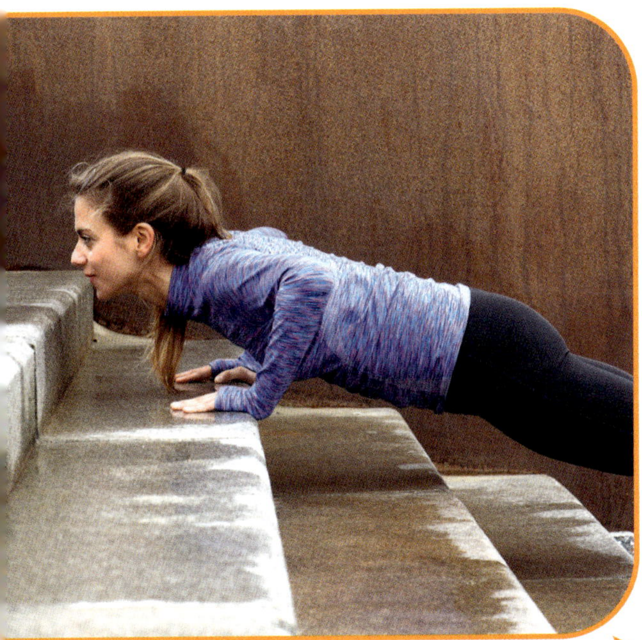

Ob Parkbank, Mauervorsprung oder Treppe – im Freien finden sich zahlreiche Trainingsmöglichkeiten.

Ihr Trainingsequipment

Einen Hinweis zum Trainingsequipment habe ich noch für Sie – sowohl für drinnen als auch für draußen: Schauen Sie sich um. Häufig stehen Ihnen in Ihrer Wohnung oder draußen im Park viel mehr Trainingsgeräte zur Verfügung, als Sie auf den ersten Blick annehmen. Ein Zusatzgewicht kann eine stabile Kiste, zum Beispiel eine Getränkekiste, eine gefüllte Wasserflasche (mindestens ein Liter Inhalt), ein Rucksack, den Sie mit allerlei Dingen füllen, sodass er nicht mehr ganz so leicht ist, oder outdoor ein dickerer Ast sein. Einen solchen finden Sie oft bei Trimm-dich-Pfaden. Das Handtuch können Sie genauso gut durch Ihre Trainingsjacke ersetzen und statt Parkbank oder Couch können Sie ebenso einen Mauervorsprung oder einen Stuhl benutzen. Seien Sie kreativ. Weitere Informationen zu Trainingsgeräten finden Sie in Kapitel 2 von Seite 37 bis 39.

Damit Sie bei den Zirkeln wissen, welche Geräte benötigt werden, habe ich Ihnen die benötigten Hilfsmittel bereits angegeben. Oft ist auch aus dem Übungsnamen zu erkennen, was Sie brauchen. Aber auch an den Übungsbildern sehen Sie, was wir bei den Übungen benutzt haben. Aber denken Sie daran: Sie können jedes Hilfsmittel durch ein geeignetes anderes ersetzen.

1 Start-up 1

Benötigte Hilfsmittel: Zusatzgewicht, Handtuch

indoor

	Übungen	Kategorie	Belastungszeit in Sek.	Belastungspause in Sek.	Sätze	Seite
1	Unterarmstütz mit abgelegten Knien		30	30	2–4	98
2	Erhöhter Liegestütz		30	30	2–4	118
3	Rudern		30	30	2–4	132
4	Kniebeuge		30	30	2–4	146
5	Einbeiniger Seitsprung		30	30	2–4	160

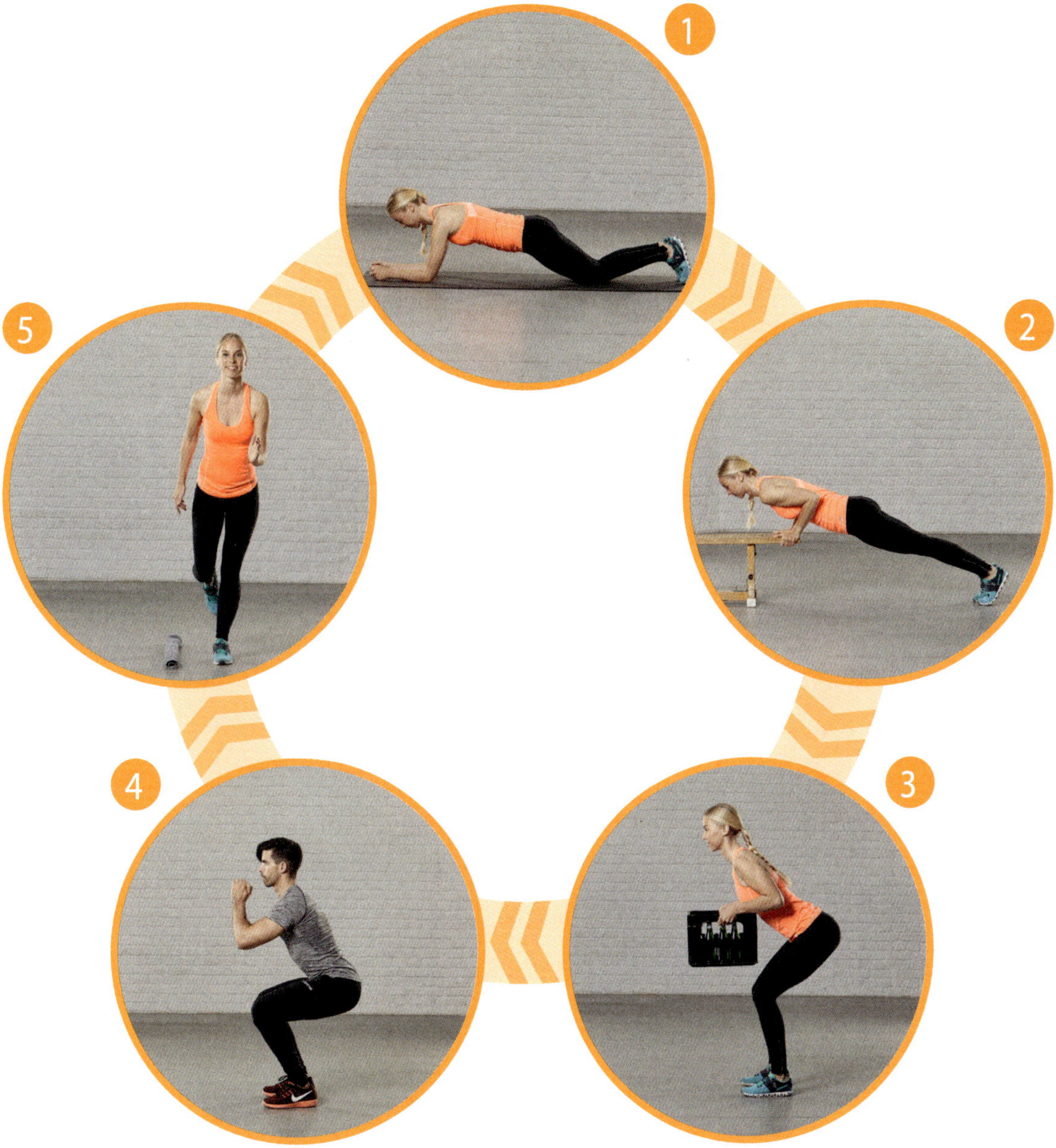
1
2
3
4
5

2 Start-up 2

Benötigte Hilfsmittel: Zusatzgewicht, Handtuch

indoor

	Übungen	Kategorie	Belastungszeit in Sek.	Belastungspause in Sek.	Sätze	Seite
1	Zweipunktstütz		30	30	2–4	112
2	Dip		30	30	2–4	125
3	Handtuchziehen über Kopf		30	30	2–4	134
4	Good Morning mit Zusatzgewicht		30	30	2–4	159
5	Seitstütz		30	30	2–4	102
6	Scherensprung		30	30	2–4	162

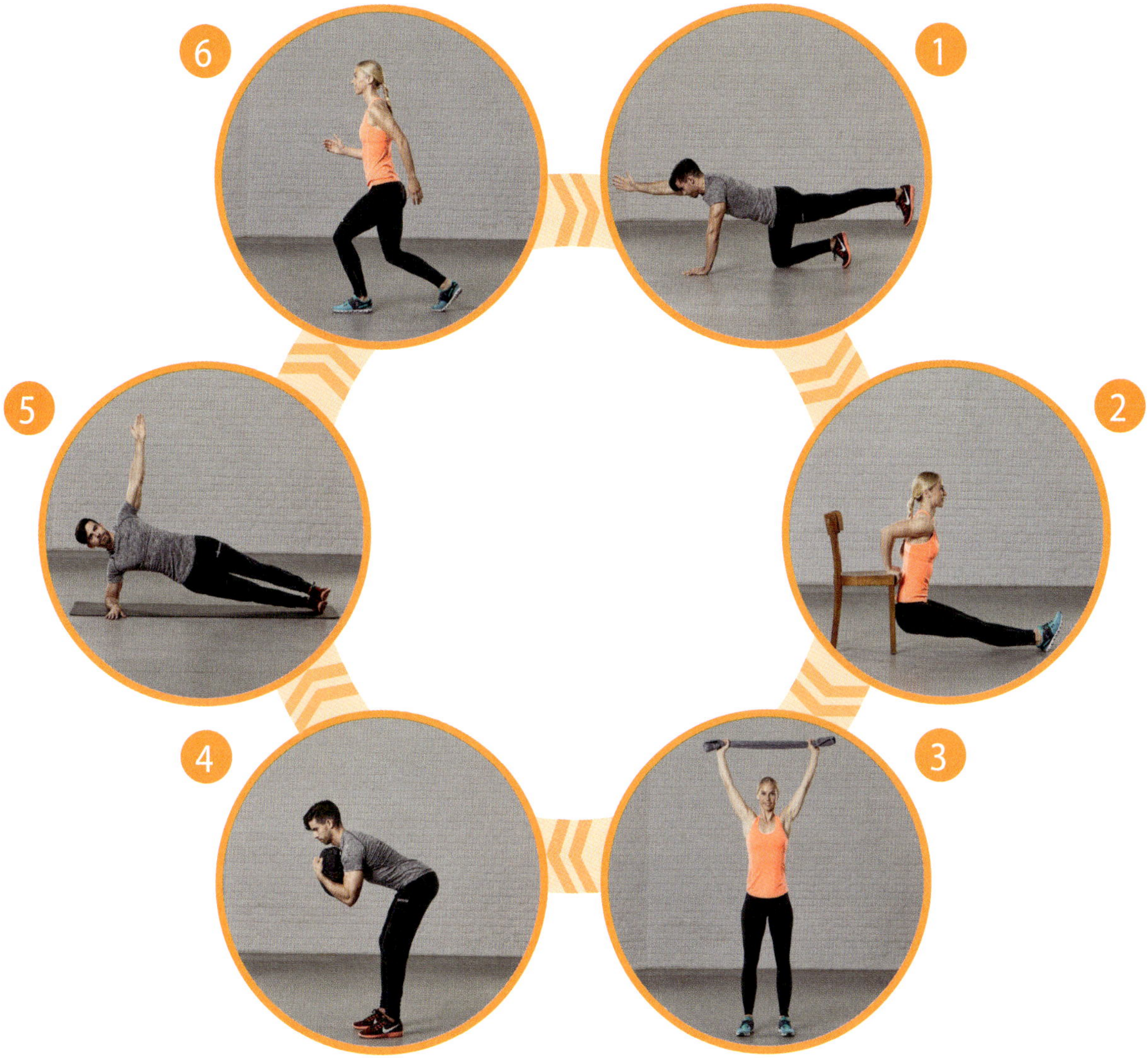
6
1
5
2
4
3

3 Start-up 3

Benötigte Hilfsmittel: Miniband, Superband, Handtuch

indoor

	Übungen	Kategorie	Belastungszeit in Sek.	Belastungspause in Sek.	Sätze	Seite
1	Beinheben im Stütz mit Miniband		30	20	2–4	100
2	Drücken mit Superband		30	20	2–4	130
3	Vorgebeugtes Rudern mit Superband		30	20	2–4	135
4	Wandsitzen		30	20	2–4	157
5	Einbeiniger Seitsprung		30	20	2–4	160

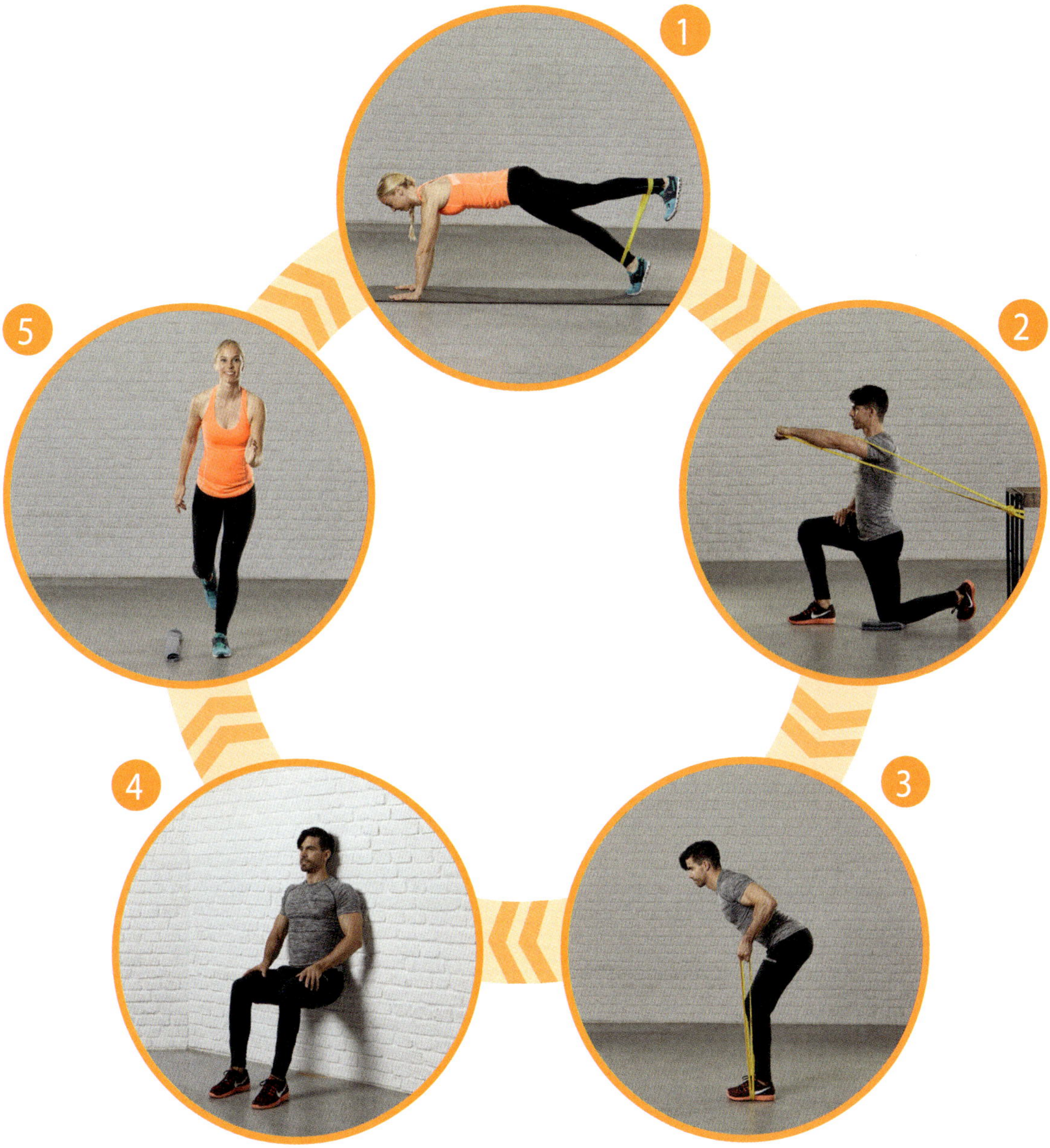
1
2
3
4
5

4 Start-up 4

Benötigte Hilfsmittel: Superband, Gymnastikball

indoor

	Übungen	Kategorie	Belastungszeit in Sek.	Belastungspause in Sek.	Sätze	Seite
1	Brett mit Gymnastikball		30	20	2–3	113
2	Schulterdrücken mit Superband		30	20	2–3	127
3	Sitzendes Rudern mit Superband		30	20	2–3	137
4	Kniebeuge an der Wand mit Gymnastikball		30	20	2–3	148
5	Rumpfrotation mit Gymnastikball		30	20	2–3	107
6	Scherensprung		30	20	2–3	162

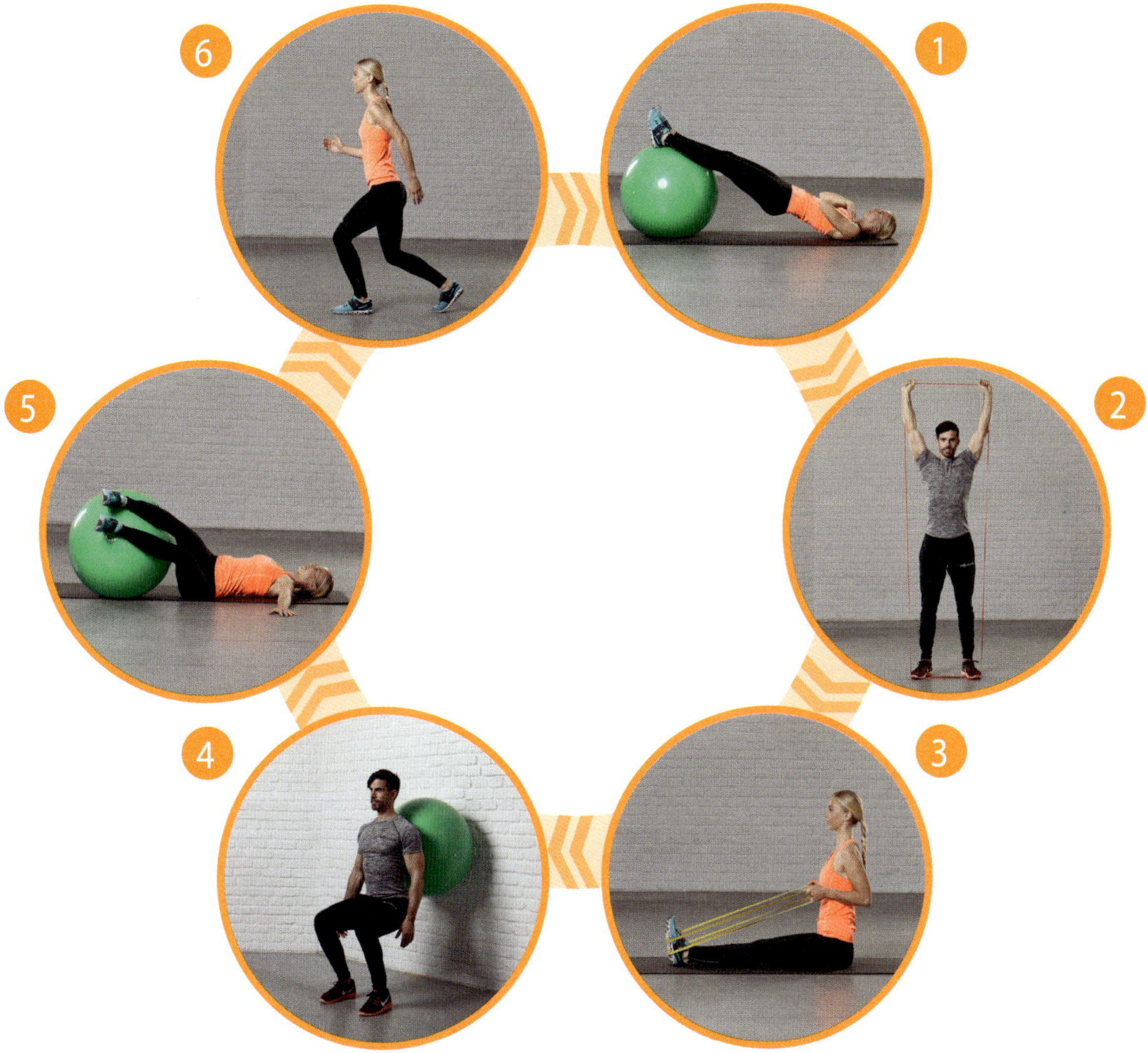
1
2
3
4
5
6

5 Start-up 5

Benötigtes Hilfsmittel: Zusatzgewicht

outdoor

	Übungen	Kategorie	Belastungszeit in Sek.	Belastungspause in Sek.	Sätze	Seite
1	Erhöhter Bergsteiger		30	20	2–4	106
2	Erhöhter Liegestütz		30	20	2–4	119
3	Rudern		30	20	2–4	133
4	Ausfallschritt		30	20	2–4	153
5	Einbeiniger Seitsprung		30	20	2–4	161

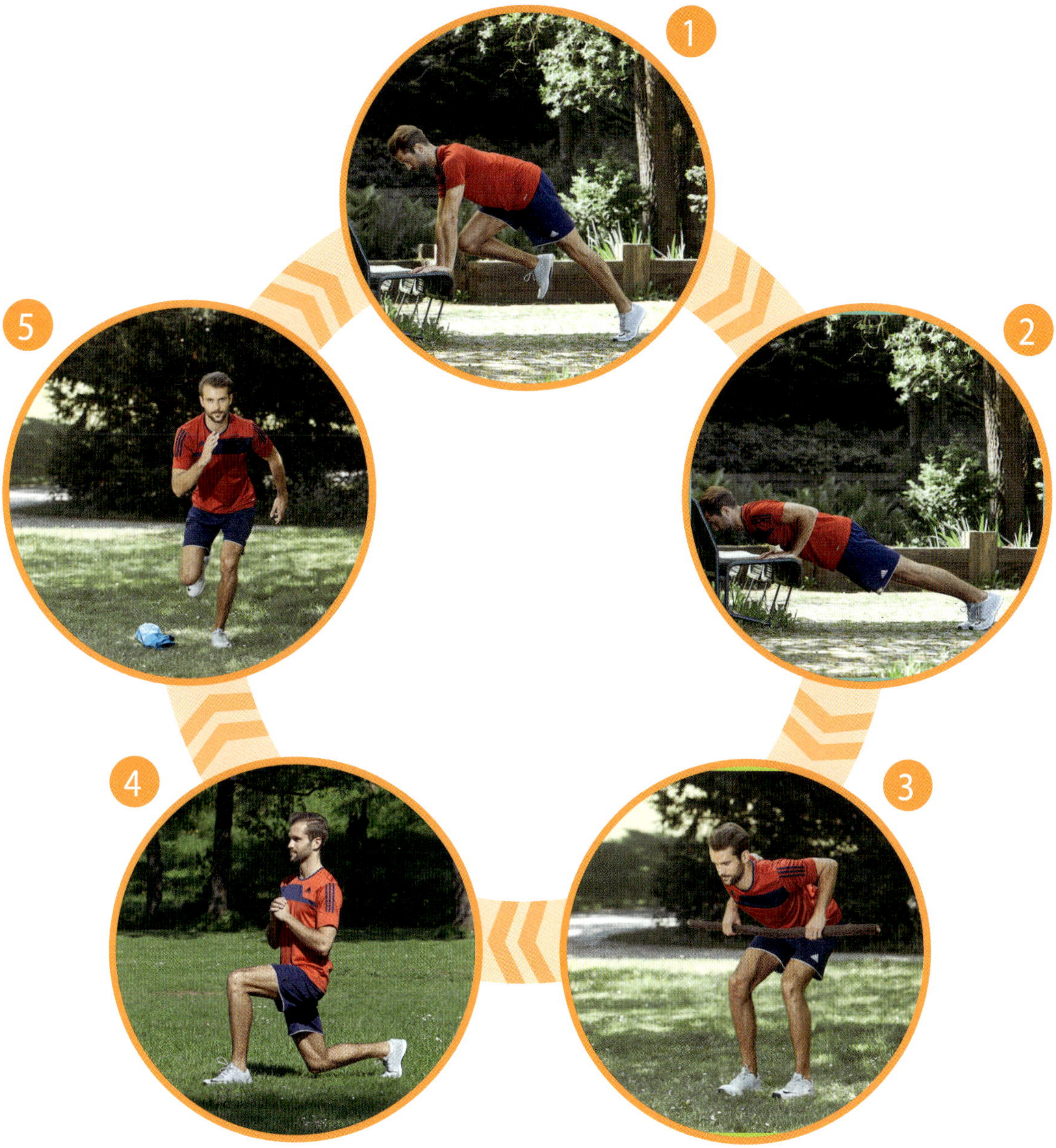
1
2
3
4
5

6 Start-up 6

Benötigte Hilfsmittel: Superband, Koordinationsleiter

outdoor

	Übungen	Kategorie	Belastungszeit in Sek.	Belastungspause in Sek.	Sätze	Seite
1	Erhöhter Stütz mit Schulterklatschen		30	20	2–5	101
2	Vertikaler Liegestütz	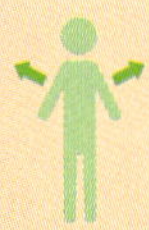	30	20	2–5	122
3	Einarmiges Rudern im Stütz mit Superband	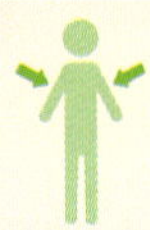	30	20	2–5	144/145
4	Kniebeuge	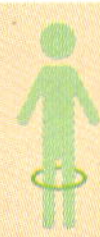	30	20	2–5	147
5	Übung mit Koordinationsleiter: Trippeln		30	20	2–5	167

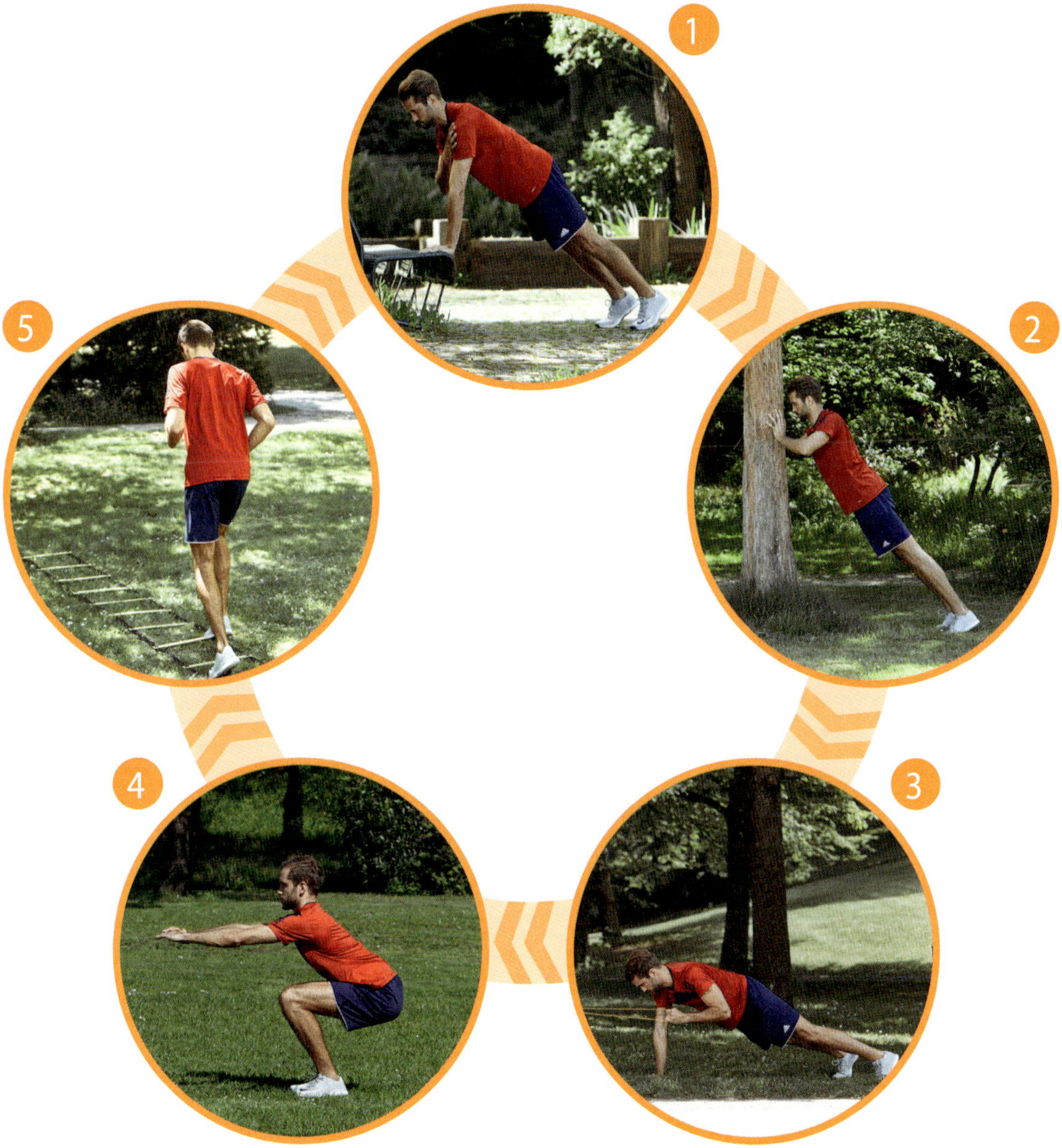
1
2
3
4
5

7 Powerfit 1

Benötigtes Hilfsmittel: Zusatzgewicht

indoor

	Übungen	Kategorie	Belastungszeit in Sek.	Belastungspause in Sek.	Sätze	Seite
1	Unterarmstütz		40	20	2–5	96
2	Liegestütz		40	20	2–5	117
3	Umgekehrtes Rudern am Tisch		40	20	2–5	139
4	Ausfallschritt mit Zusatzgewicht		40	20	2–5	155
5	Hampelmann		40	20	2–5	166

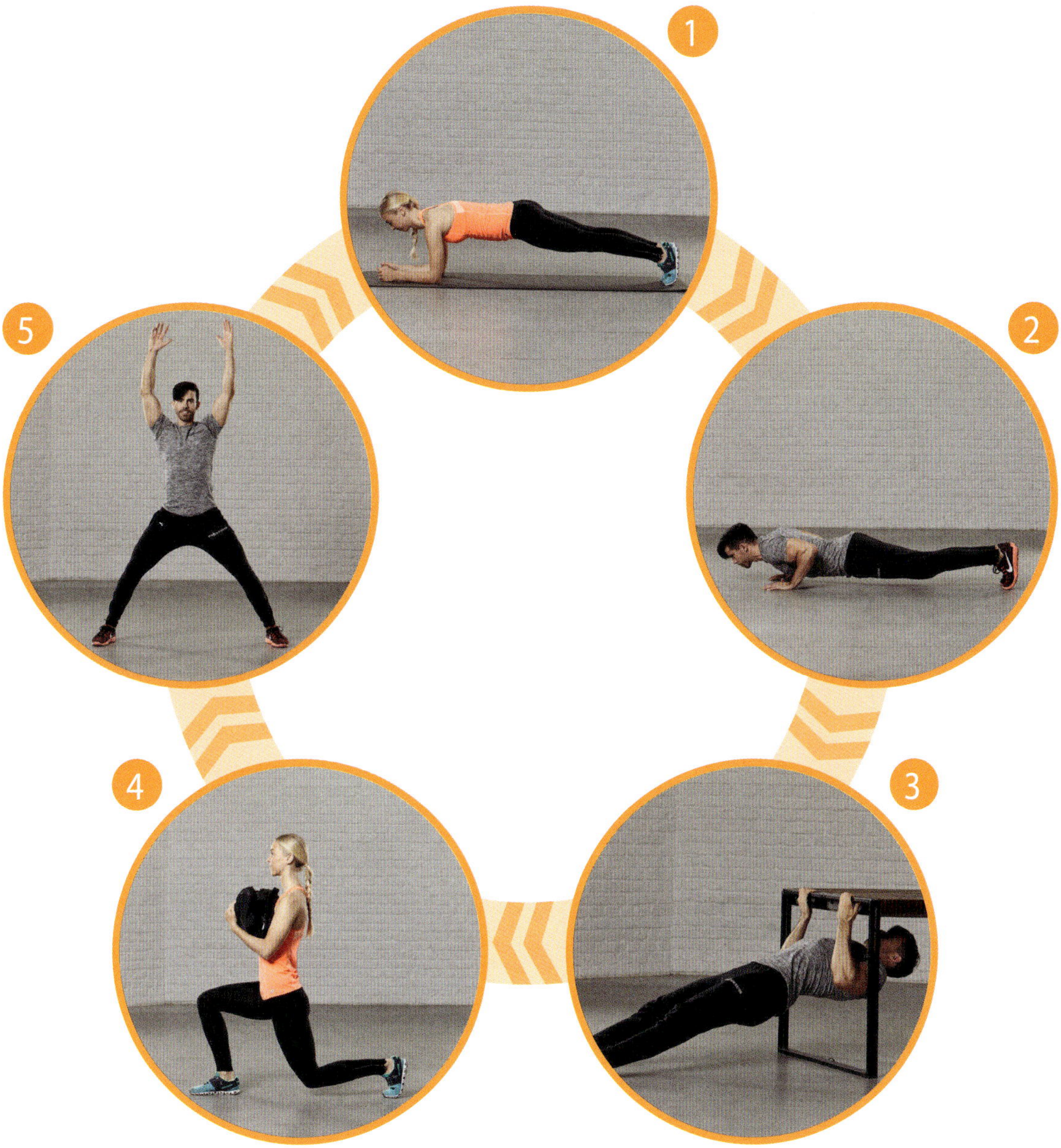
1
2
3
4
5

8 Powerfit 2

indoor

Benötigte Hilfsmittel: Miniband, Superband, Gymnastikball

	Übungen	Kategorie	Belastungszeit in Sek.	Belastungspause in Sek.	Sätze	Seite
1	Bergsteiger mit Miniband		40	20	2–5	105
2	Liegestütz		40	20	2–5	117
3	Einarmiges Rudern im Kniestand mit Superband		40	20	2–5	138
4	Ausfallschritt mit Gymnastikball		40	20	2–5	154
5	Kniebeugensprung		40	20	2–5	163

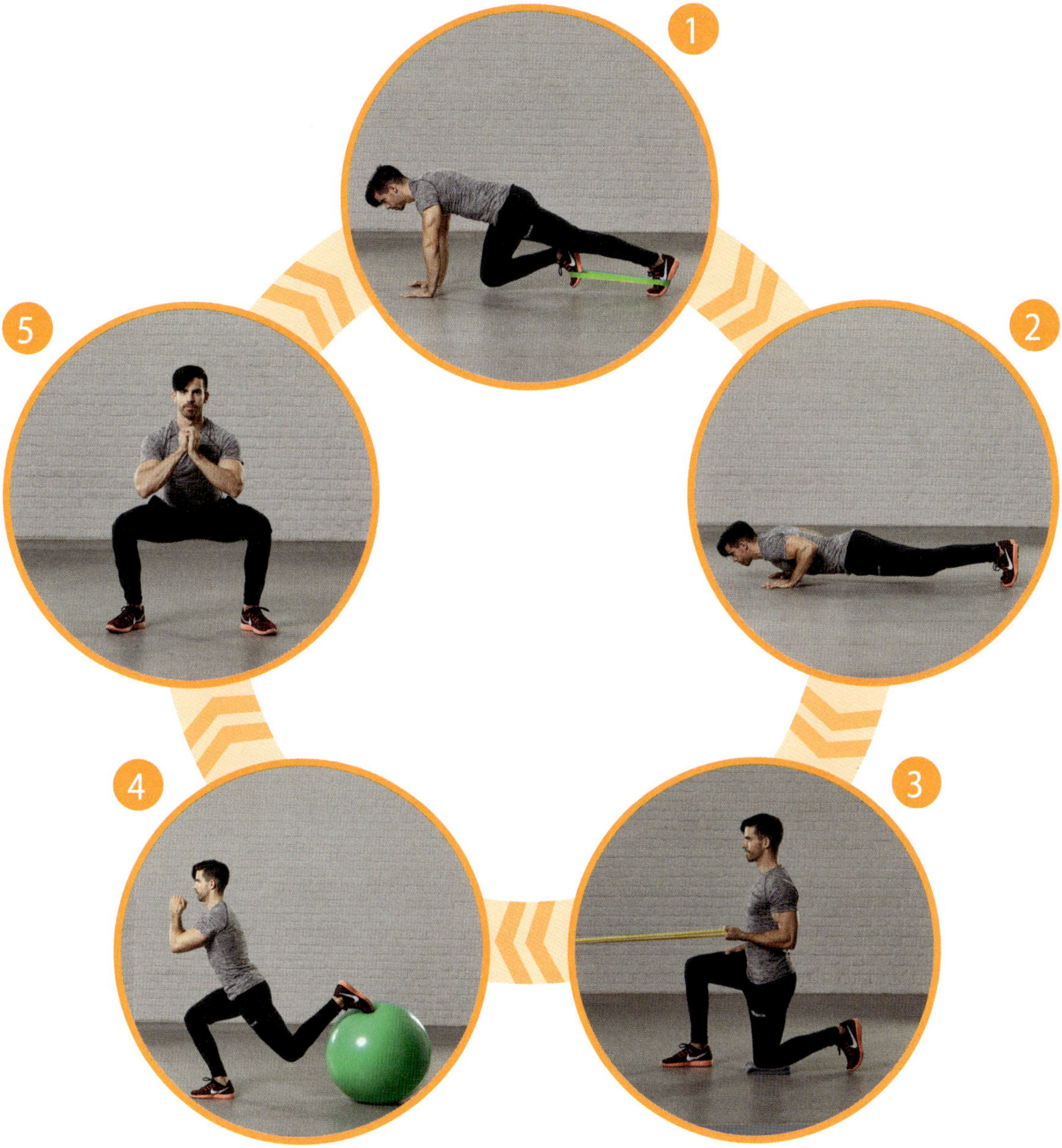
1
2
3
4
5

9 Powerfit 3

indoor

Benötigte Hilfsmittel: Miniband, Superband, Gymnastikball

	Übungen	Kategorie	Belastungszeit in Sek.	Belastungspause in Sek.	Sätze	Seite
1	Seitstütz		40	20	2–3	102
2	Drücken mit Superband		40	20	2–3	130
3	Vorgebeugtes Rudern mit Superband		40	20	2–3	135
4	Einbeinige Kniebeuge an der Wand mit Gymnastikball		40	20	2–3	149
5	Trippeln mit Miniband		40	20	2–3	166
6	Rumpfrotation mit angehobenem Gymnastikball		40	20	2–3	108
7	Liegestütz		40	20	2–3	117
8	Einarmiger Latzug mit Miniband		40	20	2–3	140
9	Wandsitzen		40	20	2–3	157
10	Hampelmann		40	20	2–3	166

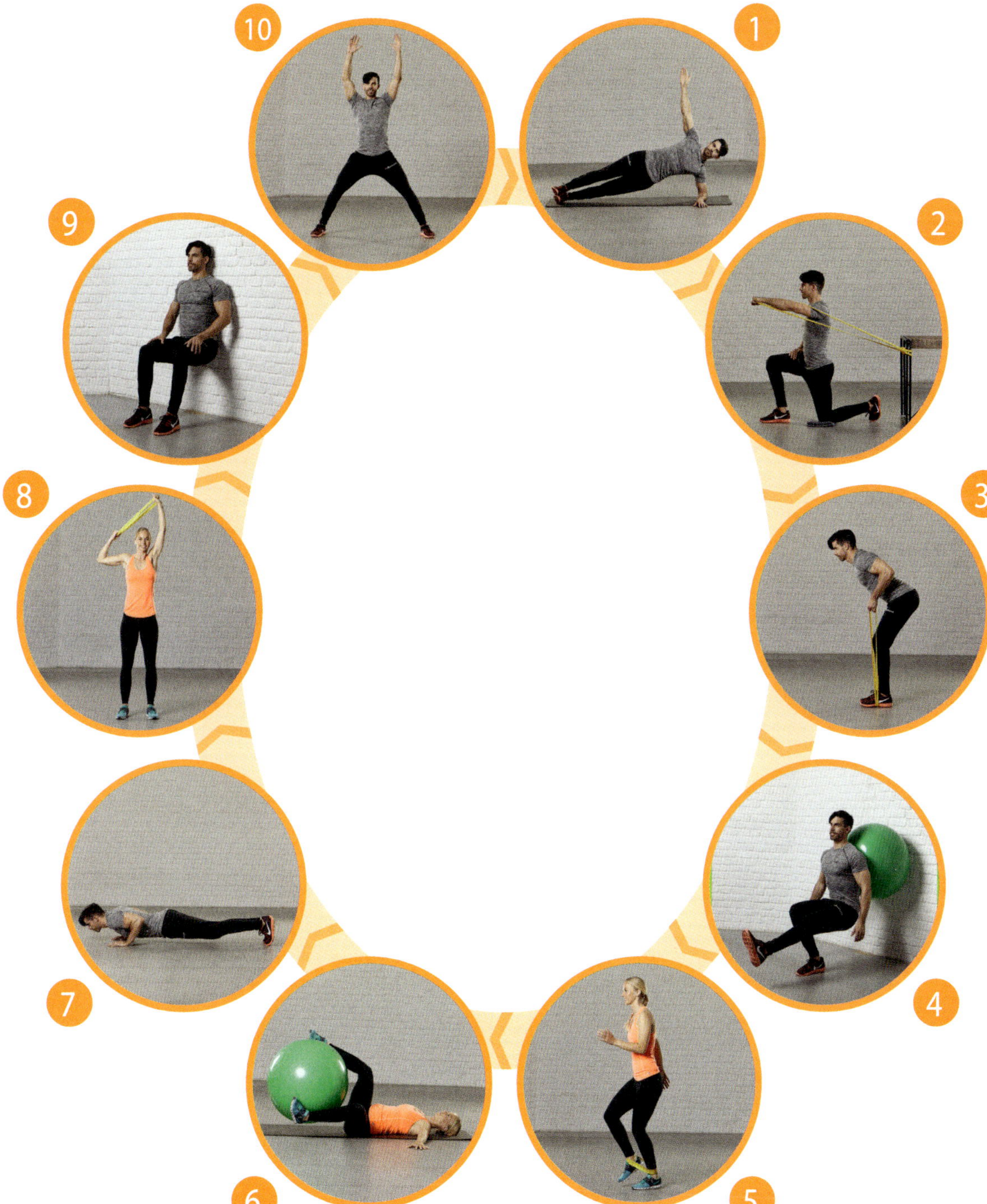
1
2
3
4
5
6
7
8
9
10

10 Powerfit 4

outdoor

Benötigtes Hilfsmittel: Zusatzgewicht

	Übungen	Kategorie	Belastungszeit in Sek.	Belastungspause in Sek.	Sätze	Seite
1	Gestrecktes einseitiges Beinsenken		40	20	2–4	110
2	Dip		40	20	2–4	125
3	Rudern		40	20	2–4	133
4	Erhöhter Ausfallschritt		40	20	2–4	151
5	Erhöhter Seitstütz		40	20	2–4	104
6	Vertikaler Sprung		40	20	2–4	164/165

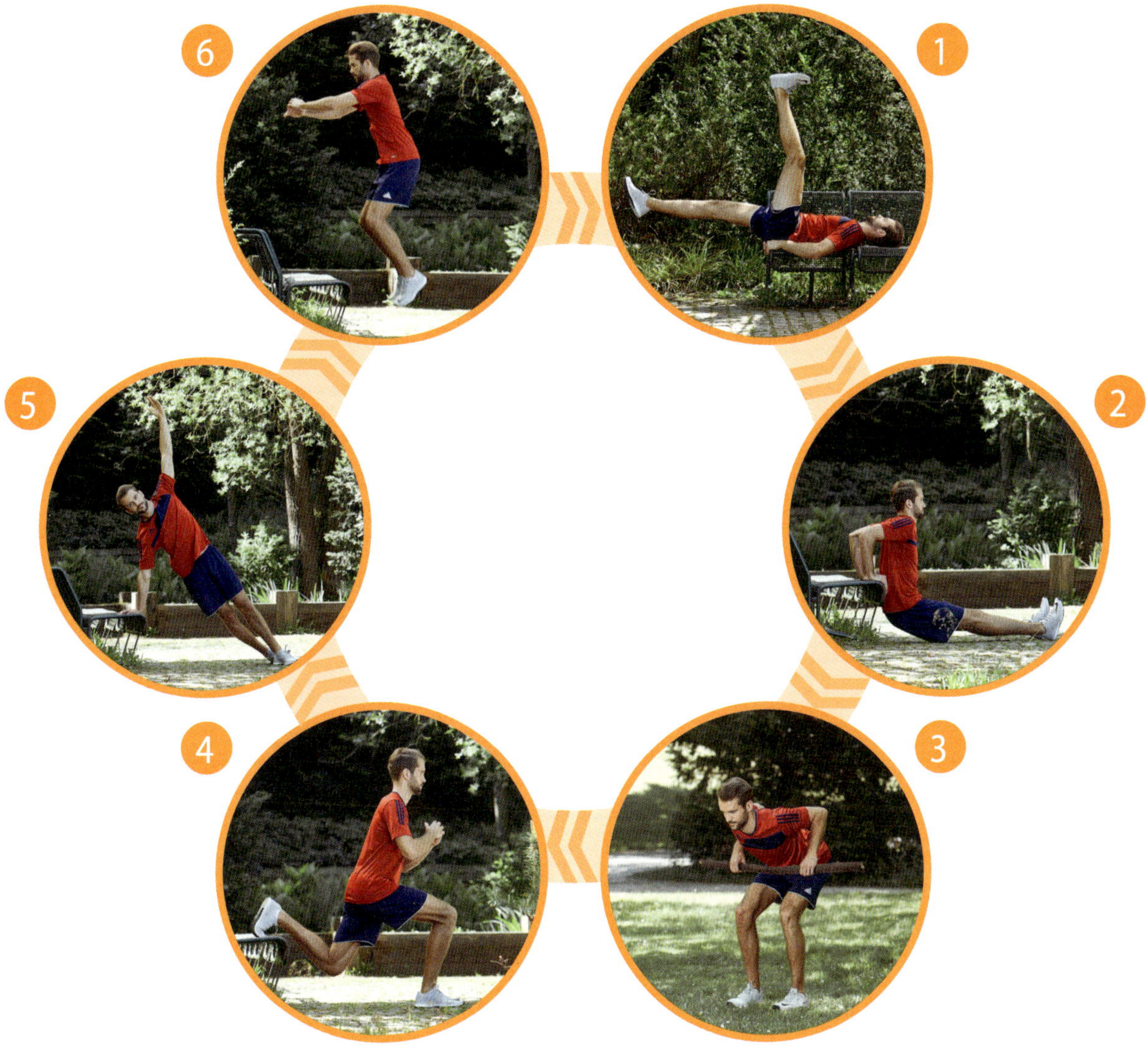
1
2
3
4
5
6

11 Powerfit 5

outdoor

Benötigte Hilfsmittel: Miniband, Superband, Koordinationsleiter

	Übungen	Kategorie	Belastungszeit in Sek.	Belastungspause in Sek.	Sätze	Seite
1	Stehende Kreisbewegung mit Superband		40	15	2–5	114/115
2	Schulterdrücken mit Gewicht		40	15	2–5	128/129
3	Einarmiger Latzug mit Miniband		40	15	2–5	141
4	Baumsitzen		40	15	2–5	157
5	Übung mit Koordinationsleiter: In-in-out-out		40	15	2–5	168

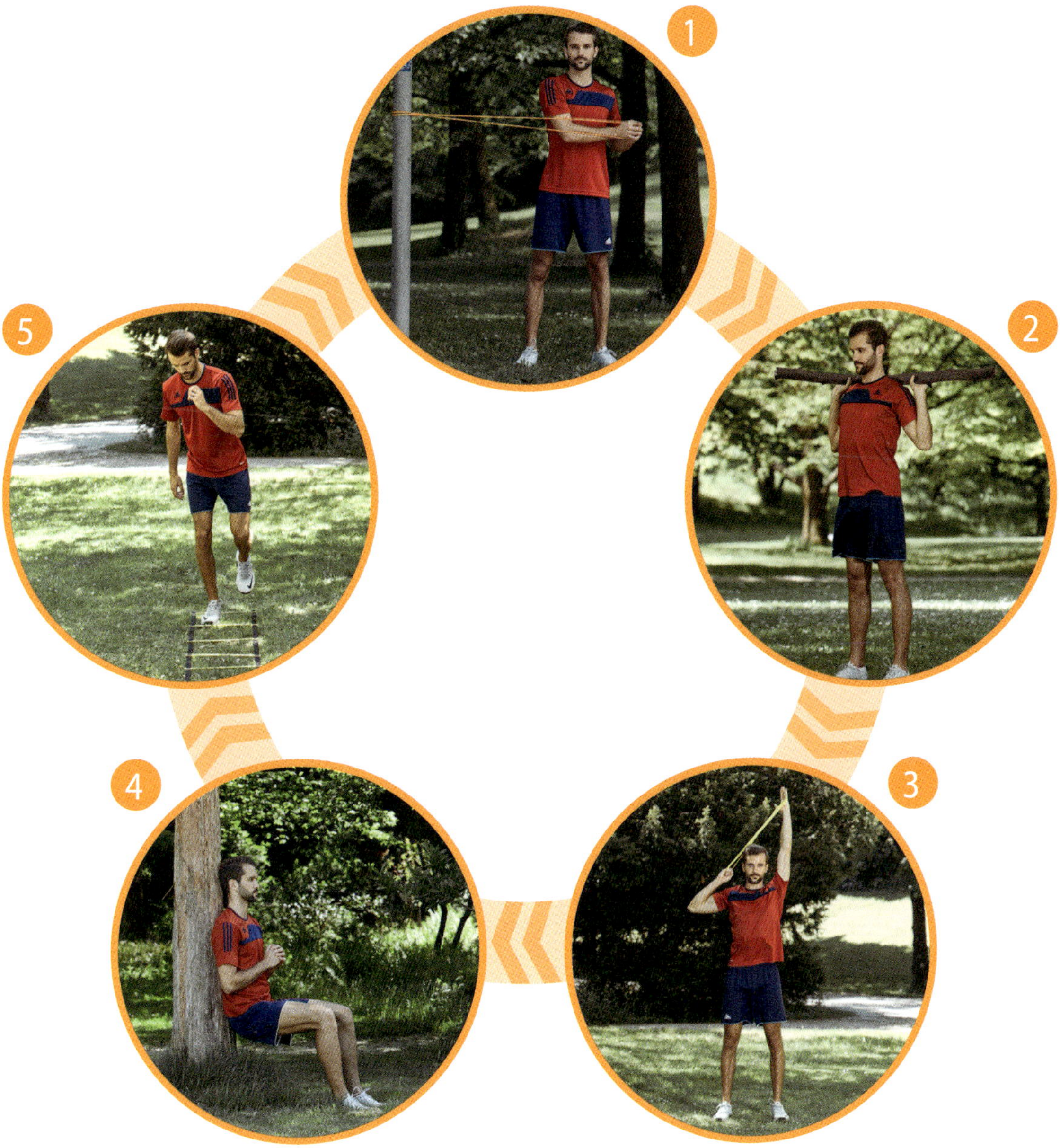
1
2
3
4
5

12 Maximum Power 1

indoor

	Übungen	Kategorie	Belastungszeit in Sek.	Belastungspause in Sek.	Sätze	Seite
1	Unterarmstütz mit wechselndem Beinanheben		40	20	2–4	99
2	Negativer Liegestütz		40	20	2–4	120
3	Umgekehrtes Rudern am Tisch		40	20	2–4	139
4	Einbeinige Kniebeuge		40	20	2–4	150
5	Seitstütz mit angehobenem Bein		40	20	2–4	103
6	Kniebeugensprung		40	20	2–4	163

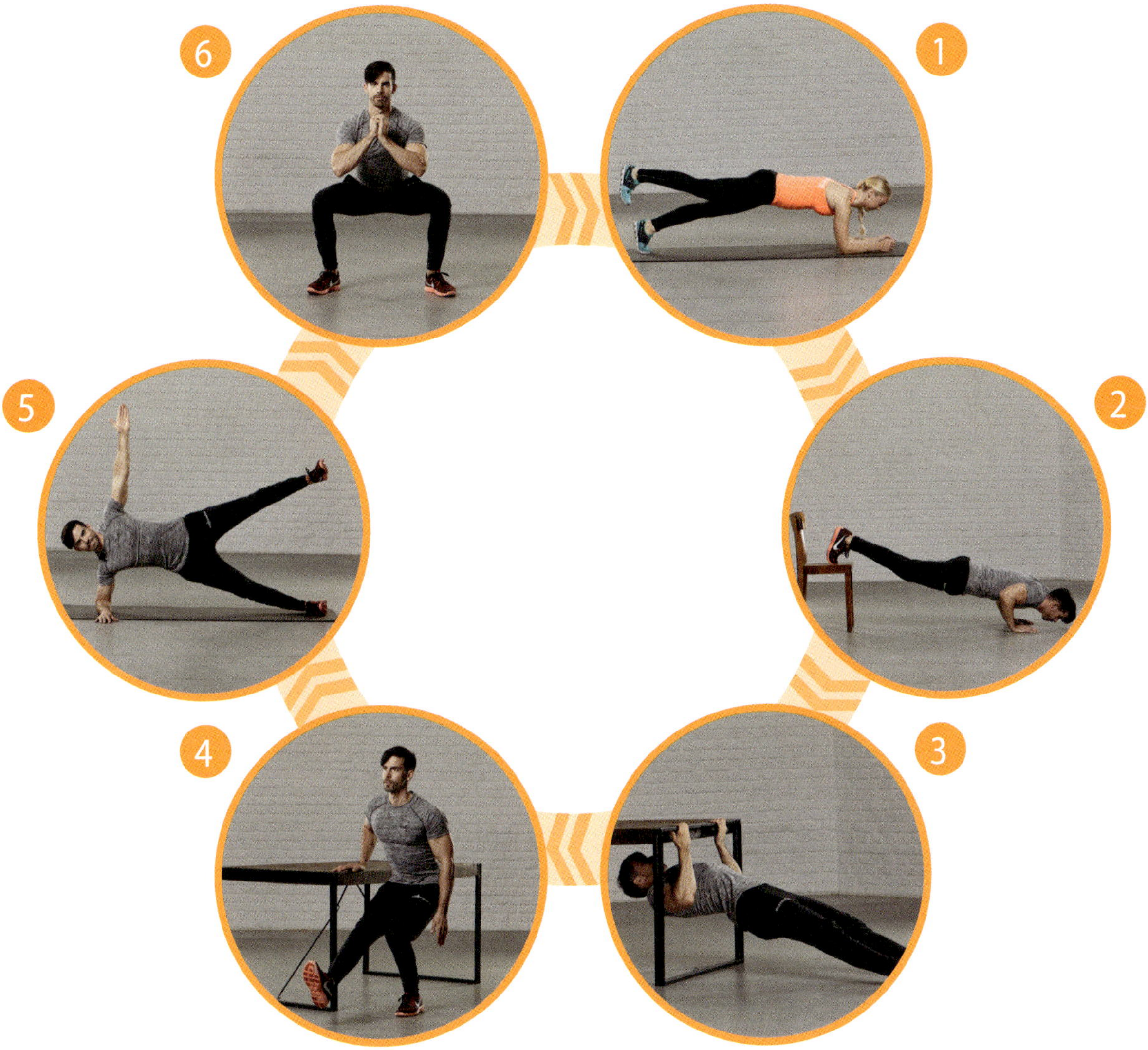
1
2
3
4
5
6

13 Maximum Power 2

Benötigte Hilfsmittel: Miniband, Superband, Gymnastikball

indoor

	Übungen	Kategorie	Belastungszeit in Sek.	Belastungspause in Sek.	Sätze	Seite
1	Klappmesser mit Gymnastikball		40	20	2–4	116
2	Liegestütz mit Superband		40	20	2–4	121
3	Vorgebeugtes Rudern mit Superband		40	20	2–4	135
4	Gestreckte Rumpfrotation mit Gymnastikball		40	20	2–4	109
5	Ausfallschritt mit Gymnastikball		40	20	2–4	154
6	Seitstütz		40	20	2–4	102
7	Trippeln mit Miniband		40	20	2–4	166

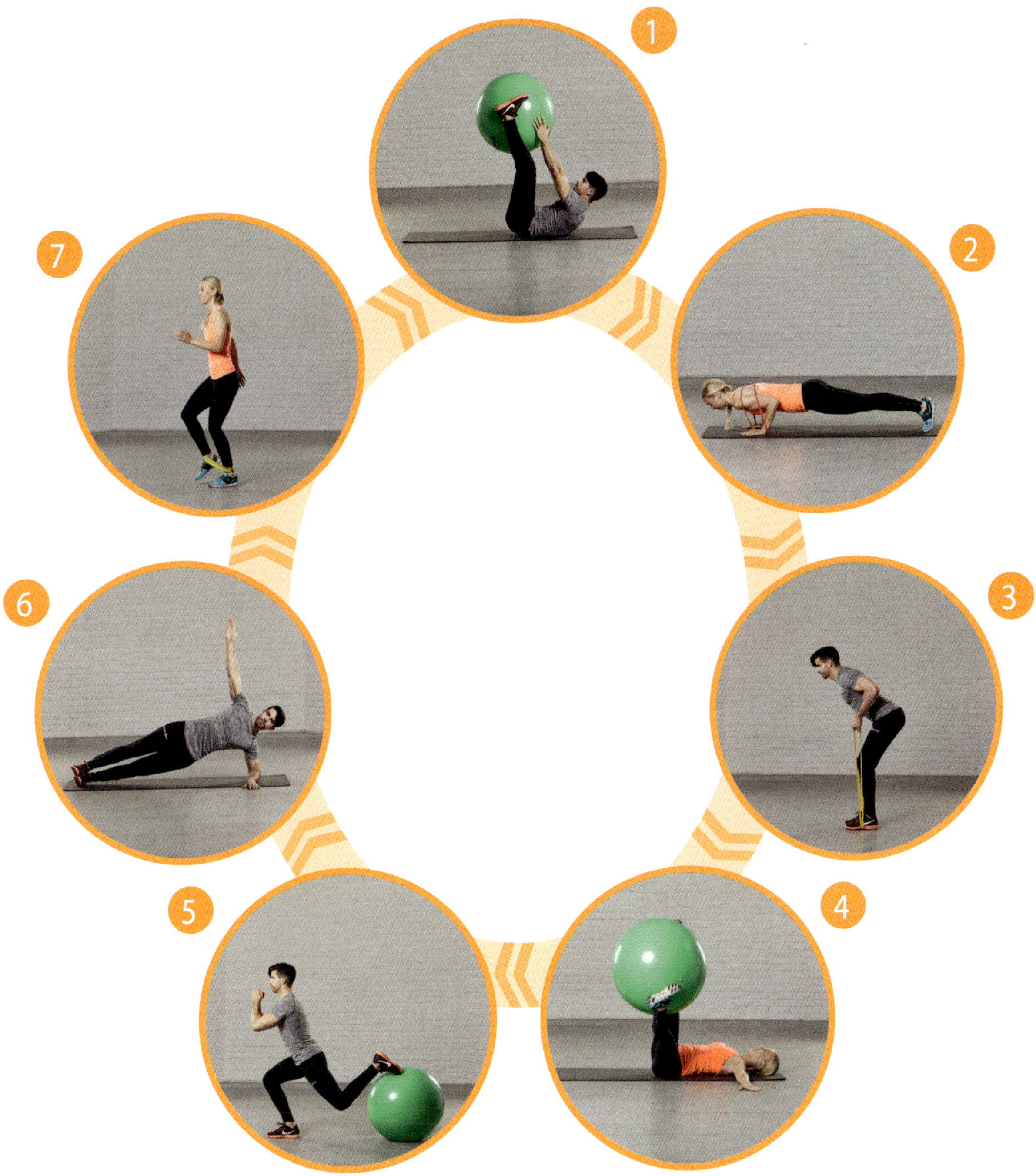
1
2
3
4
5
6
7

14 Maximum Power 3

Benötigtes Hilfsmittel: Koordinationsleiter

outdoor

	Übungen	Kategorie	Belastungszeit in Sek.	Belastungspause in Sek.	Sätze	Seite
1	Gestrecktes Beinsenken		40	20	2–3	111
2	Erhöhter Spider-man-Liegestütz		40	20	2–3	123
3	Exzentrischer Klimmzug		40	20	2–3	142/143
4	Einbeiniges Baumsitzen		40	20	2–3	158
5	Vertikaler Sprung		40	20	2–3	164/165
6	Einbeiniger Seitstütz		40	20	2–3	104
7	Einbeiniger Dip		40	20	2–3	126
8	Erhöhter seitlicher Ausfallschritt		40	20	2–3	156
9	Übung mit Koordinationsleiter: 180-Grad-Sprung		40	20	2–3	169

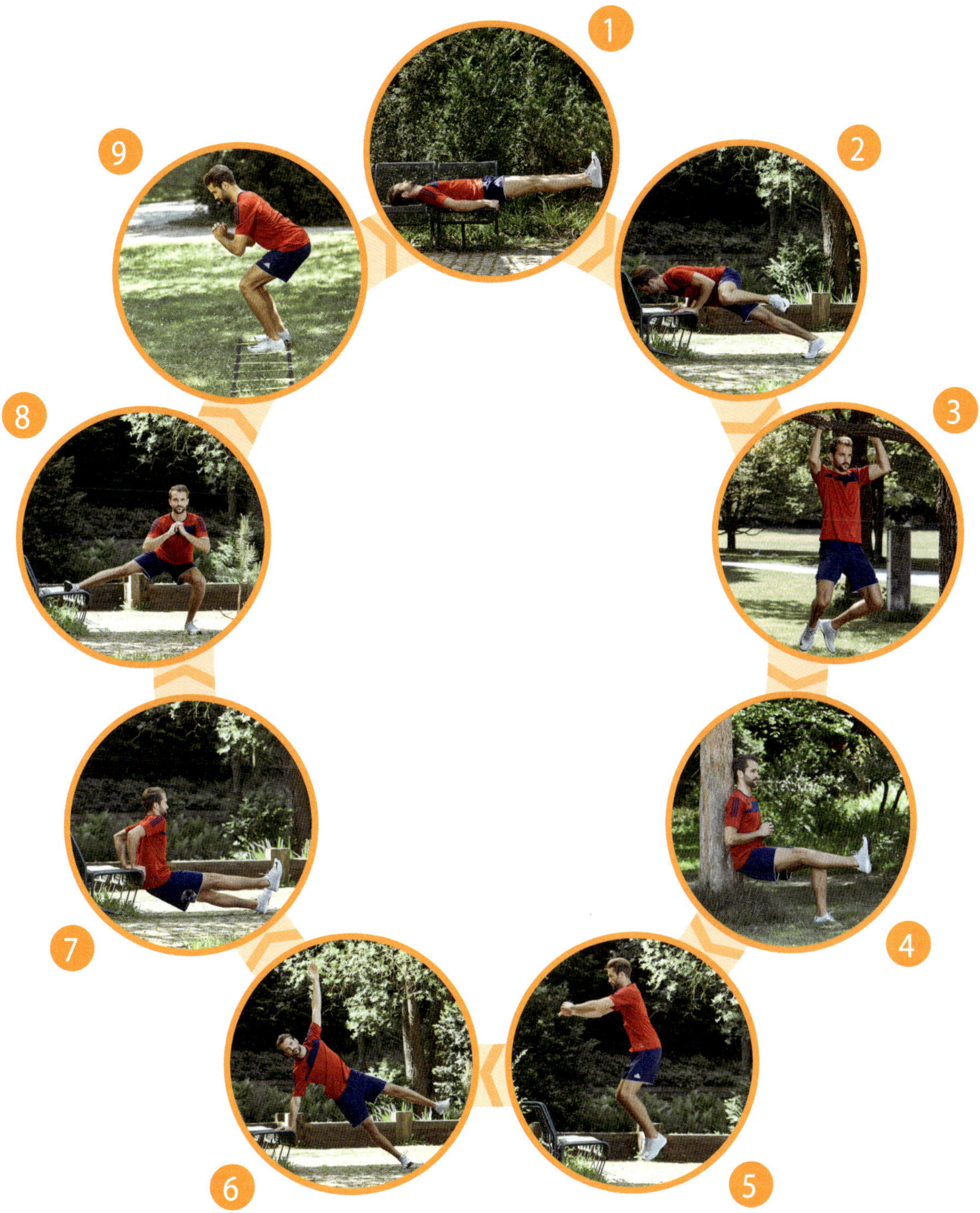
1
2
3
4
5
6
7
8
9

15 Maximum Power 4

outdoor

Benötigte Hilfsmittel: Superband, Koordinationsleiter

	Übungen	Kategorie	Belastungszeit in Sek.	Belastungspause in Sek.	Sätze	Seite
1	Stehende Kreisbewegung mit Superband		40	10	3–5	114/115
2	Verlagerter Liegestütz		40	10	3–5	124
3	Einarmiges Rudern im Stütz mit Superband		40	10	3–5	144/145
4	Erhöhter gesprungener Ausfallschritt		40	10	3–5	152
5	Übung mit Koordinationsleiter: Scherensprung		40	10	3–5	170

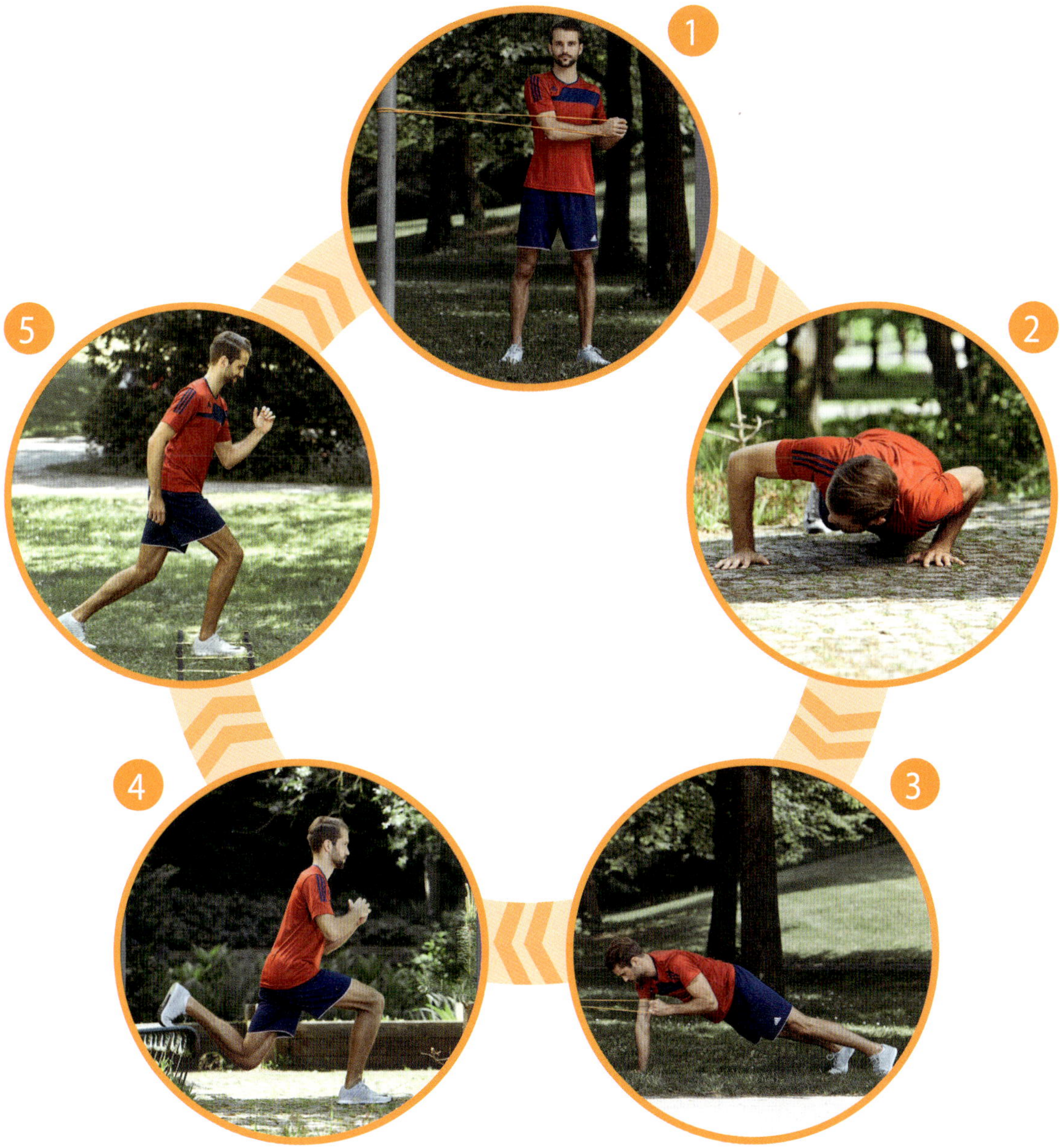
1
2
3
4
5

16 Bauch, Beine, Po

Benötigte Hilfsmittel: Miniband, Zusatzgewicht

indoor

	Übungen	Kategorie	Belastungszeit in Sek.	Belastungspause in Sek.	Sätze	Seite
1	Bergsteiger mit Miniband		30	20	2–3	105
2	Good Morning mit Zusatzgewicht		30	20	2–3	159
3	Seitstütz		30	20	2–3	102
4	Ausfallschritt		30	20	2–3	153
5	Stütz mit Schulterklatschen		30	20	2–3	101
6	Kniebeuge		30	20	2–3	146

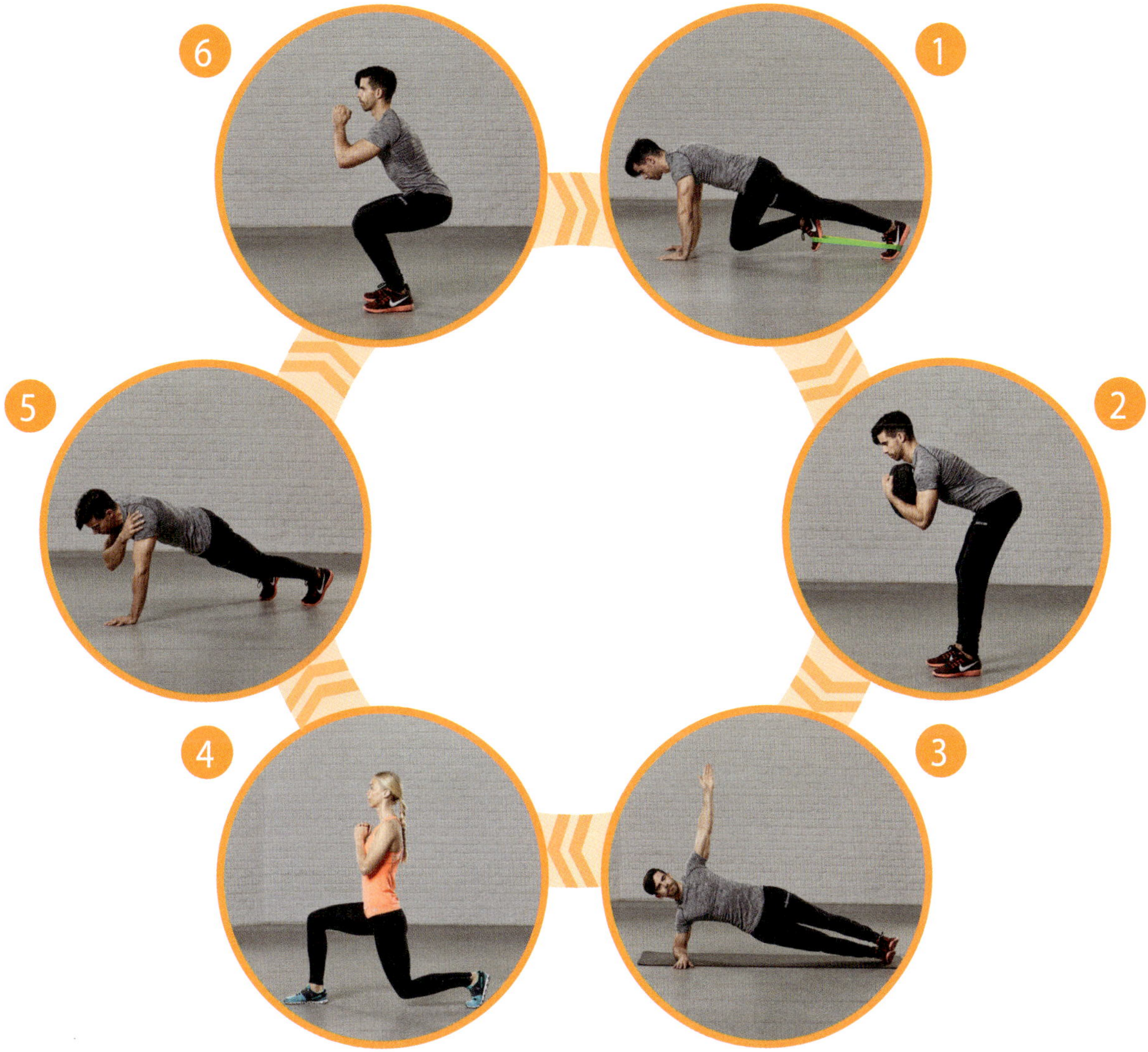
6
1
5
2
4
3

17 Rumpf Spezial

Benötigtes Hilfsmittel: Gymnastikball

indoor

	Übungen	Kategorie	Belastungszeit in Sek.	Belastungspause in Sek.	Sätze	Seite
1	Unterarmstütz		30	20	2–3	96
2	Rumpfrotation mit Gymnastikball		30	20	2–3	107
3	Brett mit Gymnastikball		30	20	2–3	113
4	Seitstütz		30	20	2–3	102
5	Zweipunktstütz		30	20	2–3	112

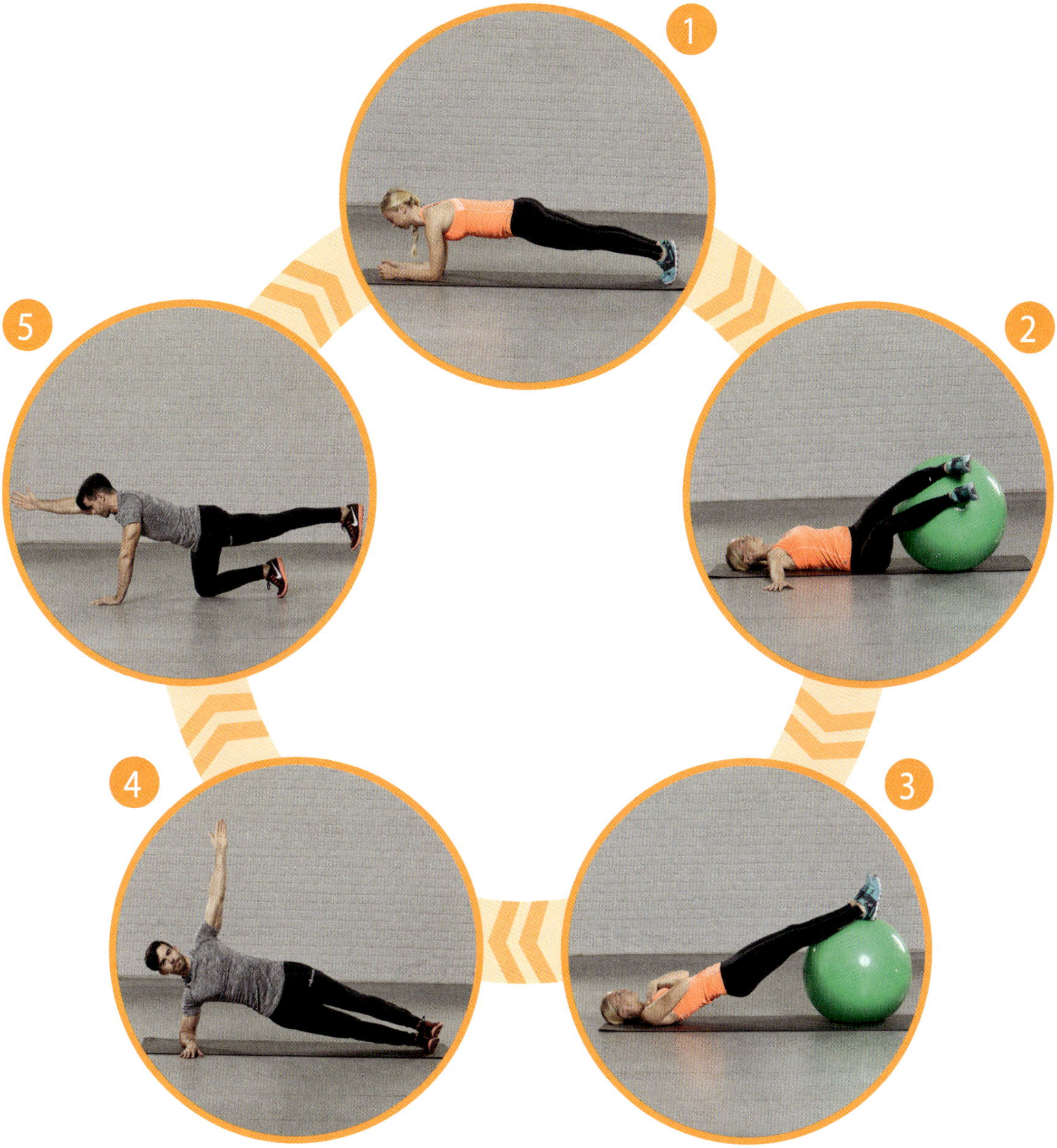
1
2
3
4
5

18 Starker Rücken

Benötigte Hilfsmittel: Superband, Zusatzgewicht, Handtuch

indoor

	Übungen	Kategorie	Belastungszeit in Sek.	Belastungspause in Sek.	Sätze	Seite
1	Vorgebeugtes Rudern mit Superband		30	20	2–3	135
2	Unterarmstütz		30	20	2–3	96
3	Good Morning mit Zusatzgewicht		30	20	2–3	159
4	Rudern		30	20	2–3	132
5	Stütz mit Schulterklatschen		30	20	2–3	101
6	Handtuchziehen über Kopf		30	20	2–3	134
7	Seitstütz		30	20	2–3	102

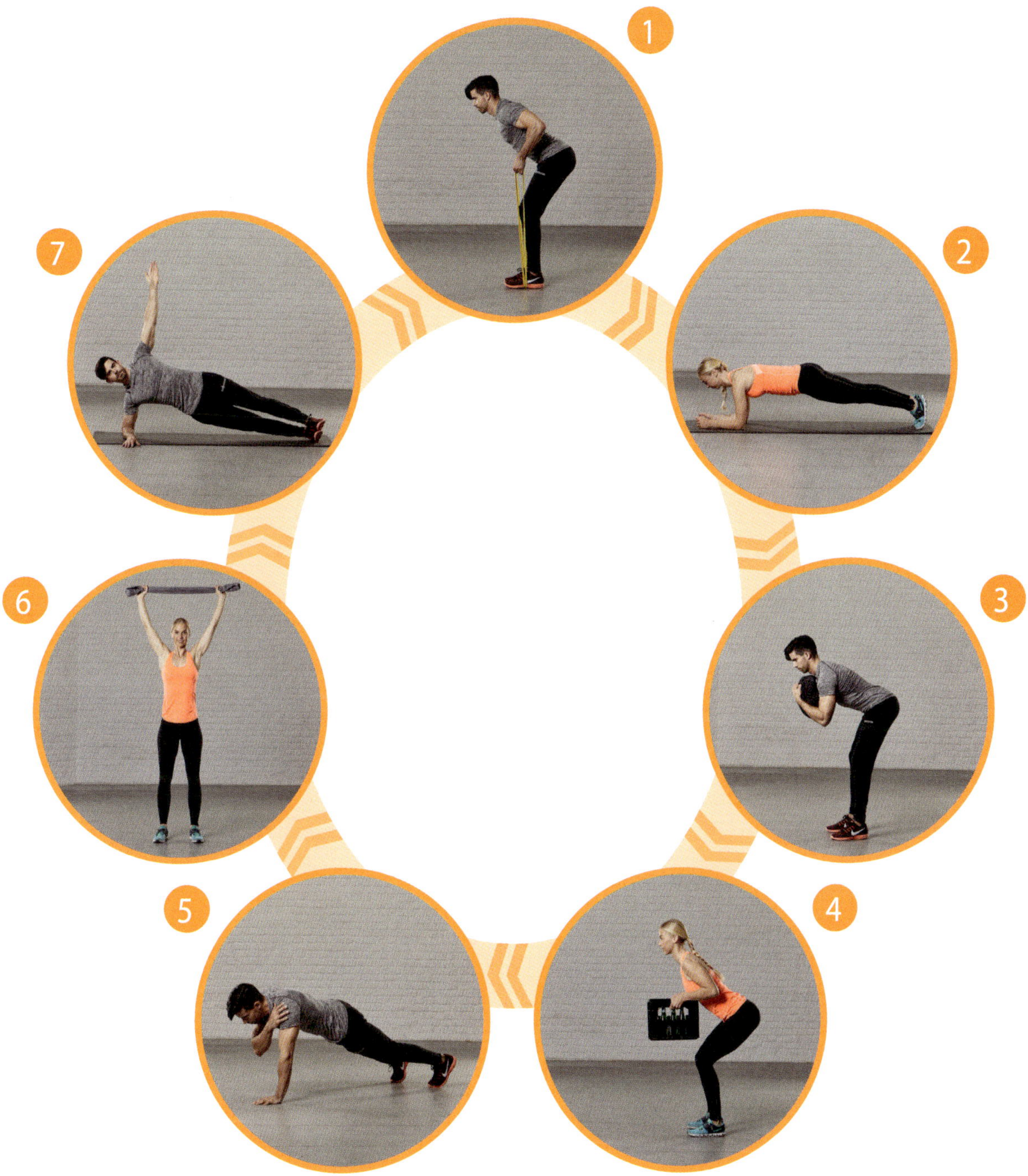
1
2
3
4
5
6
7

19 Für den Läufer

Benötigtes Hilfsmittel: Koordinationsleiter

outdoor

	Übungen	Kategorie	Belastungszeit in Sek.	Belastungspause in Sek.	Sätze	Seite
1	Erhöhter Ausfallschritt		40	15	2–3	151
2	Erhöhter Bergsteiger		40	15	2–3	106
3	Vertikaler Sprung		40	15	2–3	164/165
4	Rudern		40	15	2–3	133
5	Erhöhter seitlicher Ausfallschritt		40	15	2–3	156
6	Erhöhter Stütz mit Schulterklatschen		40	15	2–3	101
7	Übung mit Koordinationsleiter: 180-Grad-Sprung		40	15	2–3	169

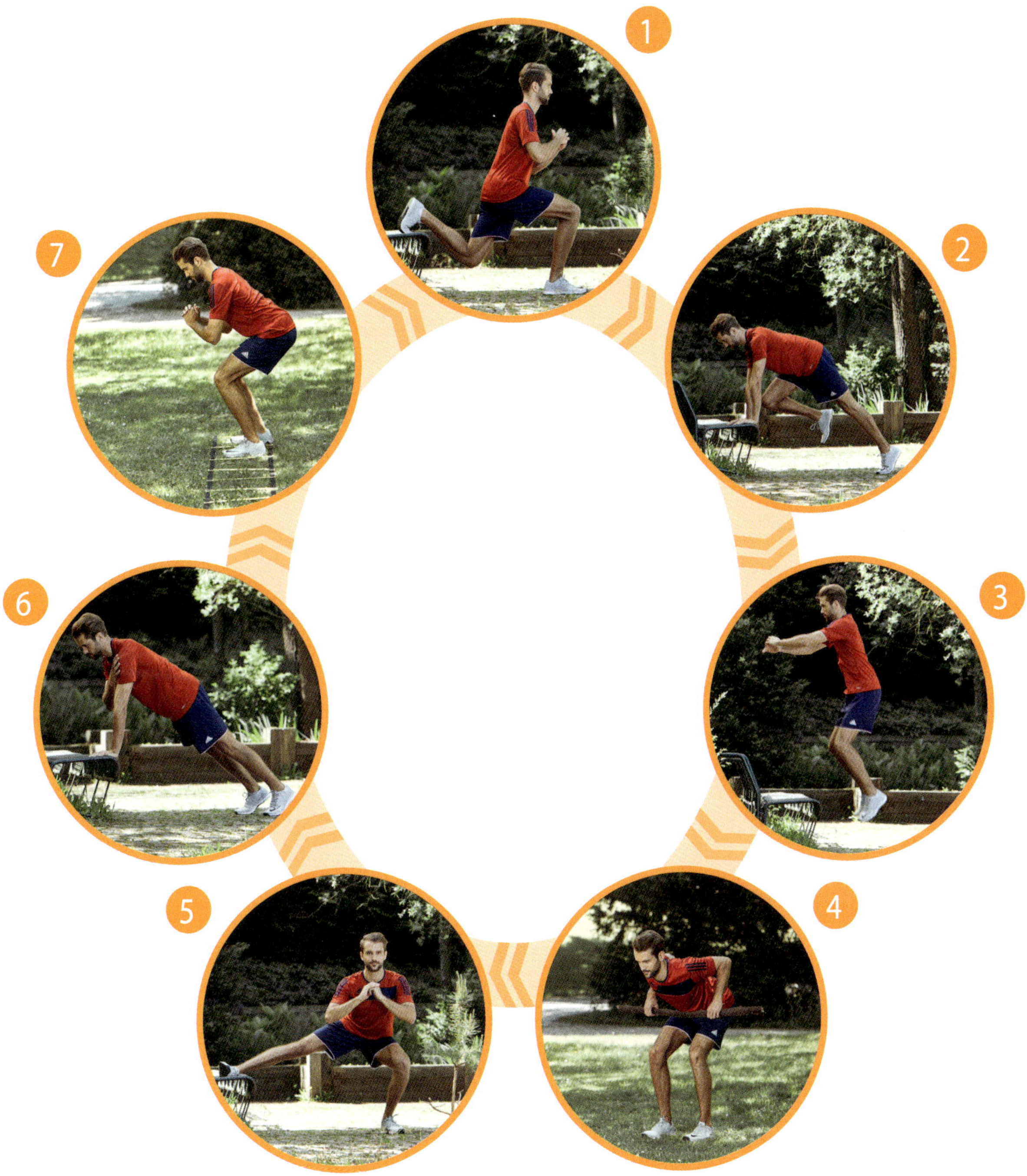
1
2
3
4
5
6
7

20 Für den perfekten Athleten

Benötigte Hilfsmittel: Koordinationsleiter, Superband

outdoor

	Übungen	Kategorie	Belastungszeit in Sek.	Belastungspause in Sek.	Sätze	Seite
1	Übung mit Koordinationsleiter: Out-in-in-out		40	20	2–3	168
2	Dip		40	20	2–3	125
3	Vorgebeugtes Rudern mit Superband		40	20	2–3	136
4	Erhöhter gesprungener Ausfallschritt		40	20	2–3	152
5	Unterarmstütz		40	20	2–3	97
6	Vertikaler Sprung		40	20	2–3	164/165
7	Drücken mit Superband		40	20	2–3	131
8	Exzentrischer Klimmzug		40	20	2–3	142/143
9	Einbeiniges Baumsitzen		40	20	2–3	158
10	Einbeiniger Seitstütz		40	20	2–3	104

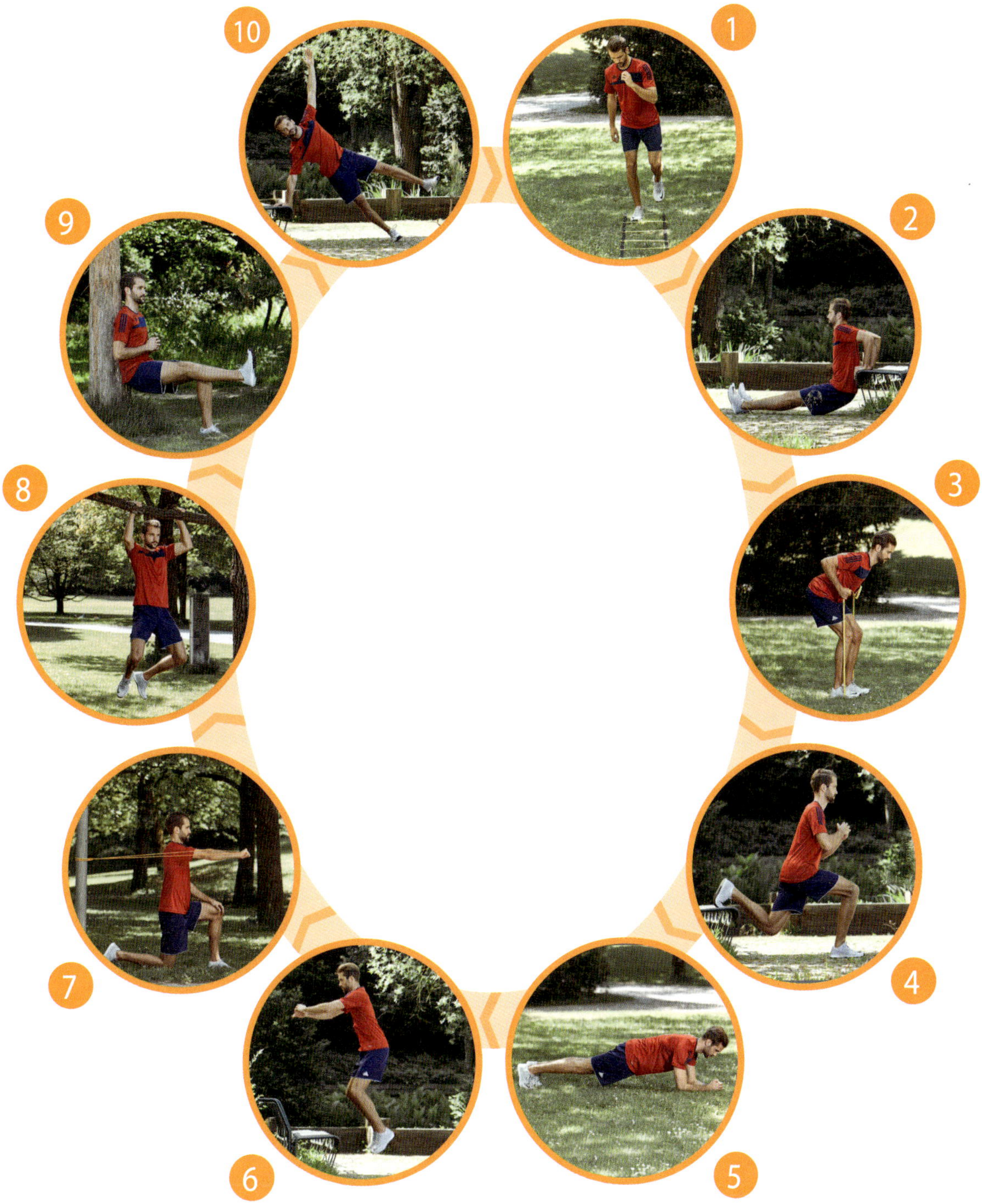
1
2
3
4
5
6
7
8
9
10

4 ÜBUNGEN FÜR DAS ZIRKELTRAINING

Sie wissen jetzt, worauf es beim Training und bei den Zirkeln ankommt. Nun erfahren Sie, wie die Übungen korrekt ausgeführt werden, denn nur die richtige Technik macht das Training perfekt. Haben Sie bereits alle 20 Zirkel durch, möchten Sie neue Trainingsschwerpunkte setzen oder verfolgen Sie mittlerweile ein anderes Ziel, stehen Ihnen in diesem Kapitel über 90 Übungen für indoor und outdoor zur Auswahl. Ich sage nur: Sport frei!

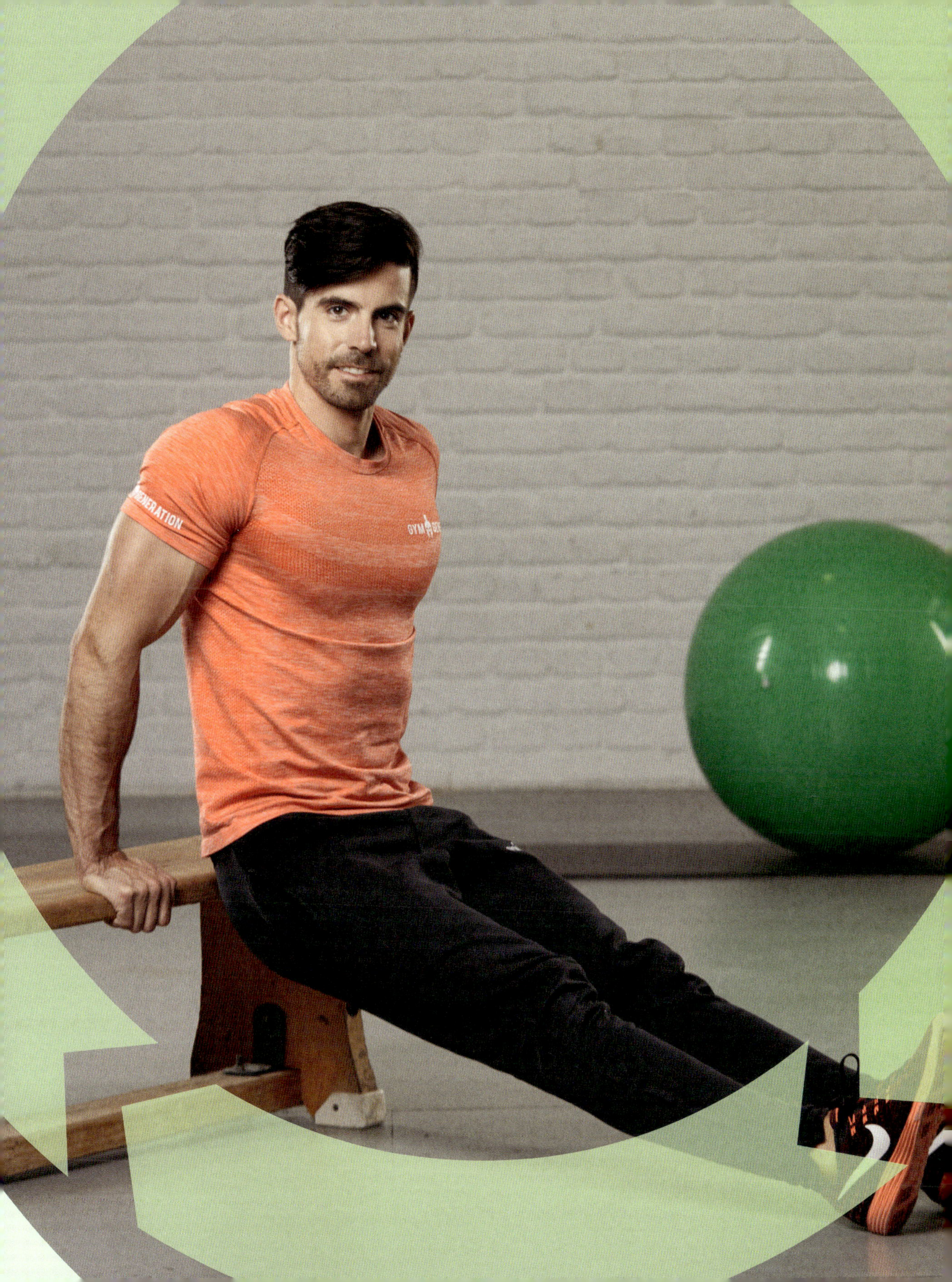

Mobilisation

Im Folgenden finden Sie Mobilisationsübungen, die Sie optimal auf die kommende Belastung des Zirkeltrainings vorbereiten. Ich habe Ihnen ein Mobilisationsprogramm sowohl für indoor als auch für outdoor zusammengestellt. Im Gegensatz zu den Indoorübungen finden alle Outdoorübungen im Stehen statt. Die hier dargestellte Reihenfolge ist zugleich die Abfolge Ihres Mobilisationsprogramms. Führen Sie jede Übung für etwa 30 Sekunden aus.

Schulterkreisen

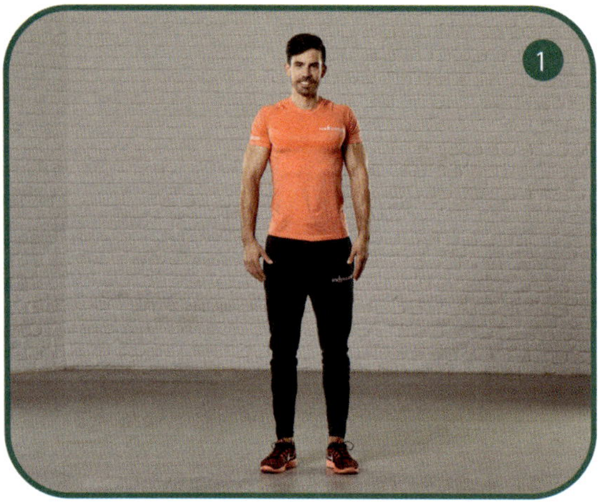

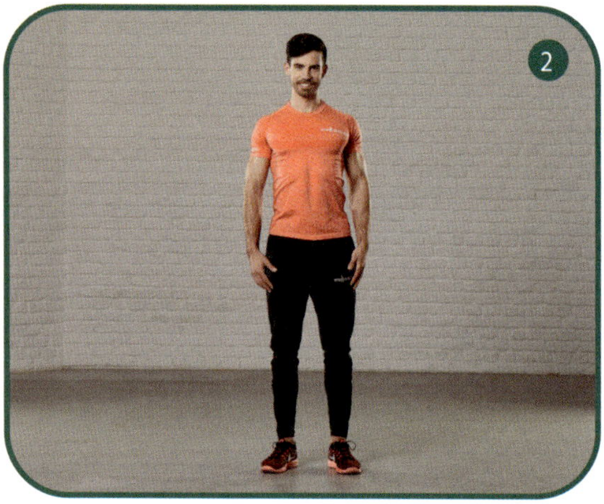

1. Nehmen Sie einen aufrechten Stand ein. Die Füße sind hüftbreit geöffnet. Lassen Sie die Arme locker hängen. Beginnen Sie nun, die Schultern nach hinten zu kreisen, indem Sie sie zuerst nach oben ziehen.

2. Dann ziehen Sie die Schultern nach hinten unten und wieder nach vorn oben. Lassen Sie während des Kreisens Kopf und Halswirbelsäule aufrecht. Der Blick ist nach vorn gerichtet.

HINWEIS
Im Alltag nehmen viele Menschen die typische „Schreibtischhaltung“ ein, bei der die Schultern nach vorn gekippt sind und der Rücken gerundet ist. Dieser Körperhaltung soll durch das Training aktiv entgegengewirkt werden, weshalb das Schulterkreisen ebenso wie das Armkreisen (Seite 91) ausschließlich von vorn nach hinten erfolgt.

Ausfallschritt mit Seitneige

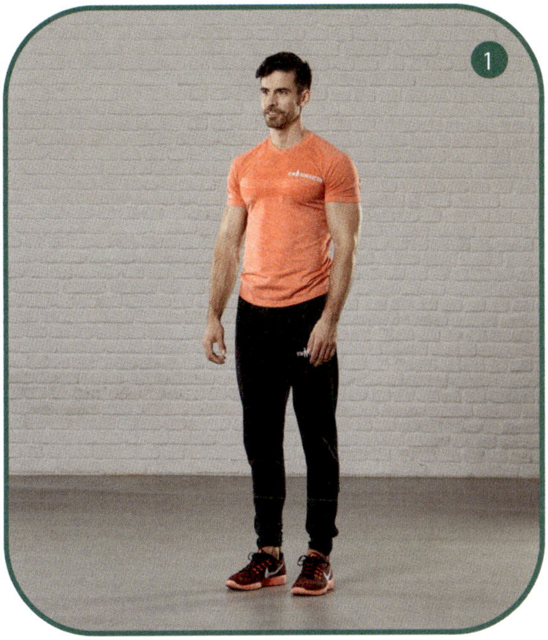

Nehmen Sie einen aufrechten hüftbreiten Stand ein.

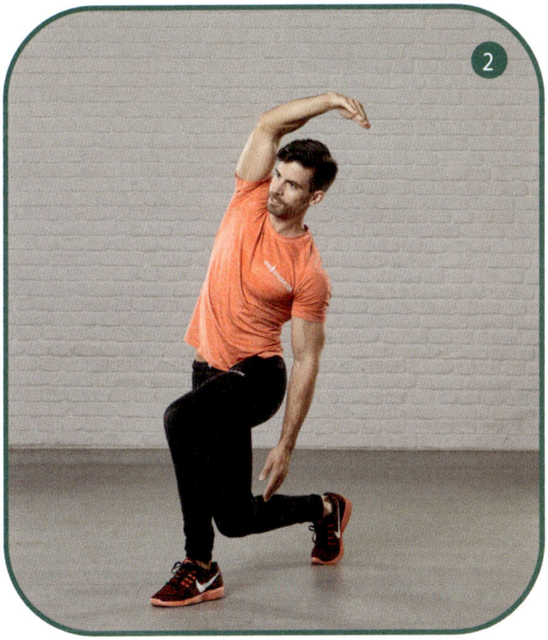

Machen Sie aus diesem stabilen Stand einen großen Schritt nach vorn und senken Sie den Körper ab, bis beide Knie gebeugt sind. Das vordere Knie ist über dem Mittelfuß, das hintere Knie direkt unter der Hüfte positioniert. Die Fußspitzen zeigen nach vorn. Strecken Sie den zum vorderen Fuß gegenüberliegenden Arm nach oben und neigen Sie sich mit dem Oberkörper zur Seite des vorderen aufgestellten Beins. Führen Sie im Wechsel einen Ausfallschritt mit dem rechten und dem linken Fuß nach vorn aus.

Wirbelsäulenmobilisation im Vierfüßlerstand

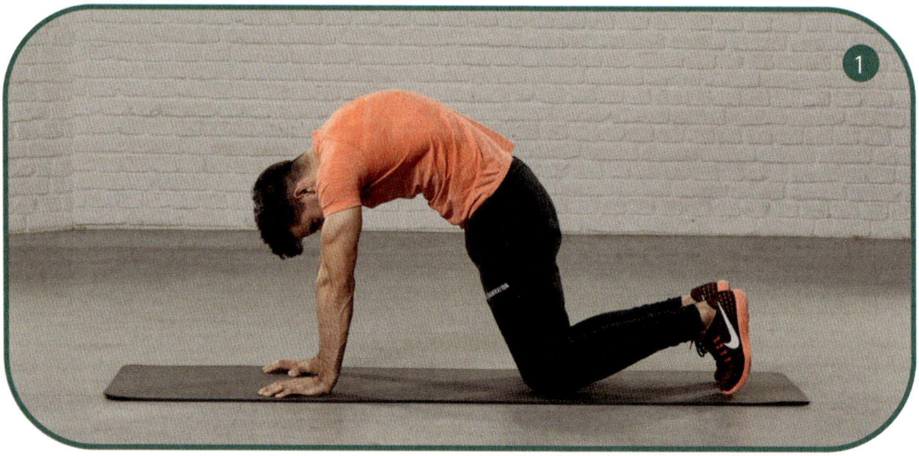

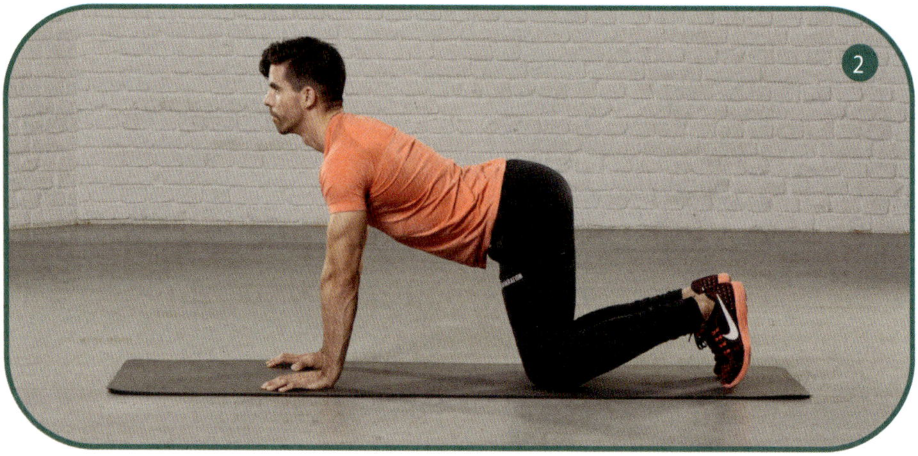

1 Nehmen Sie einen Vierfüßlerstand ein. Die Hände befinden sich unter den Schultern, die Knie unter den Hüften. Stellen Sie die Fußspitzen auf. Ziehen Sie nun den Bauchnabel in Richtung Wirbelsäule und das Becken nach vorn oben, sodass die Wirbelsäule rund wird. Rollen Sie den Kopf ebenfalls ein, sodass sich die gesamte Wirbelsäule rundet. Drücken Sie sich dabei mit den Händen aktiv vom Boden ab.

2 Lassen Sie nun den Bauch nach unten sinken. Kippen Sie das Becken in die andere Richtung und schieben Sie das Gesäß nach oben. In dieser Bewegung wird das Brustbein nach vorn oben geschoben. Der Blick wandert leicht nach oben oder schräg nach vorn auf den Boden. Führen Sie im fließenden, langsamen Wechsel die Beugung und Streckung der Wirbelsäule aus.

Wirbelsäulenrotation aus dem Vierfüßlerstand

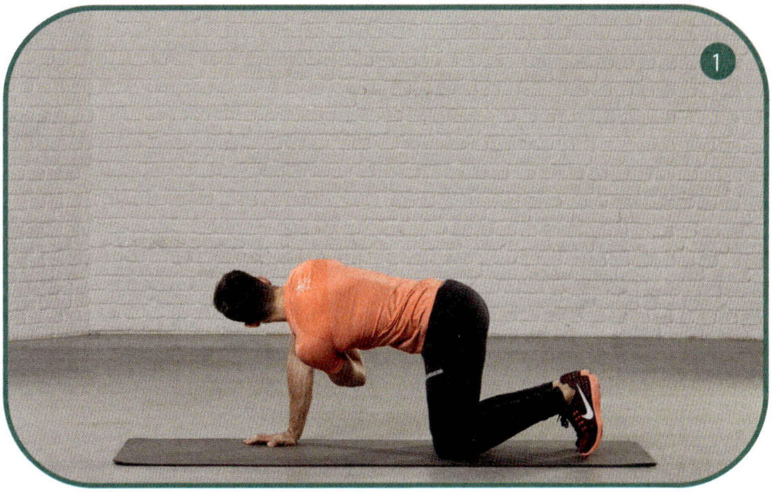

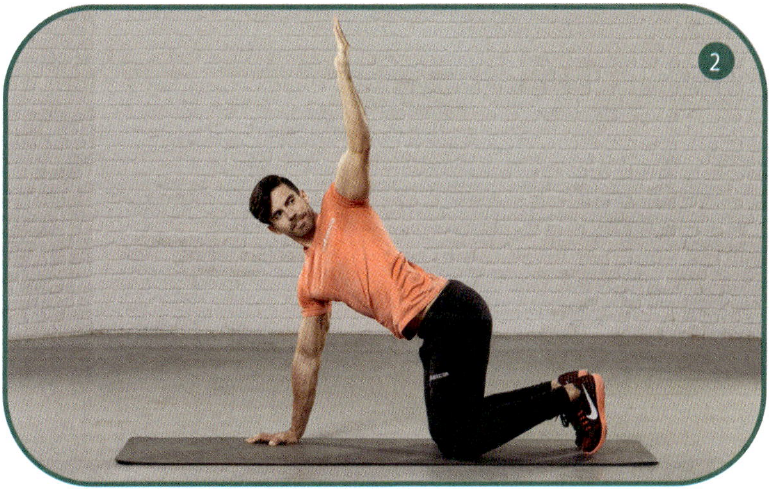

1 Nehmen Sie einen Vierfüßlerstand ein. Die Hände befinden sich unter den Schultern, die Knie unter den Hüften. Stellen Sie die Fußspitzen auf. Führen Sie dann einen Arm unter dem Rumpf so weit wie möglich zur anderen Seite durch.

2 Führen Sie dann mit demselben Arm eine Rotation zur anderen Seite aus, indem Sie den Arm weit nach oben strecken und dabei die Brustwirbelsäule mitrotiert. Der Blick wandert mit der Hand mit. Das Becken bleibt stabil. Öffnen und schließen Sie in einem fließenden Wechsel.

Hüftmobilisation

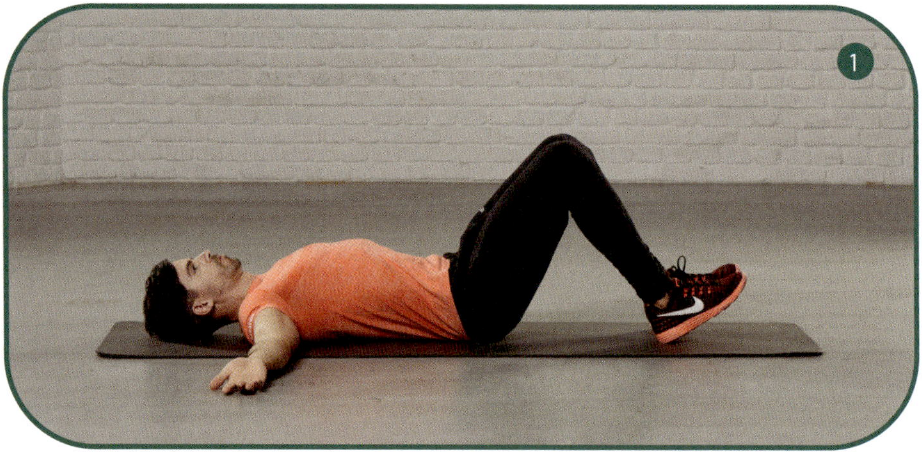

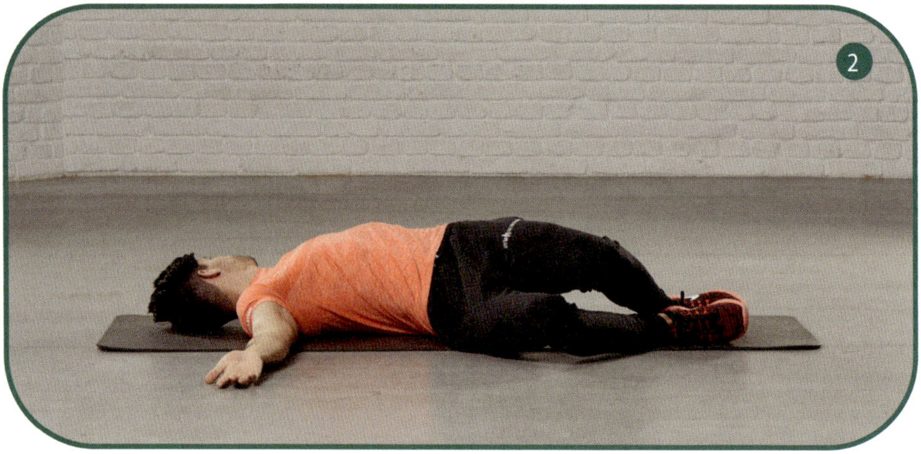

1 Nehmen Sie eine Rückenlage ein. Die Fersen sind hüftbreit aufgestellt, die Fußspitzen zeigen nach oben. Die Knie befinden sich etwa im rechten Winkel. Strecken Sie die Arme zur Seite aus und legen Sie sie mit den Handflächen nach oben ab.

2 Legen Sie die Beine im fließenden Wechsel zur rechten und linken Seite ab. Drehen Sie den Kopf jeweils zur gegenüberliegenden Seite. Hände und Schulterblätter behalten ständig den Kontakt zum Boden.

Armkreisen

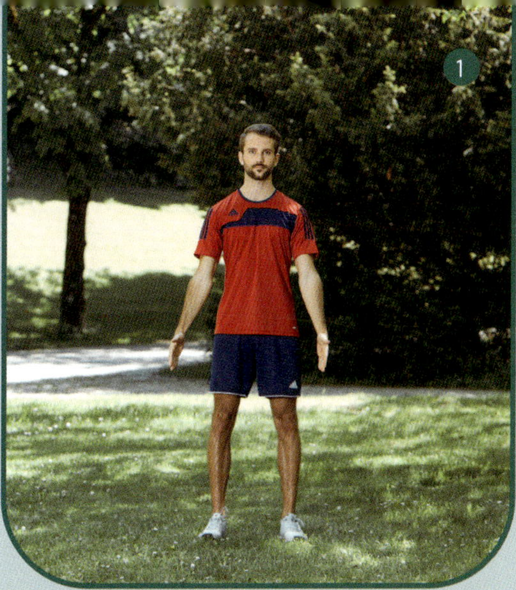

Nehmen Sie einen aufrechten Stand ein. Die Füße sind hüftbreit geöffnet. Strecken Sie die Arme und halten Sie sie etwas auf Spannung. Beginnen Sie nun, die Arme zu kreisen, indem Sie sie zuerst nach vorn oben ziehen.

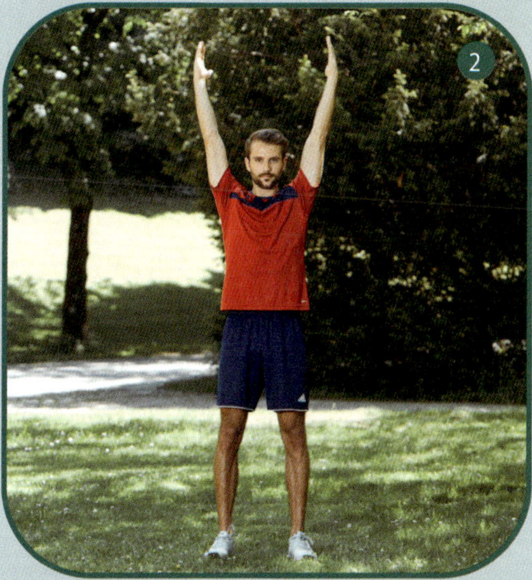

Dann ziehen Sie die Arme in einem großen Bogen über den Kopf. Wenn es für Sie angenehmer ist, öffnen Sie die Arme gern etwas weiter. Lassen Sie am höchsten Punkt Kopf und Halswirbelsäule aufrecht.

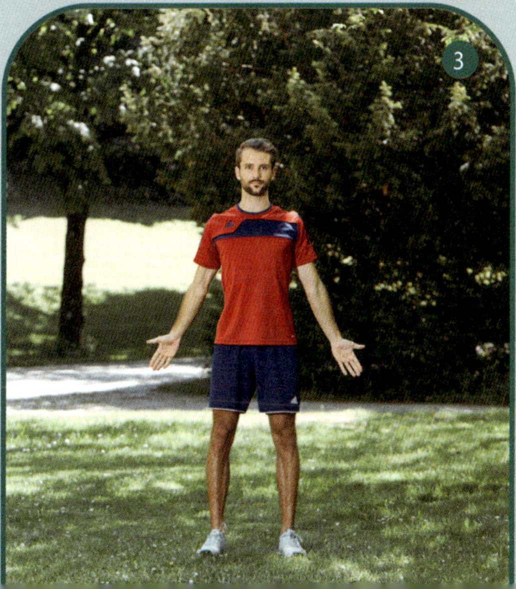

Ziehen Sie dann die Arme nach hinten unten und setzen Sie die Kreise fort.

Wirbelsäulenmobilisation im Stand

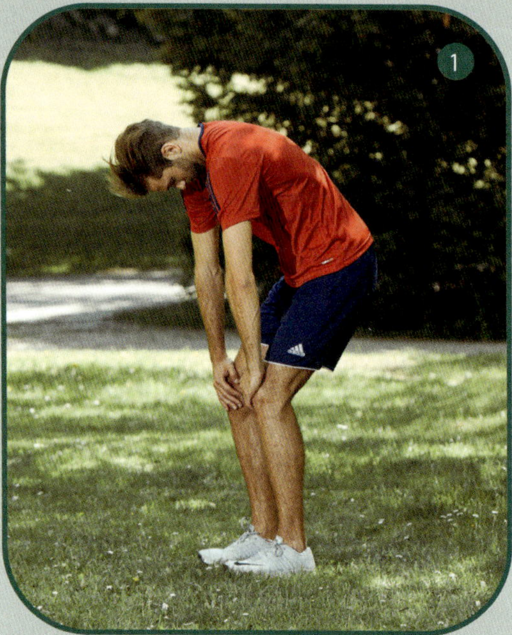

Nehmen Sie einen hüftbreiten Stand ein. Beugen Sie leicht die Knie und schieben Sie das Gesäß nach hinten. Setzen Sie die Hände auf die Oberschenkel. Der Rücken ist gestreckt und der Kopf in Verlängerung der Wirbelsäule. Beugen Sie nun die komplette Wirbelsäule, indem Sie den Rücken runden. Das Kinn dabei in Richtung Brustbein ziehen. Beziehen Sie auch das Becken in die Bewegung mit ein, indem Sie es nach hinten kippen.

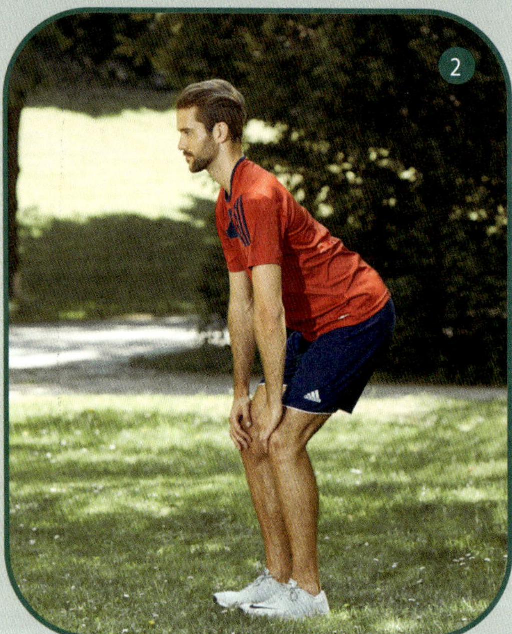

Lassen Sie nun den Bauch nach unten sinken. Kippen Sie das Becken in die andere Richtung und strecken Sie die Wirbelsäule. Bei dieser Bewegung wird das Brustbein nach vorn oben geschoben. Der Blick wandert leicht nach oben. Führen Sie im fließenden, langsamen Wechsel die Beugung und Streckung der Wirbelsäule aus.

Ausfallschritt mit Rotation

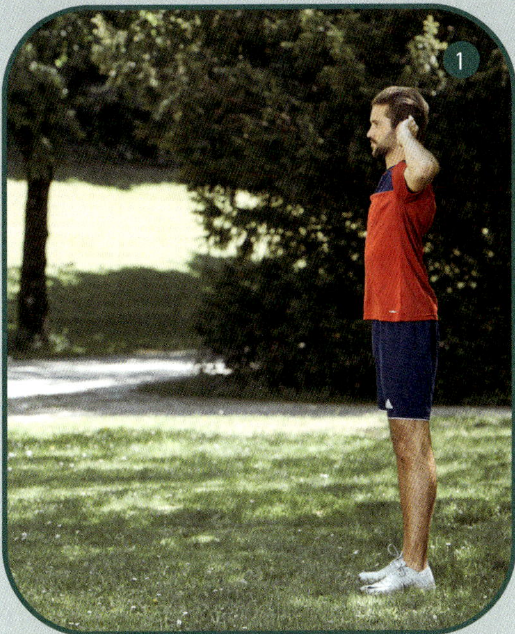

Nehmen Sie einen aufrechten hüftbreiten Stand ein. Legen Sie die Finger an den Hinterkopf. Die Ellbogen zeigen dabei nach außen. Der Blick ist nach vorn gerichtet.

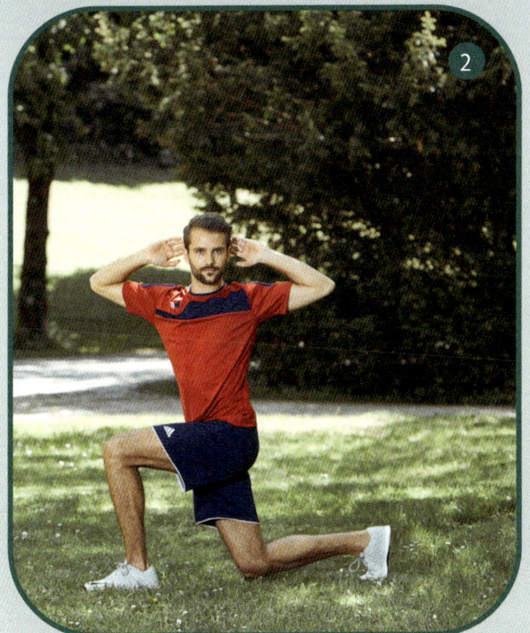

Machen Sie aus dem stabilen Stand einen großen Schritt nach vorn. Führen Sie gleichzeitig eine Rotation des Oberkörpers zur Seite des vorderen Beins aus. Der Blick wandert mit der Drehung mit, die Ellbogen zeigen weiterhin nach außen. Führen Sie im Wechsel einen Ausfallschritt mit dem rechten und dem linken Fuß nach vorn aus.

Dynamischer Wechsel im breiten Grätschstand

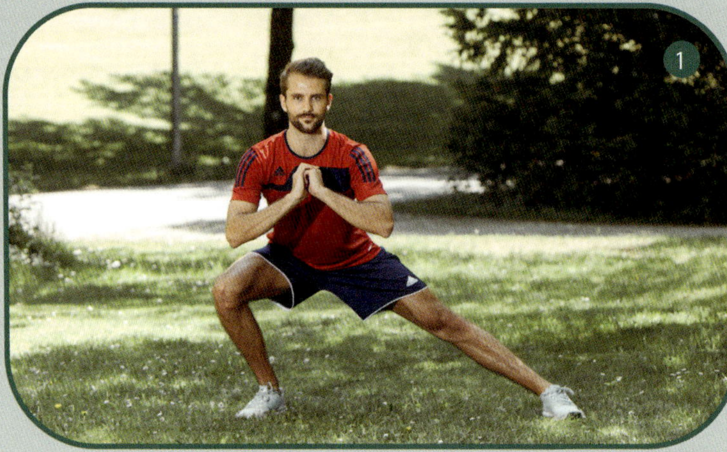

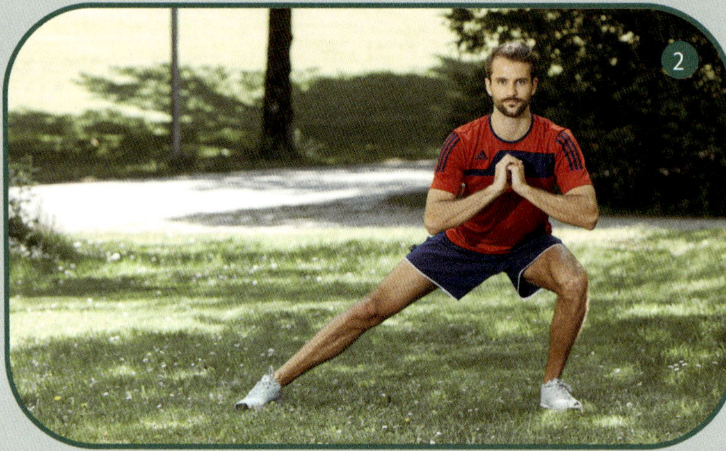

1. Nehmen Sie einen breiten Grätschstand ein. Die Füße sind parallel. Die Hände sind an die Hüften angelegt. Beugen Sie das rechte Knie und verlagern Sie den Körperschwerpunkt auf die rechte Seite. Das linke Bein bleibt gestreckt.

2. Kommen Sie über die Mitte zur anderen Seite und beugen Sie das linke Knie. Halten Sie die Position jeweils für 2 bis 3 Sekunden. Der Blick bleibt nach vorn gerichtet. Setzen Sie die Bewegung in einem fließenden Wechsel fort.

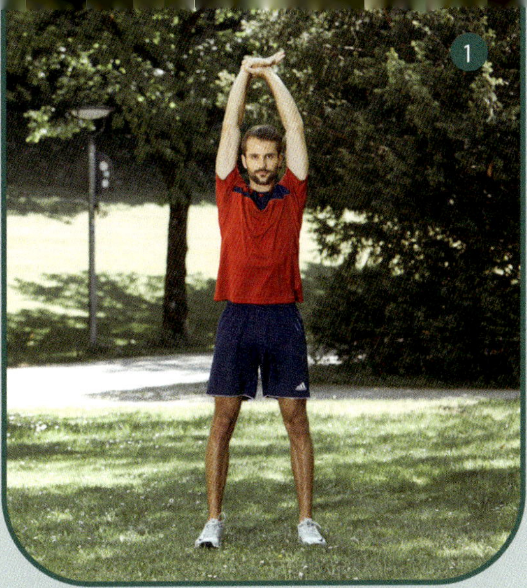

Oberkörperkreisen

Nehmen Sie einen schulterbreiten Stand ein. Die Füße sind parallel. Strecken Sie beide Arme nach oben über den Kopf.

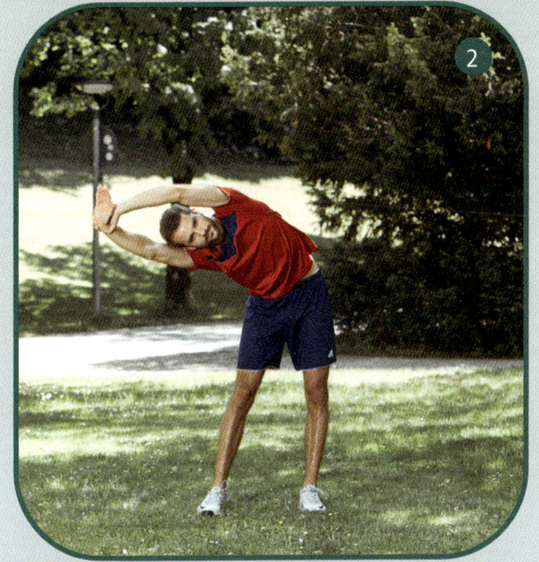

Beginnen Sie mit einer Kreisbewegung des Oberkörpers über die Seite nach unten.

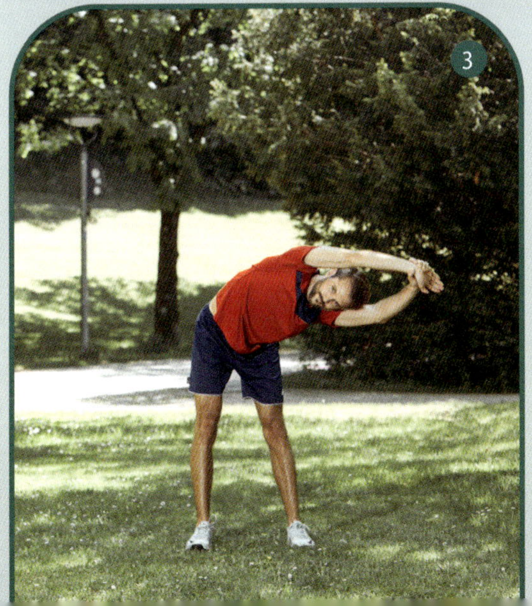

Schließen Sie die Kreisbewegung über unten nach oben ab. Wechseln Sie nach einer kompletten Kreisbewegung jeweils die Richtung.

Übungen für die Zirkel

Die folgenden 98 Übungen für das Zirkeltraining sind in die bereits in Kapitel 2 beschriebenen fünf grundlegenden Bewegungsmuster unterteilt. So finden Sie schnell die passende Übung. Hinweise zur Körperhaltung und verschiedene Tipps vervollkommnen das Ganze und geben Ihnen einerseits die Freiheit, die Übung so zu gestalten, wie es für Ihr Fitnesslevel passt. Andererseits möchte ich sichergehen, dass Sie die Übung auch wirklich korrekt ausführen. Dazu ist jeder einzelne Übungsschritt zusätzlich bebildert.

Unterarmstütz

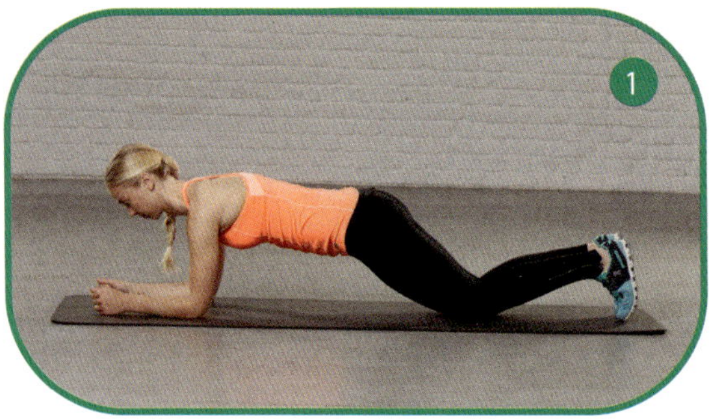

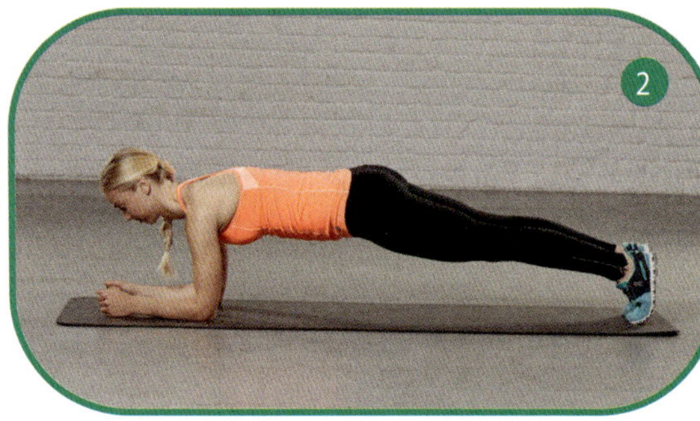

1. Kommen Sie in den Unterarmstütz mit hüftbreit geöffneten Knien und Füßen und legen Sie die Unterarme schulterbreit und parallel zueinander ab. Die Füße sind aufgestellt. Beide Hände sind zu leichten Fäusten geballt. Die Handflächen zeigen dabei zueinander. Die Ellbogen sind unter den Schultergelenken platziert.

2. Strecken Sie nun die Beine, sodass der Körper in einer Linie ist. Spannen Sie den Rumpf an. Das Becken befindet sich in einer Linie mit Oberkörper und Oberschenkeln. Die Wirbelsäule behält ihre normale physiologische Krümmung bei.

HINWEIS

Damit das Becken nicht durchhängt und der Körper in einer Linie bleibt, ziehen Sie den Bauchnabel Richtung Wirbelsäule.

TIPP

Um die Position besser halten zu können, hilft es oft schon, zusätzlich die Pobacken zusammenzukneifen. Das erhöht die Körperspannung. Für mehr Schulterstabilität stellen Sie sich vor, Sie würden die Ellbogen am Boden nach hinten ziehen.

Unterarmstütz

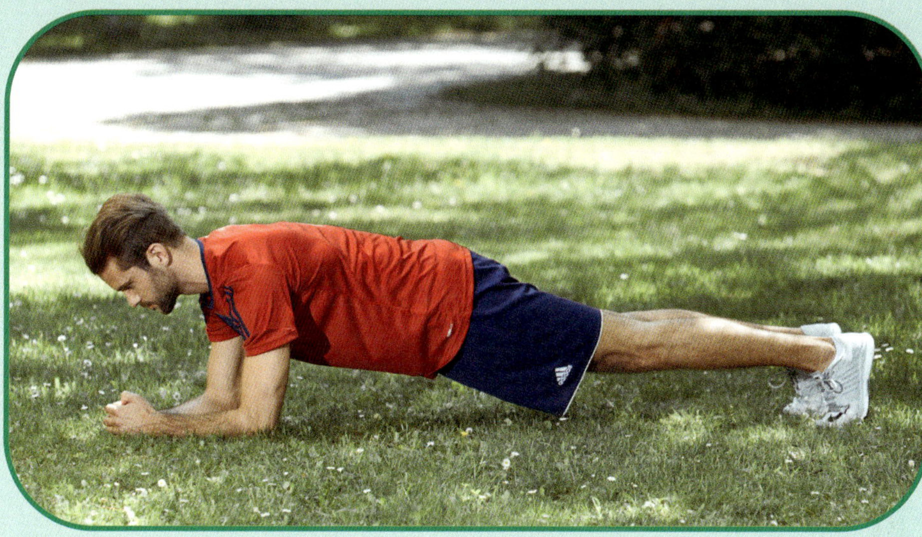

Nehmen Sie den Unterarmstütz wie auf Seite 96 beschrieben ein und halten Sie die Position.

Unterarmstütz mit abgelegten Knien

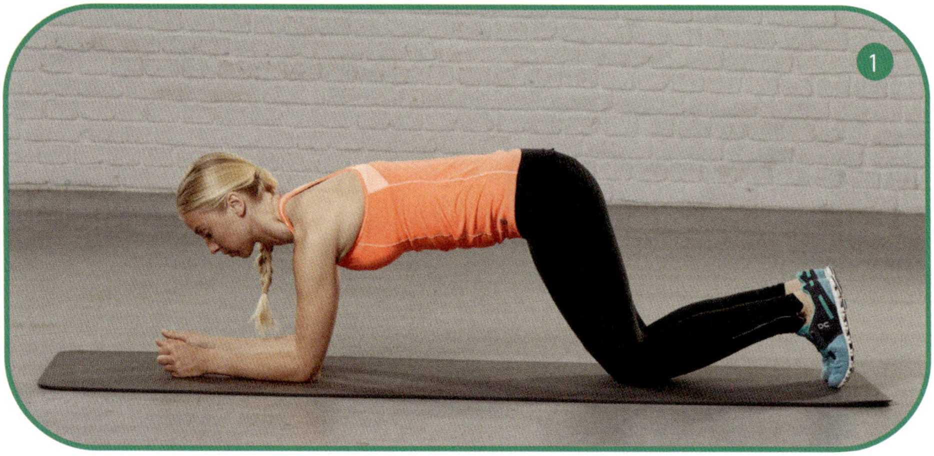
1

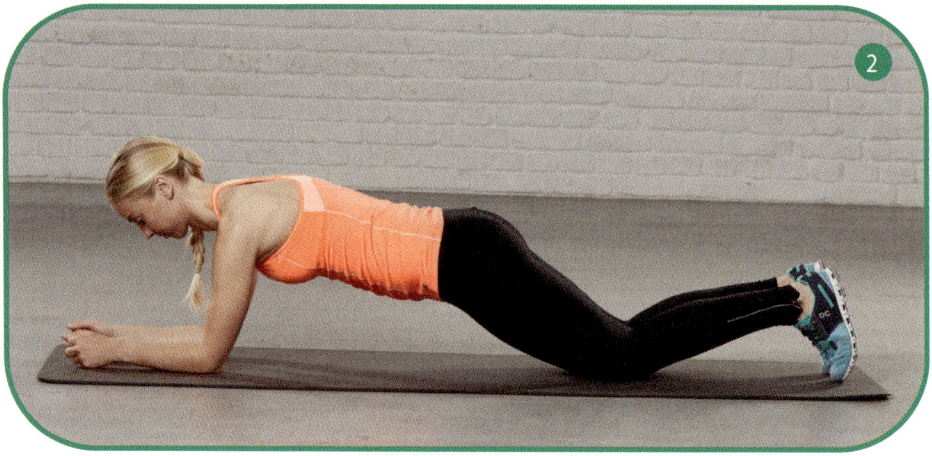
2

1 Kommen Sie in den Unterarmstütz mit hüftbreit geöffneten Knien und Füßen und legen Sie die Unterarme schulterbreit und parallel zueinander ab. Die Füße sind aufgestellt. Beide Hände sind zu leichten Fäusten geballt. Die Handflächen zeigen dabei zueinander. Spannen Sie den Rumpf an, indem Sie den Bauchnabel Richtung Wirbelsäule ziehen.

2 Wandern Sie nun Schritt für Schritt mit den Unterarmen nach vorn, bis sich Schulter-, Hüft- und Kniegelenk auf einer gedachten Linie befinden. Halten Sie diese Position.

HINWEIS

Halten Sie den Kopf in Verlängerung der Wirbelsäule.

Unterarmstütz mit wechselndem Beinanheben

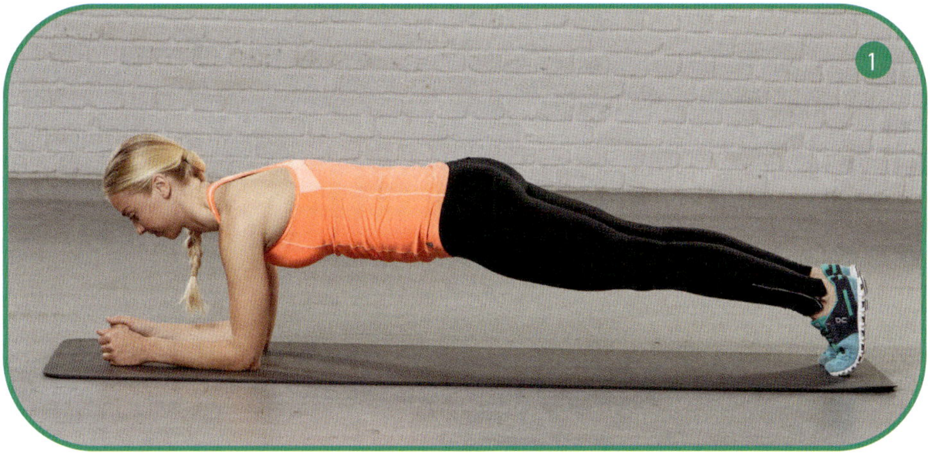

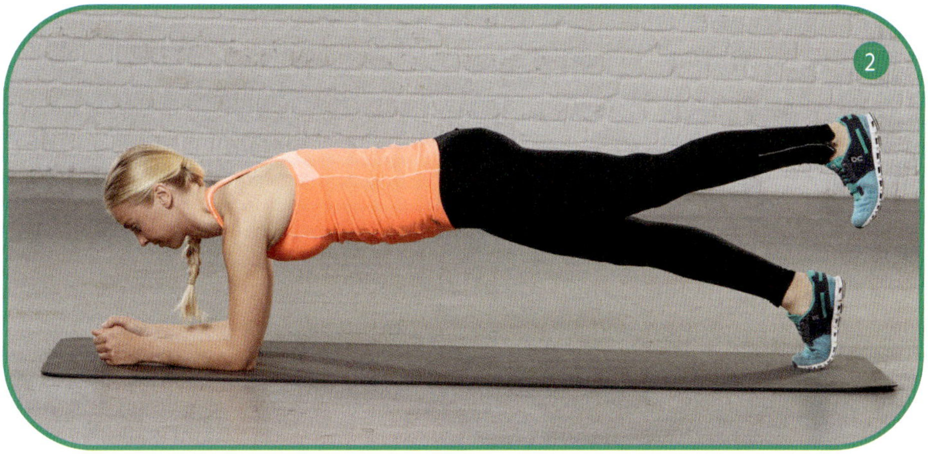

1 Kommen Sie in den Unterarmstütz mit gestreckten Beinen. Die Ellbogen sind unter den Schultergelenken positioniert, die Hände zu leichten Fäusten geballt.

2 Heben Sie nun ein Bein so weit an, dass es mit dem Oberkörper etwa eine Linie bildet. Halten Sie die Position für 2 bis 3 Sekunden, stellen Sie den Fuß ab und heben Sie das andere Bein an. Wechseln Sie für die Dauer der Übung alle 2 bis 3 Sekunden das Bein.

HINWEIS
Achten Sie darauf, dass das jeweils angehobene Bein gestreckt ist, sodass es durch eine Bewegung im Hüftgelenk angehoben wird. Die Hüfte bleibt während der kompletten Übungsausführung parallel zum Boden ausgerichtet.

Beinheben im Stütz mit Miniband

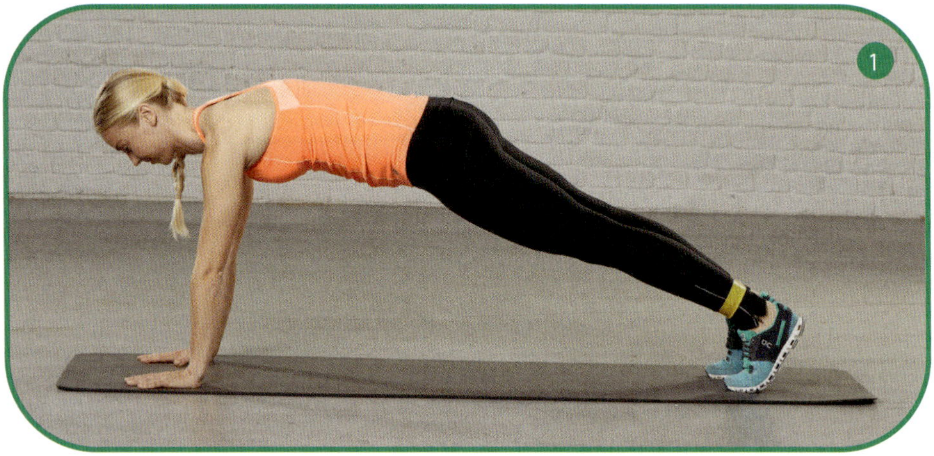

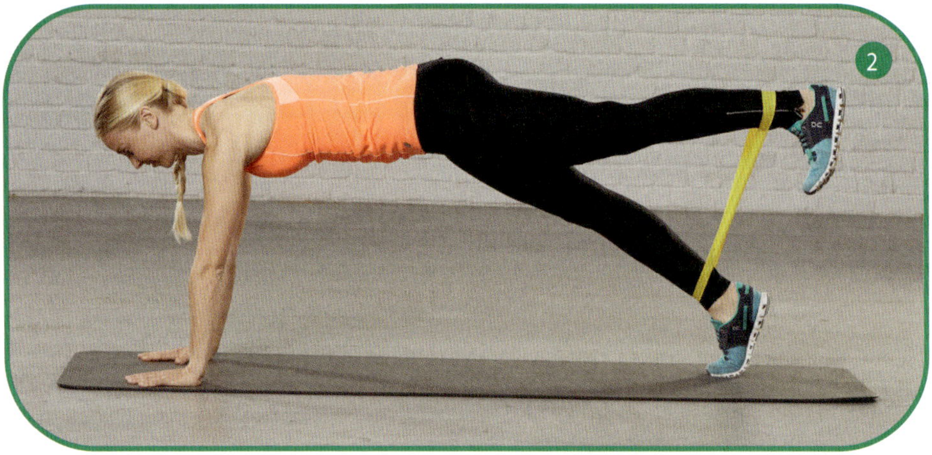

1. Platzieren Sie das Miniband knapp oberhalb der Sprunggelenke und kommen Sie in die Liegestützposition. Die Arme sind schulterbreit geöffnet, die Handgelenke direkt unter den Schultergelenken platziert. Die Füße sind hüftbreit geöffnet, sodass das Miniband auf Zug ist. Spannen Sie Rumpf und Gesäß an, ziehen Sie den Bauchnabel Richtung Wirbelsäule und halten Sie den Körper in einer Linie.

2. Heben Sie nun ein Bein gestreckt so weit vom Boden ab, dass es sich in einer Linie mit dem Oberkörper befindet. Halten Sie die Position für 2 bis 3 Sekunden, dann stellen Sie den Fuß wieder ab und heben Sie das andere Bein gestreckt nach oben. Fahren Sie im Wechsel fort.

Stütz mit Schulterklatschen

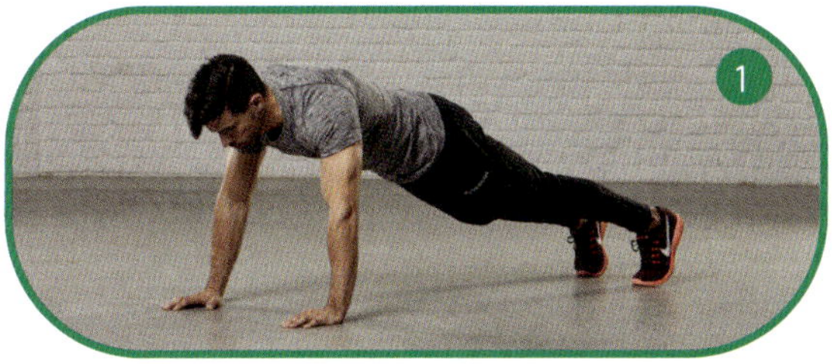

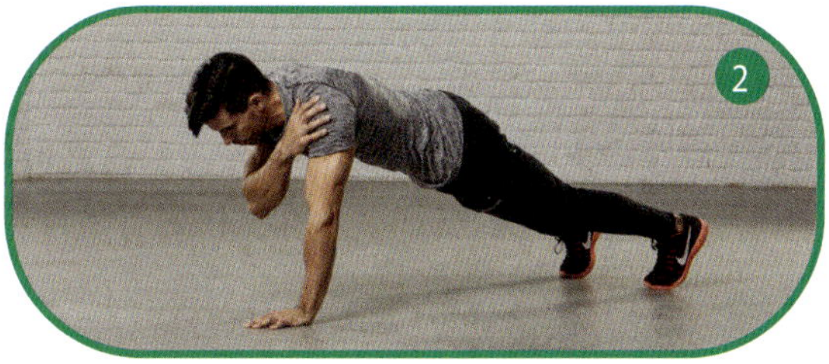

1. Kommen Sie in die Liegestützposition. Die Füße sind etwa hüftbreit geöffnet, die Handgelenke befinden sich direkt unter den Schultergelenken. Halten Sie Rumpf und Gesäß auf Spannung und den Körper in einer Linie. Ziehen Sie den Bauchnabel Richtung Wirbelsäule.

2. Führen Sie die Hände im Wechsel zur jeweils gegenüberliegenden Schulter. Halten Sie die Position jeweils für 2 bis 3 Sekunden.

HINWEIS

Die Hüfte bleibt während der kompletten Übungsausführung parallel zum Boden ausgerichtet.

TIPP

Je breiter Sie die Füße aufstellen, desto leichter wird Ihnen die Übung fallen. Umgekehrt gilt auch, je enger Sie die Füße stellen, desto schwieriger ist es, die Hüfte parallel zum Boden ausgerichtet zu halten, da durch eine enge Fußstellung die Rumpfmuskulatur stärker gefordert wird.

Erhöhter Stütz mit Schulterklatschen

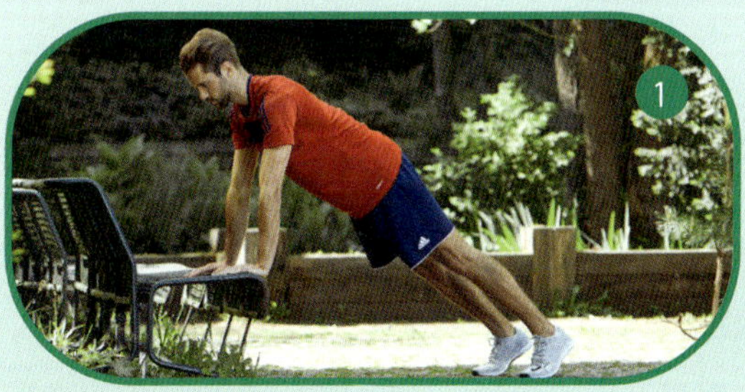

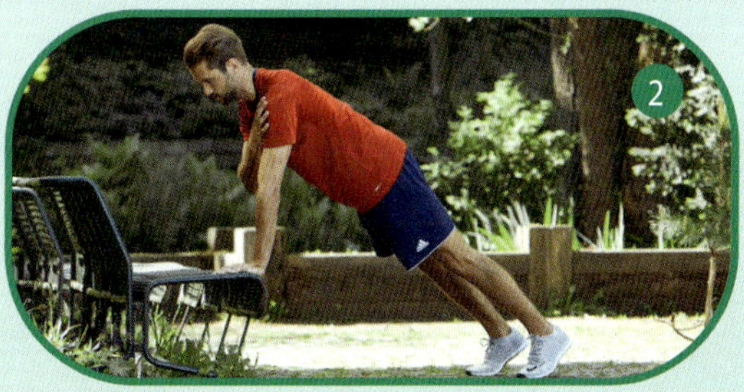

1. Stützen Sie sich mit den Händen am vorderen Rand der Sitzfläche einer Parkbank ab. Schulter, Hüfte, Knie und Sprunggelenk befinden sich in einer Linie.

2. Führen Sie auch hier die Hände im Wechsel zur jeweils gegenüberliegenden Schulter.

Seitstütz

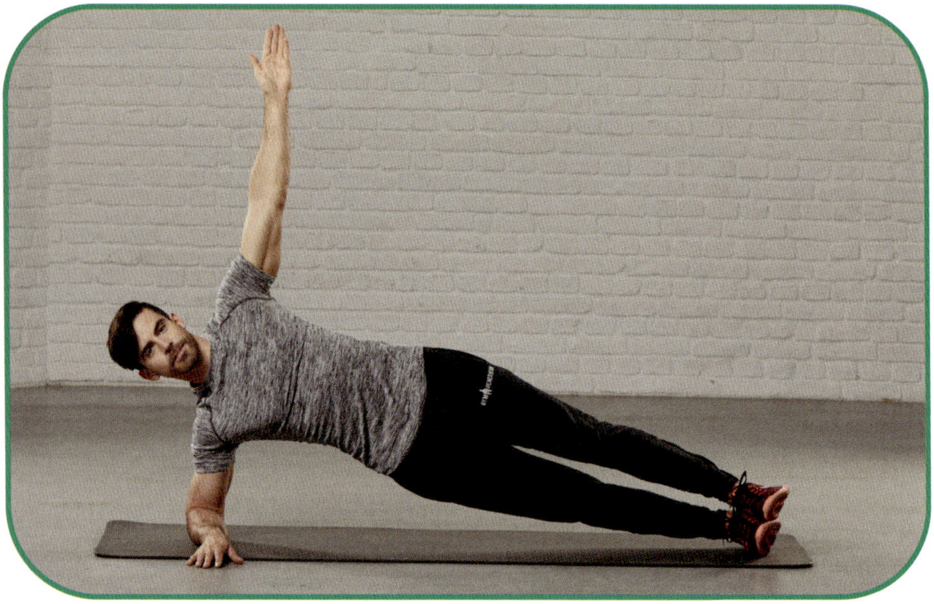

Kommen Sie in einen Seitstütz, indem Sie sich auf den rechten Unterarm stützen. Der Ellbogen befindet sich direkt unter dem Schultergelenk. Das Becken ist angehoben, der Körper in einer Linie. Strecken Sie den linken Arm senkrecht nach oben. Halten Sie den Rumpf auf Spannung, damit das Becken nicht durchhängt. Halten Sie die Position.

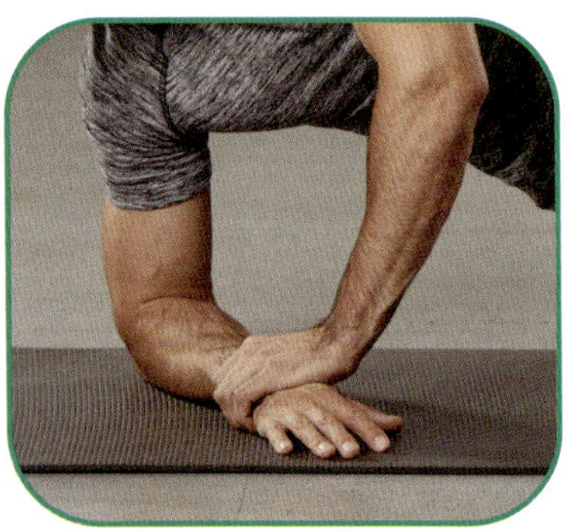

TIPP

Falls es Ihnen zu Beginn noch schwerfällt, die Position mit nach oben gestrecktem Arm zu halten, können Sie mit der freien Hand das Handgelenk des Stützarms umgreifen. Stützen Sie sich dabei aber nicht bewusst ab, sondern stellen Sie sich vor, Sie würden sich am Handgelenk festhalten.

Seitstütz mit Gymnastikball

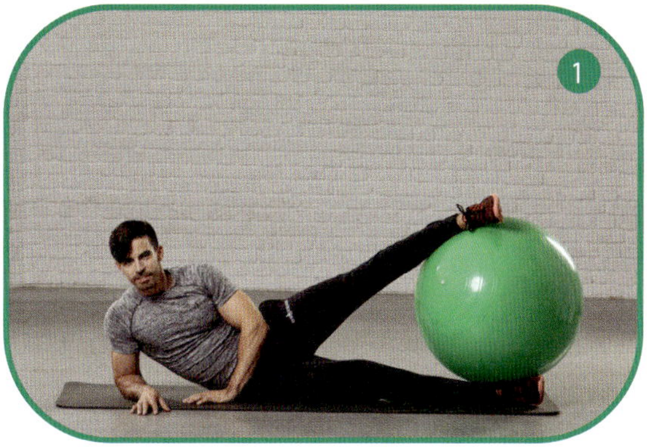

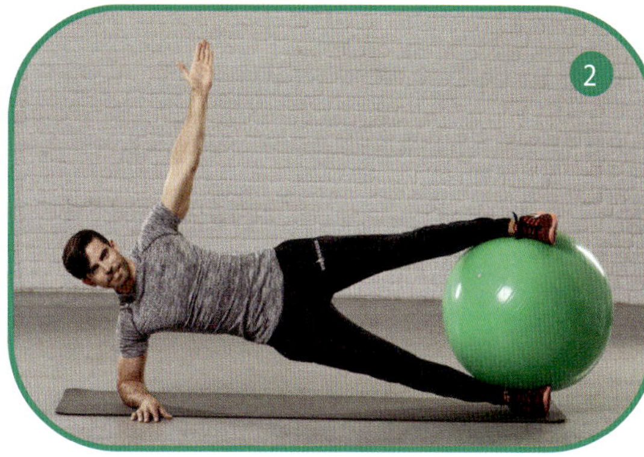

1. Legen Sie sich auf eine Seite und klemmen Sie den Gymnastikball zwischen den Füßen ein. Die Beine sind gestreckt. Kommen Sie anschließend in einen abgelegten Seitstütz, indem Sie sich auf einen Unterarm stützen. Der Ellbogen befindet sich direkt unter dem Schultergelenk. Die freie Hand ist vor der Brust abgestützt.

2. Dann heben Sie das Becken so weit an, bis sich der Körper in einer Linie befindet. Strecken Sie den freien Arm senkrecht nach oben. Halten Sie den Rumpf auf Spannung, damit das Becken nicht durchhängt. Halten Sie die Position.

Seitstütz mit angehobenem Bein

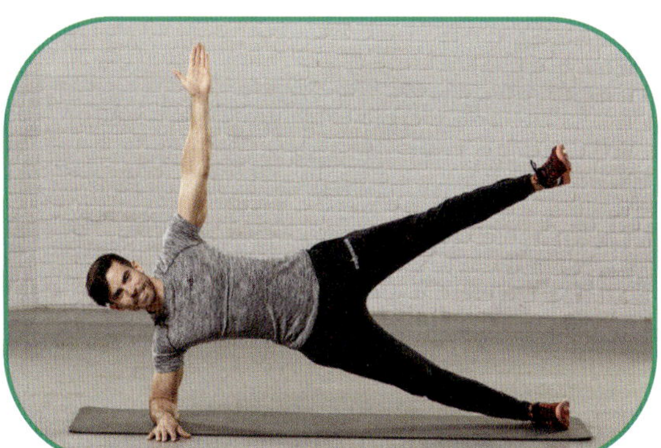

Kommen Sie in die Position des Seitstützes. Spreizen Sie zusätzlich das rechte Bein nach oben ab. Halten Sie die Position.

Stabiler Rumpf

Erhöhter Seitstütz

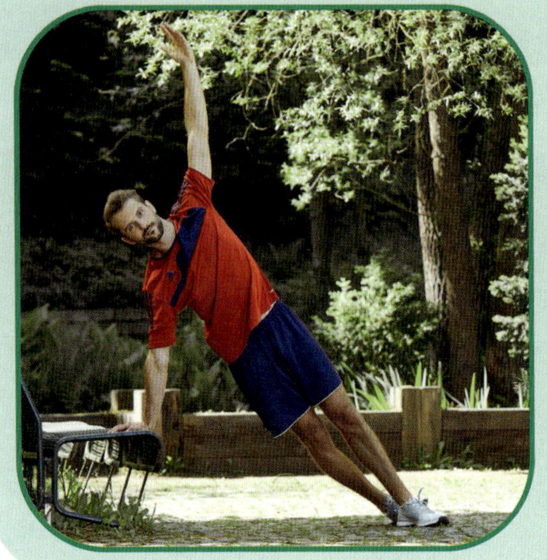

Greifen Sie mit einer Hand den vorderen Rand der Sitzfläche einer Parkbank. Der Arm ist dabei gestreckt. Die Schulter befindet sich über dem Handgelenk. Der Körper ist in einer Linie. Strecken Sie den freien anderen Arm senkrecht nach oben. Halten Sie die Position.

Einbeiniger Seitstütz

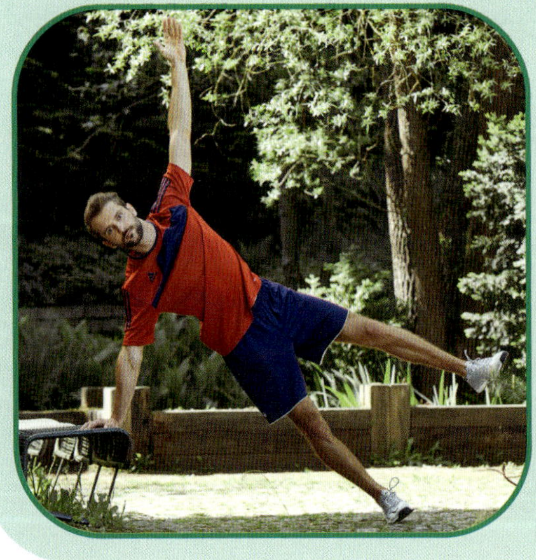

Nehmen Sie den Seitstütz an einer Parkbank ein. Spreizen Sie zusätzlich das obere Bein nach oben ab. Halten Sie die Position.

HINWEIS

Mehr Instabilität durch das abgespreizte Bein bedeutet gleichzeitig eine größere Beanspruchung der Rumpfmuskulatur. Die Übung wird somit intensiver. Außerdem wird durch das Anheben des Beins die Gesäßmuskulatur trainiert.

Bergsteiger mit Miniband

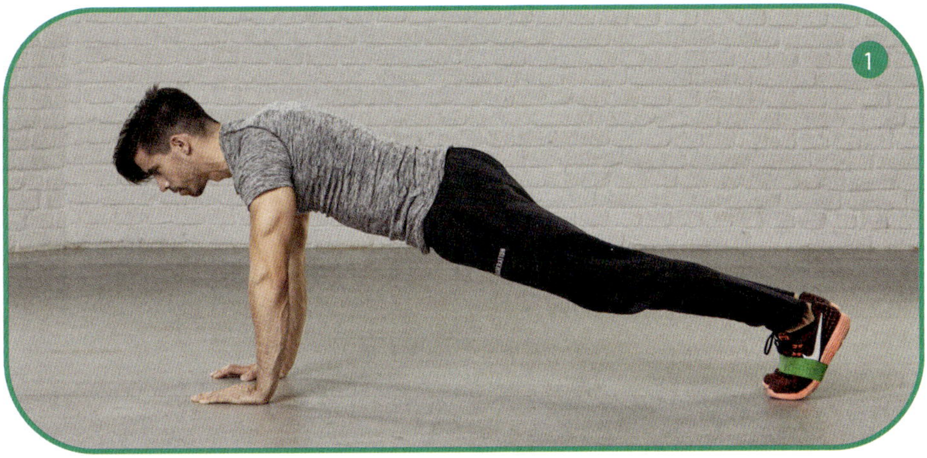

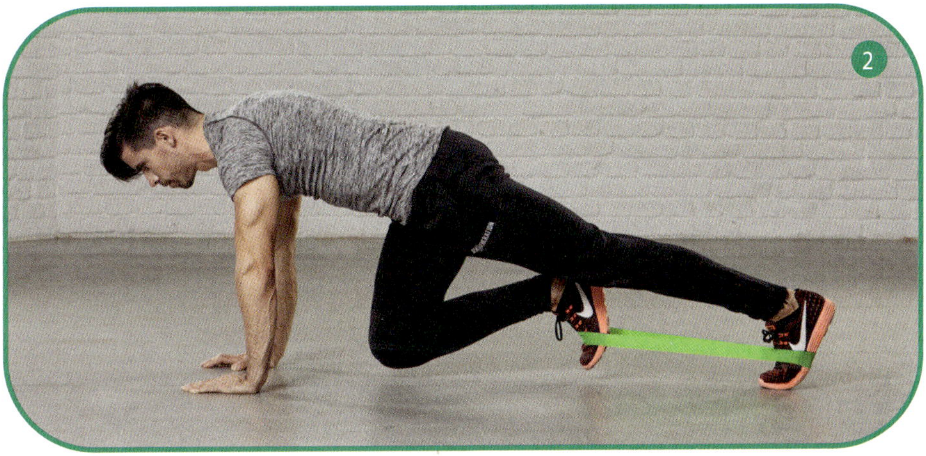

1 Platzieren Sie das Miniband im Mittelfußbereich der Füße und kommen Sie in die Liegestützposition. Die Füße sind etwa hüftbreit geöffnet, die Handgelenke befinden sich direkt unter den Schultergelenken. Halten Sie Rumpf und Gesäß auf Spannung und den Körper in einer Linie. Ziehen Sie den Bauchnabel Richtung Wirbelsäule.

2 Ziehen Sie nun in einem dynamischen Wechsel rechtes und linkes Knie Richtung Brustkorb.

Stabiler Rumpf

Erhöhter Bergsteiger

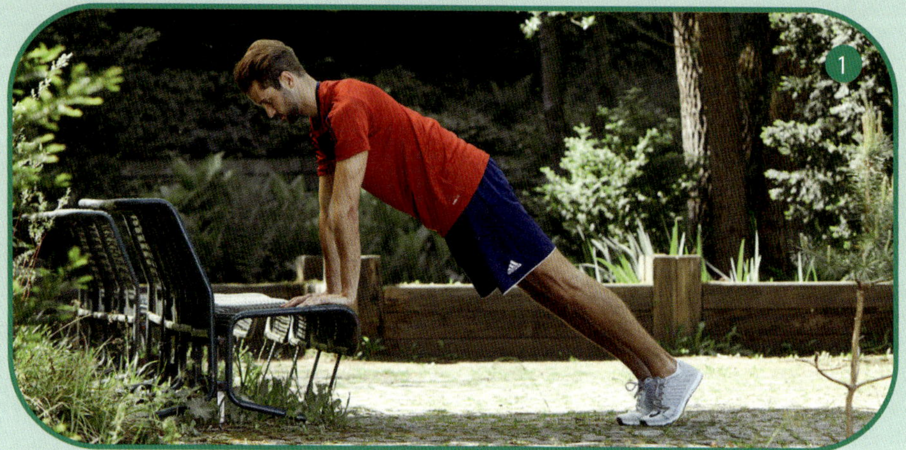

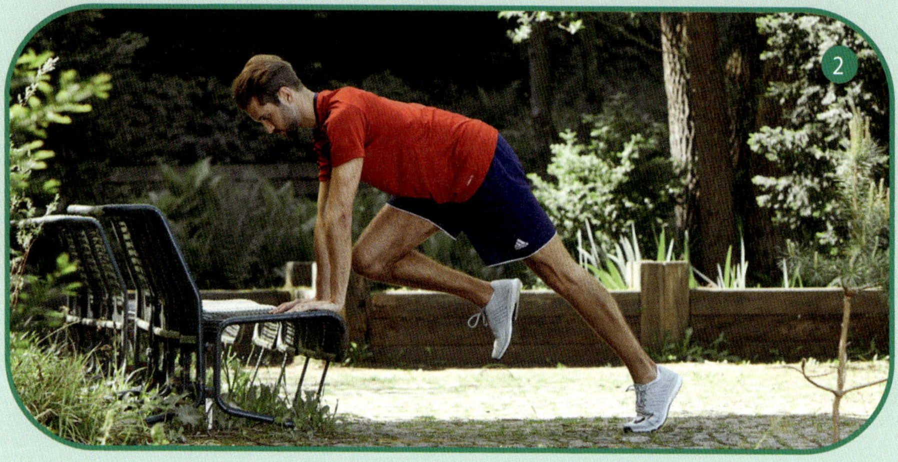

1 Greifen Sie mit beiden Händen schulterbreit den vorderen Rand der Sitzfläche einer Parkbank und kommen Sie in die Liegestützposition. Die Handgelenke befinden sich direkt unter den Schultergelenken. Die Füße sind etwa hüftbreit geöffnet. Halten Sie Rumpf und Gesäß auf Spannung und den Körper in einer Linie. Ziehen Sie den Bauchnabel Richtung Wirbelsäule.

2 Ziehen Sie nun in einem dynamischen Wechsel rechtes und linkes Knie Richtung Brustkorb.

Rumpfrotation mit Gymnastikball

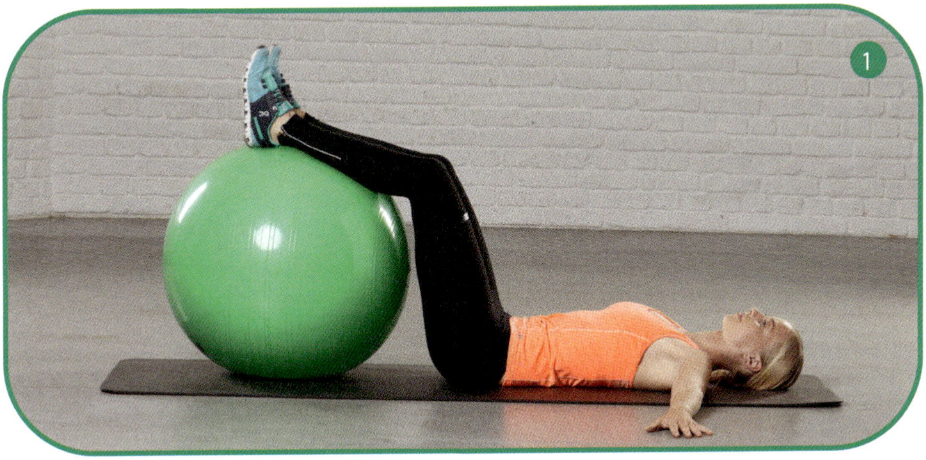

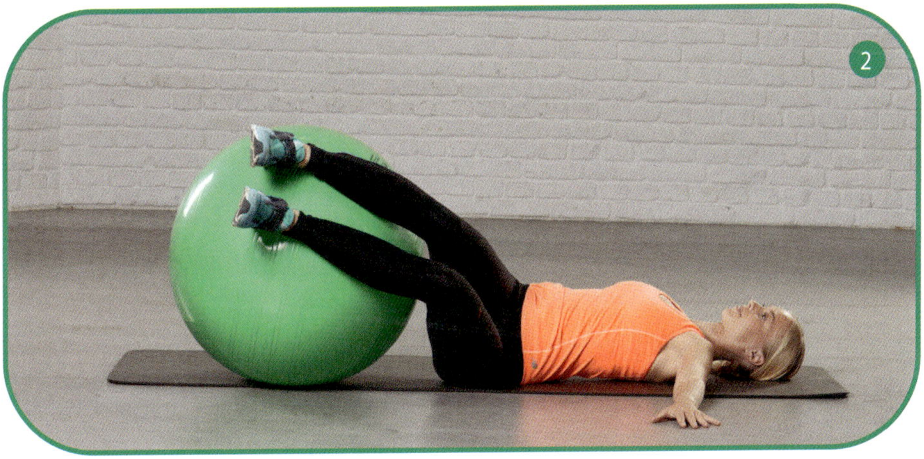

1 Kommen Sie in eine Rückenlage. Strecken Sie die Arme zur Seite aus. Die Handflächen halten den Kontakt zum Boden. Legen Sie die Unterschenkel auf dem Gymnastikball ab. Die Oberschenkelrückseite hält ebenfalls den Kontakt zum Ball.

2 Pendeln Sie nun den Ball im Wechsel zur rechten und linken Seite. Halten Sie dabei den Rumpf auf Spannung.

HINWEIS
Beide Schulterblätter behalten während der kompletten Bewegungsausführung den Kontakt zum Boden.

Rumpfrotation mit angehobenem Gymnastikball

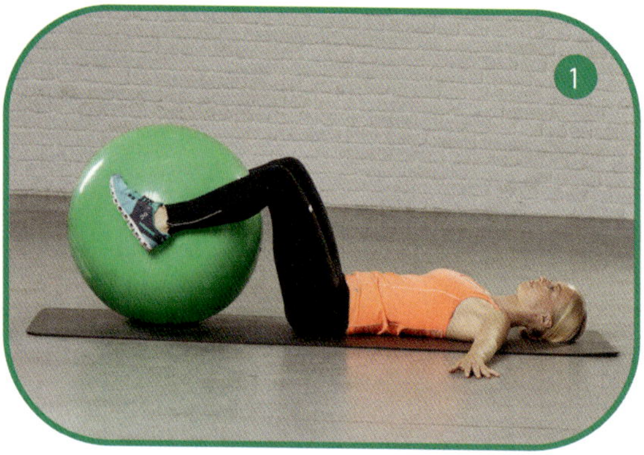

Kommen Sie in eine Rückenlage. Strecken Sie die Arme zur Seite aus. Die Handflächen halten den Kontakt zum Boden. Klemmen Sie den Gymnastikball zwischen die Unterschenkel.

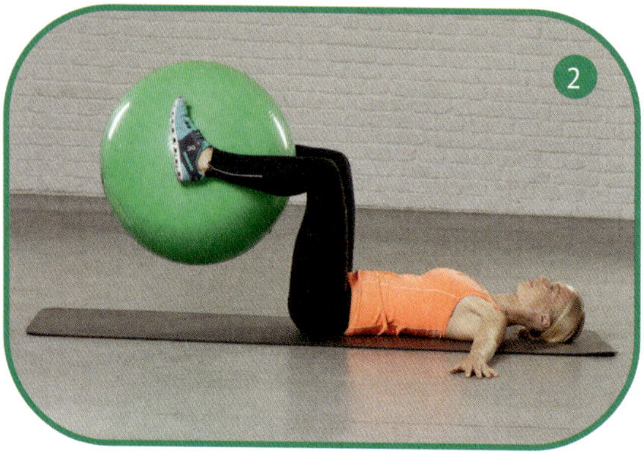

Heben Sie den Gymnastikball vom Boden ab. Die Oberschenkel befinden sich in der Senkrechten, die Unterschenkel in der Waagrechten.

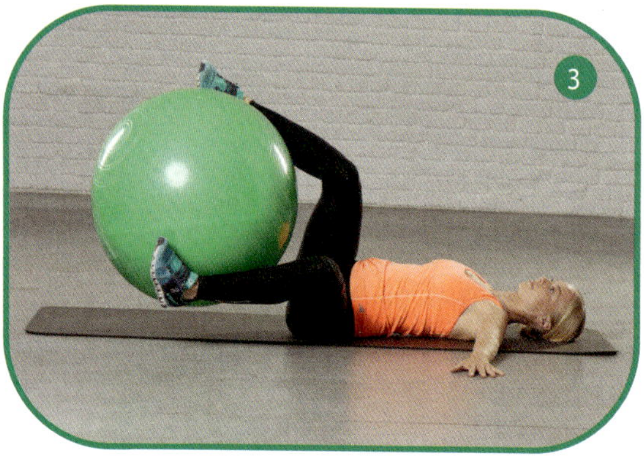

Pendeln Sie nun den Ball im Wechsel zur rechten und linken Seite. Halten Sie dabei den Rumpf auf Spannung.

HINWEIS

Pendeln Sie nur so weit zur Seite, wie Sie die Bewegung kontrolliert ausführen können. Beide Schulterblätter behalten während der kompletten Bewegungsausführung den Kontakt zum Boden.

Gestreckte Rumpfrotation mit Gymnastikball

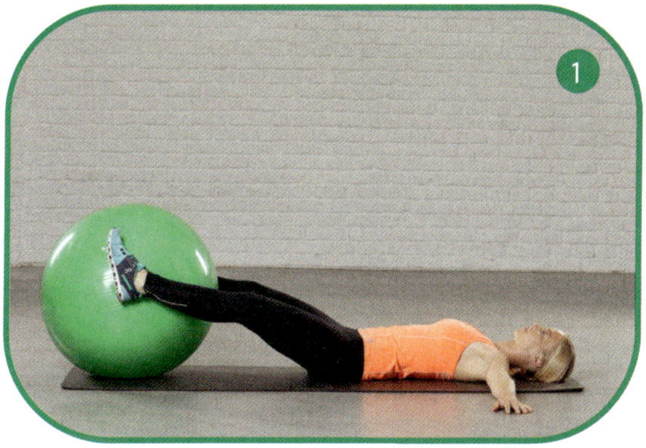

Kommen Sie in eine Rückenlage. Strecken Sie die Arme zur Seite aus. Die Handflächen halten den Kontakt zum Boden. Klemmen Sie den Gymnastikball zwischen die Füße. Die Beine sind fast gestreckt.

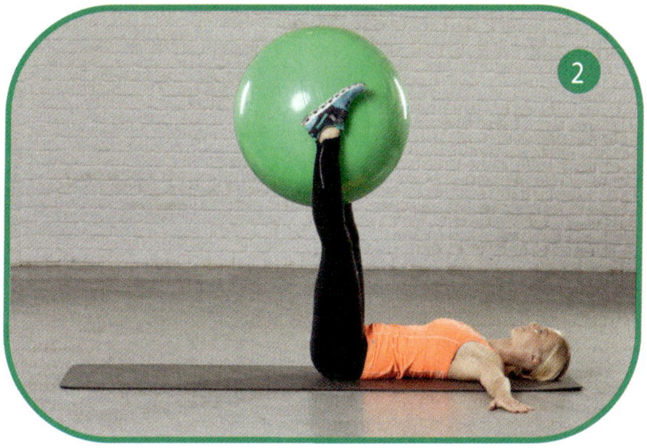

Heben Sie den Gymnastikball vom Boden ab und strecken Sie die Beine senkrecht nach oben.

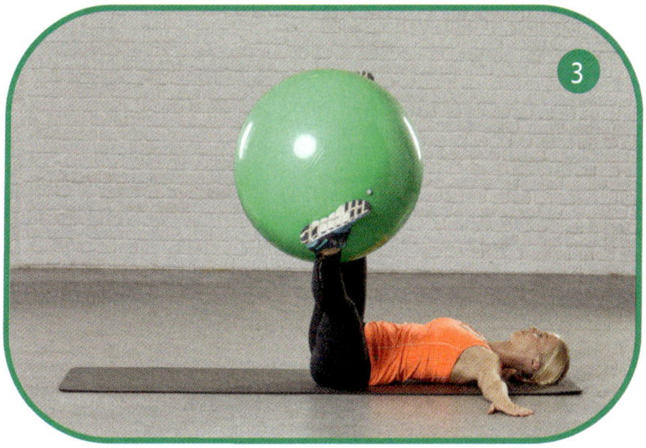

Pendeln Sie nun den Ball mit gestreckten Beinen im Wechsel zur rechten und linken Seite. Halten Sie dabei den Rumpf auf Spannung.

HINWEIS

Pendeln Sie nur so weit zur Seite, wie Sie die Bewegung kontrolliert ausführen können. Beide Schulterblätter behalten während der kompletten Bewegungsausführung den Kontakt zum Boden.

Gestrecktes einseitiges Beinsenken

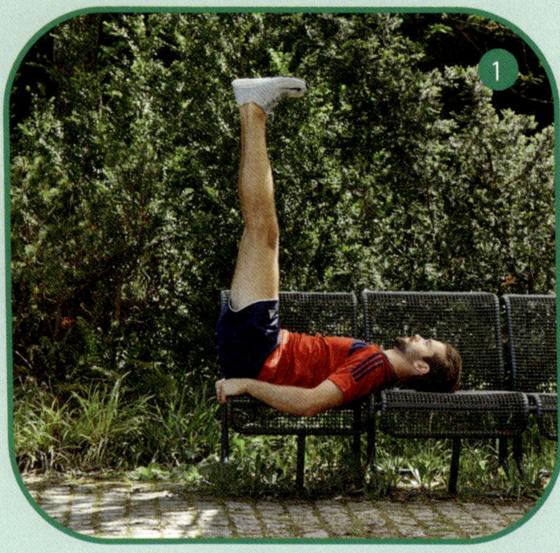

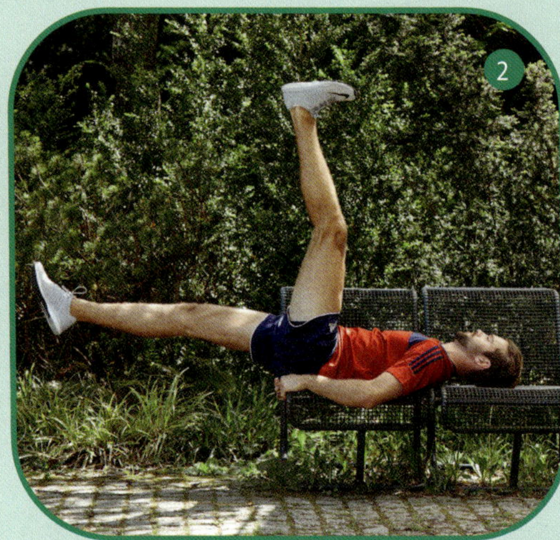

1 Kommen Sie auf einer Parkbank so in die Rückenlage, dass sich das Gesäß an einem Ende der Bank befindet. Greifen Sie jeweils seitlich mit den Händen die äußere Strebe der Bank und halten Sie sich dort fest. Heben Sie beide Beine senkrecht nach oben an. Ihr Kopf liegt entspannt auf der Bank.

2 Senken Sie nun im Wechsel das rechte und das linke Bein bis zur Waagrechten ab. Halten Sie dabei den Rumpf auf Spannung.

HINWEIS

Der untere Rücken sollte während der kompletten Bewegungsausführung den Kontakt zur Parkbank behalten. Sollte dies zu Beginn nicht gelingen, dann senken Sie die Beine nur bis zu dem Punkt ab, an dem Sie den Kontakt halten können.

Gestrecktes Beinsenken

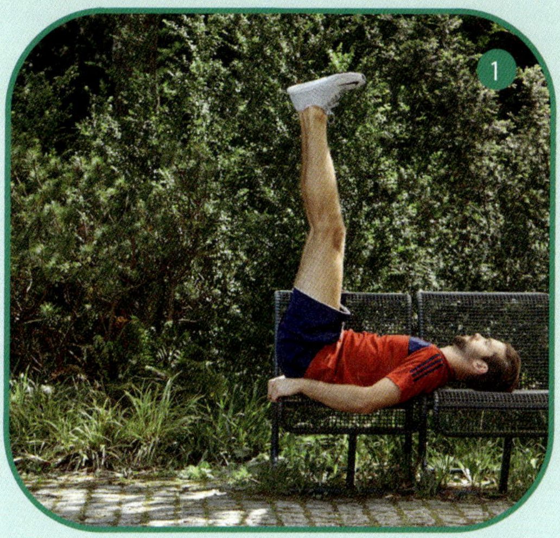

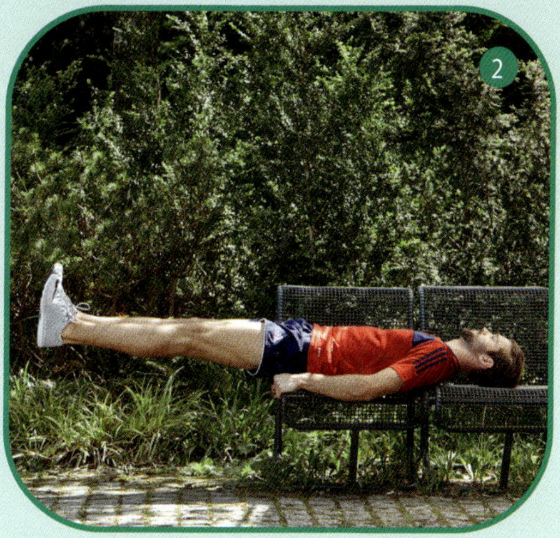

1. Kommen Sie auf einer Parkbank so in die Rückenlage, dass sich das Gesäß an einem Ende der Bank befindet. Greifen Sie jeweils seitlich mit den Händen die äußere Strebe der Bank und halten Sie sich dort fest. Heben Sie beide Beine senkrecht nach oben an. Ihr Kopf liegt entspannt auf der Bank.

2. Senken Sie beide Beine kontrolliert bis zur Waagrechten ab. Kommen Sie danach wieder zurück in die Senkrechte.

HINWEIS

Der untere Rücken sollte während der kompletten Bewegungsausführung den Kontakt zur Parkbank behalten. Sollte dies zu Beginn nicht gelingen, dann senken Sie die Beine nur bis zu dem Punkt ab, an dem Sie den Kontakt halten können. Führen Sie die komplette Bewegung langsam und kontrolliert aus.

Zweipunktstütz

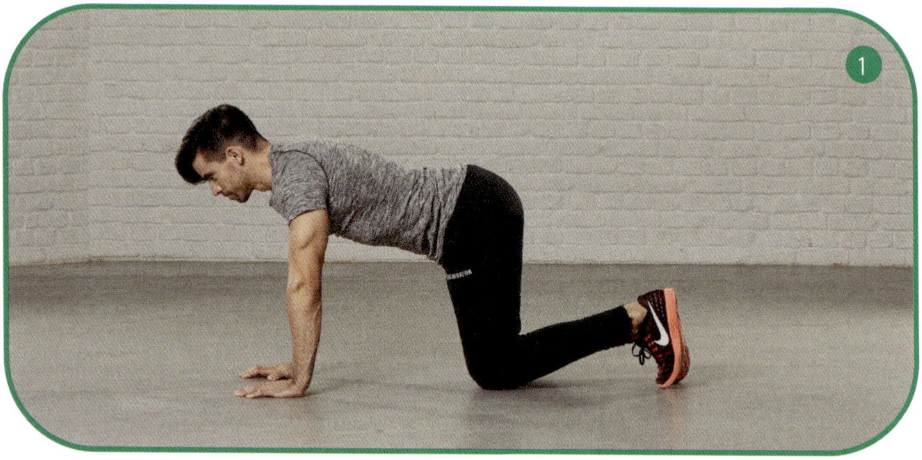

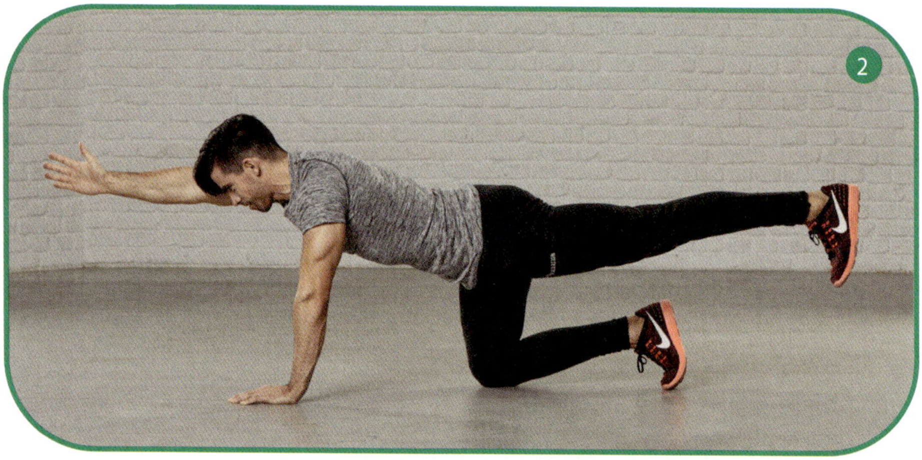

1. Kommen Sie in den Vierfüßlerstand mit hüftbreit geöffneten Knien und Füßen. Die Hände befinden sich direkt unter den Schultergelenken, die Knie sind unter den Hüften.

2. Strecken Sie nun einen Arm und das gegenüberliegende Bein von sich weg, sodass der Körper von der Ferse bis zu den Fingerspitzen in einer Linie ist. Das Becken bleibt parallel zum Boden ausgerichtet. Halten Sie die Position.

Brett mit Gymnastikball

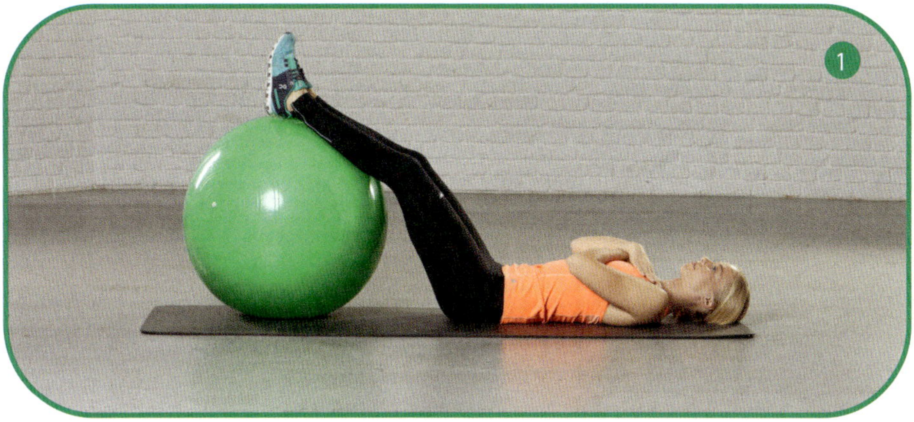

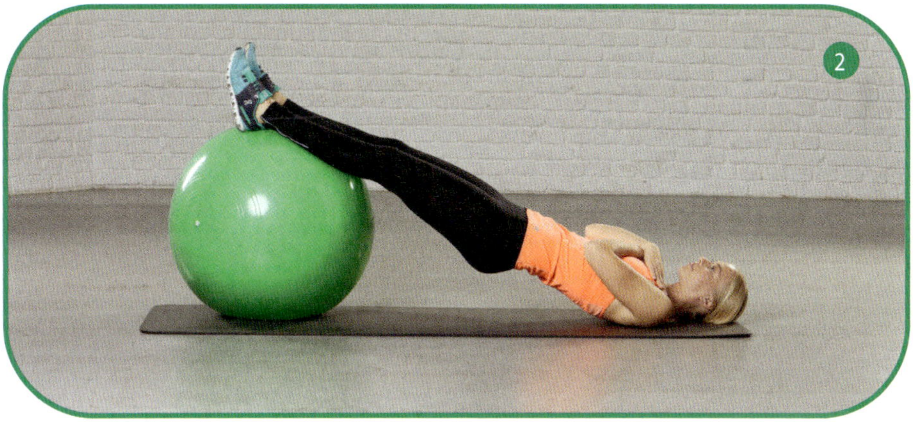

1 Kommen Sie in eine Rückenlage. Legen Sie beide Fersen auf dem Gymnastikball auf. Die Beine sind gestreckt. Verschränken Sie die Arme über dem Brustkorb, die Hände liegen an den Schultern.

2 Heben Sie nun durch Aktivierung der Gesäßmuskulatur das Becken so weit wie möglich nach oben an, sodass sich der Köper von den Fersen bis zu den Schultern in einer Linie befindet. Halten Sie die Position.

TIPP

Sollte es Ihnen zunächst nicht gelingen, die Balance zu halten, können Sie die Arme zur Stabilisierung seitlich entlang des Körpers ablegen. Die Handflächen halten dabei den Kontakt zum Boden.

Stehende Kreisbewegung mit Superband

1 Legen Sie das Superband etwa auf Brusthöhe um einen Laternenpfosten oder eine vergleichbare Befestigungsmöglichkeit. Greifen Sie das Band mit verschränkten Händen so, als würden Sie einen Rührbesen halten. Stellen Sie sich seitlich zum Pfosten auf. Strecken Sie die Arme auf Brusthöhe nach vorn und bringen Sie das Band bereits auf eine Grundspannung, indem Sie sich vom Pfosten entfernen. Beugen Sie leicht die Knie und neigen Sie den Oberkörper etwas nach vorn. Der Rücken bleibt gestreckt.

2 Beginnen Sie nun, mit den Händen eine Kreisbewegung auszuführen, als würden Sie in einem Kochtopf rühren. Ziehen Sie die Arme gegen den Uhrzeigersinn so weit wie möglich nach links.

3 Dann führen Sie die Arme nah an der Brust vorbei zur anderen Seite.

4 Aus dieser Position strecken Sie die Arme wieder nach vorn und machen diesmal eine komplette Kreisbewegung im Uhrzeigersinn. Fahren Sie im Wechsel fort.

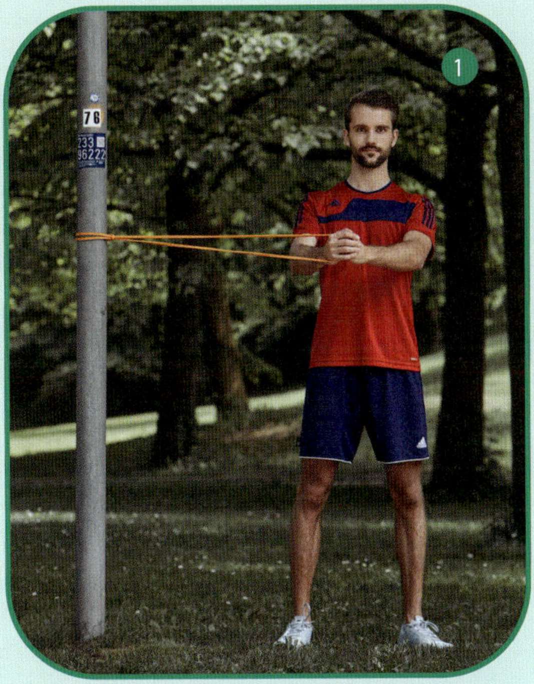
1

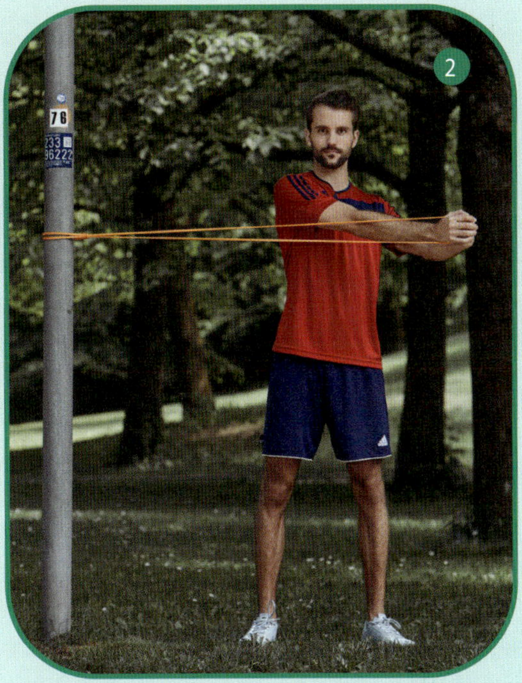
2

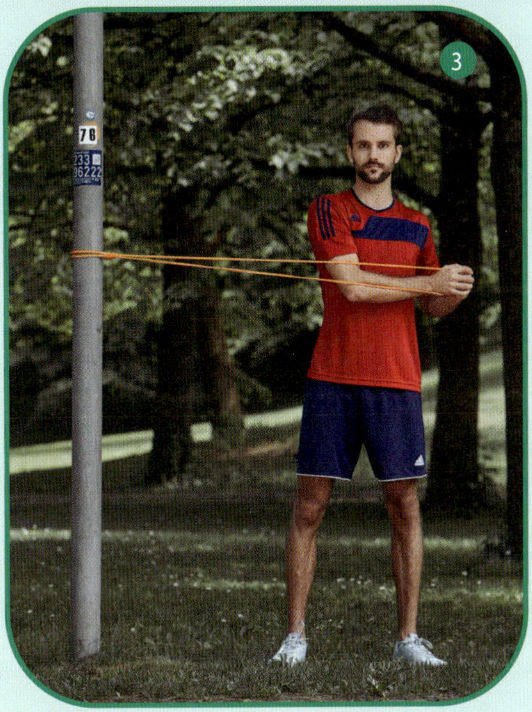
3

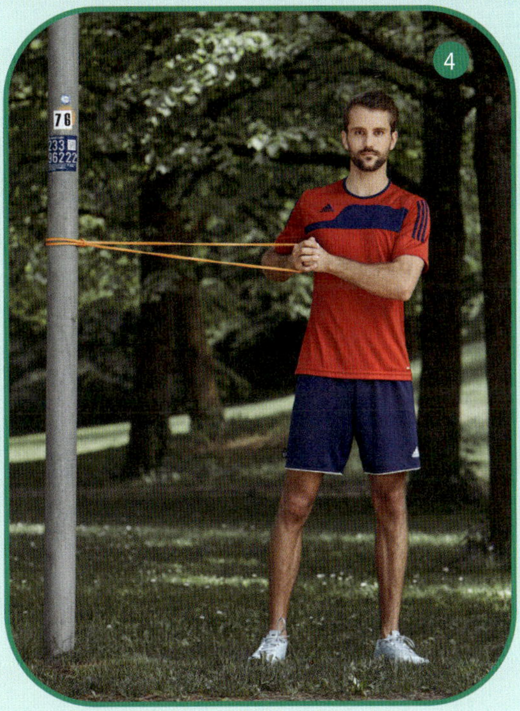
4

Klappmesser mit Gymnastikball

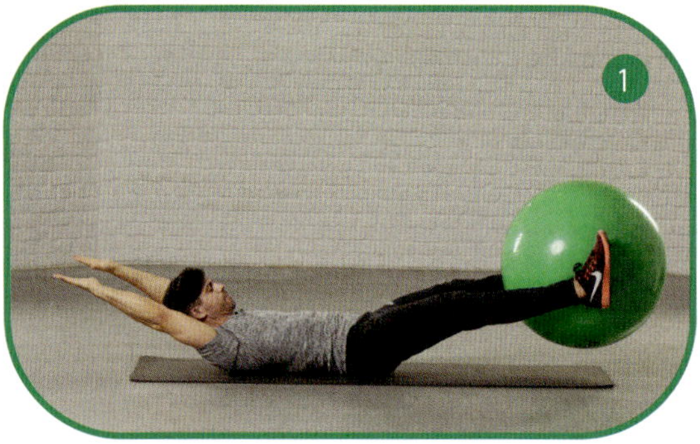

Kommen Sie in eine Rückenlage. Klemmen Sie den Gymnastikball zwischen den Füßen ein und heben Sie den Ball nur wenige Zentimeter vom Boden ab. Strecken Sie die Arme über den Kopf nach hinten.

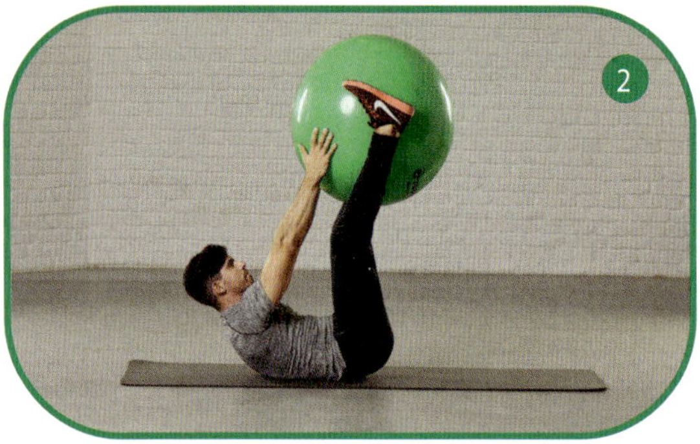

Führen Sie nun die gestreckten Arme und Beine über dem Rumpf zusammen. Greifen Sie den Ball mit den Händen.

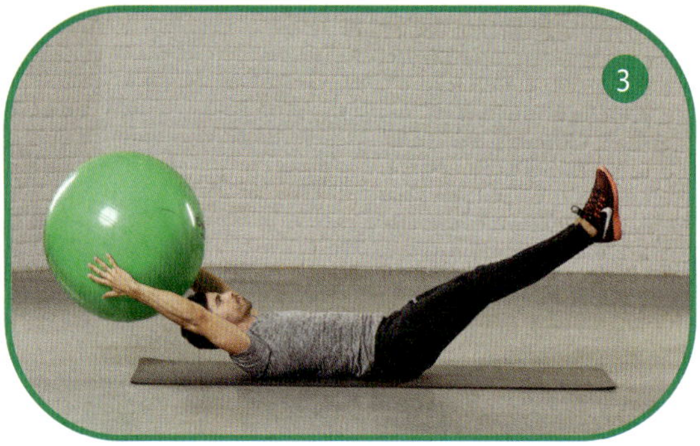

Dann senken Sie den Oberkörper mit gestreckten Armen sowie den Ball und die gestreckten Beine wieder ab, ohne abzulegen, und wiederholen den Ablauf.

HINWEIS

Der untere Rücken sollte während der kompletten Bewegungsausführung den Kontakt zum Boden behalten. Sollte dies zu Beginn nicht gelingen, dann senken Sie die Beine nur bis zu dem Punkt ab, an dem Sie den Kontakt halten können.

Liegestütz

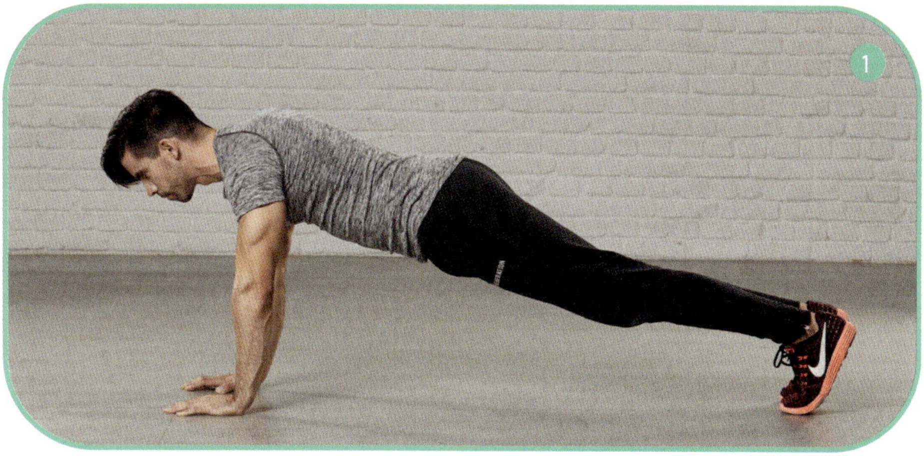

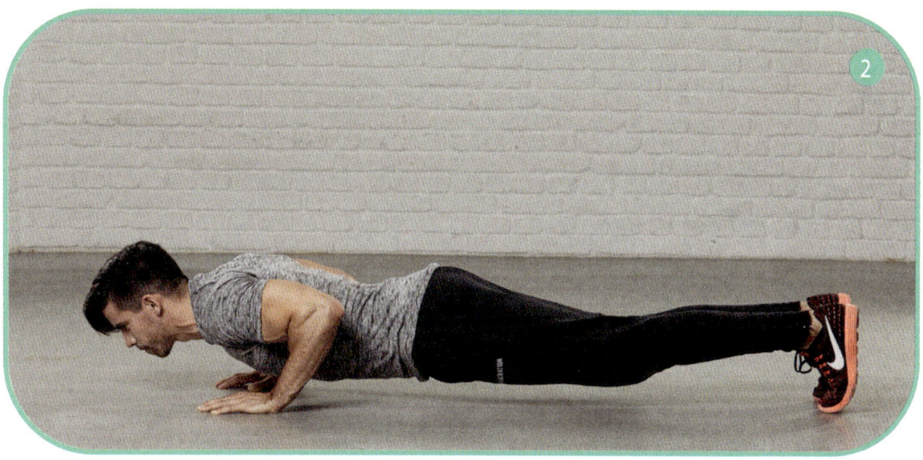

1 Kommen Sie in die Liegestützposition mit schulterbreit geöffneten Händen. Die Handgelenke befinden sich direkt unter den Schultergelenken. Halten Sie Rumpf und Gesäß auf Spannung und den Körper in einer Linie. Ziehen Sie den Bauchnabel Richtung Wirbelsäule.

2 Führen Sie einen Liegestütz aus, indem Sie die Arme beugen und den Körper möglichst weit absenken. Die Arme bleiben eng am Oberkörper. Dann drücken Sie sich wieder nach oben.

HINWEIS

Sprung-, Knie-, Hüftgelenke, Schultern und Ohrläppchen befinden sich während der kompletten Bewegungsausführung immer in einer Linie.

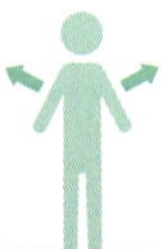

Druckübungen

Erhöhter Liegestütz

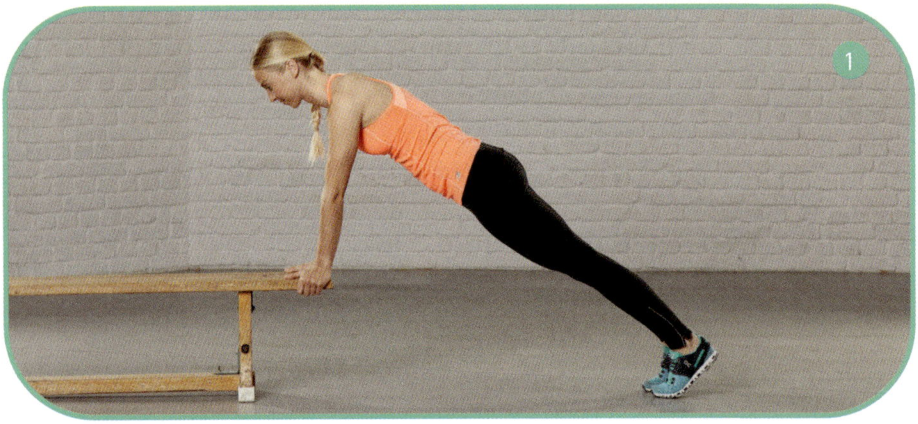

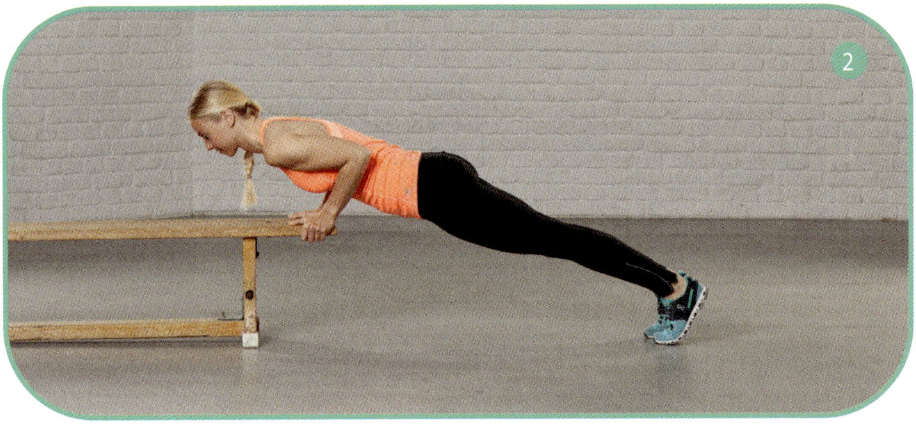

1. Setzen Sie beide Hände etwa schulterbreit auf einem Stuhl, einer Bank oder einem Couchtisch auf. Die Handgelenke befinden sich direkt unter den Schultergelenken. Die Füße sind etwa hüftbreit geöffnet. Halten Sie Rumpf und Gesäß auf Spannung und den Körper in einer Linie. Ziehen Sie den Bauchnabel Richtung Wirbelsäule.

2. Führen Sie einen Liegestütz aus, indem Sie die Arme beugen und den Körper möglichst weit absenken. Die Arme bleiben eng am Oberkörper. Dann drücken Sie sich wieder nach oben.

Erhöhter Liegestütz

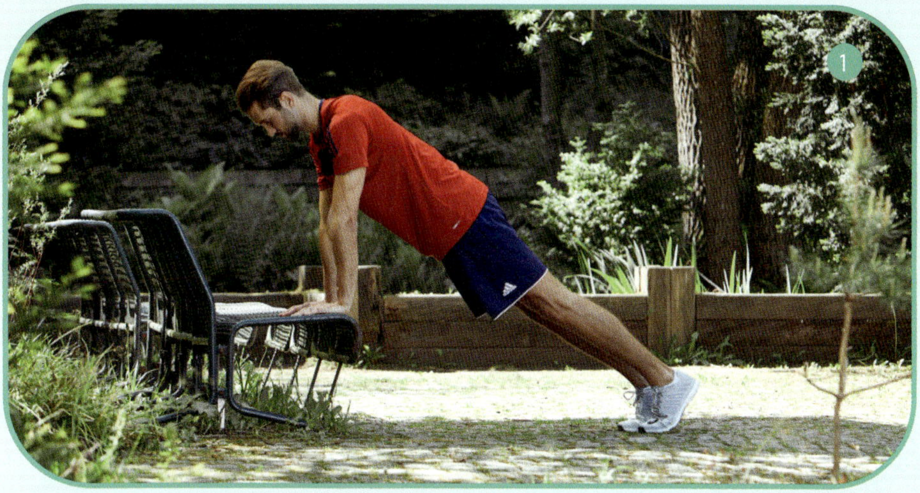

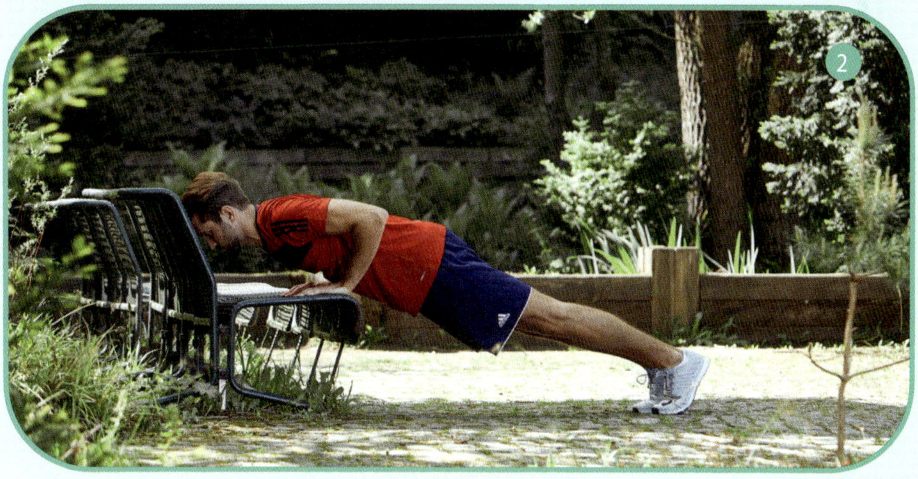

1 Setzen Sie beide Hände etwa schulterbreit auf der vorderen Kante der Sitzfläche einer Parkbank auf.

2 Führen Sie anschließend einen Liegestütz aus.

Druckübungen

Negative Liegestütz

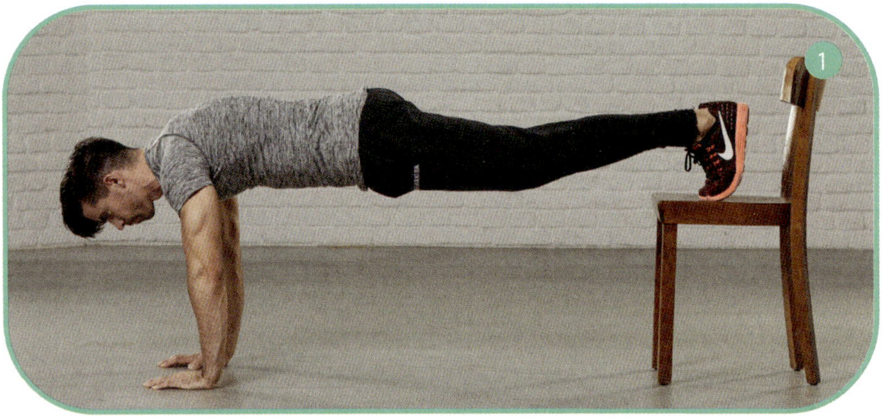

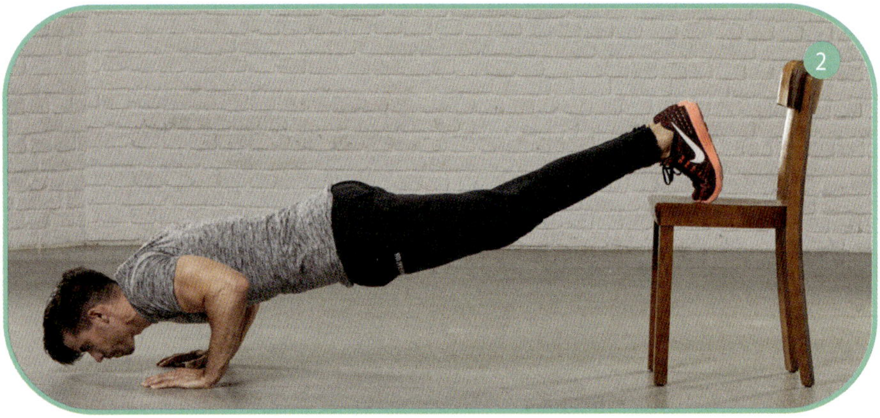

1 Setzen Sie beide Füße auf einem Stuhl auf. Die Hände haben etwa einen schulterbreiten Abstand auf dem Boden. Halten Sie Rumpf und Gesäß auf Spannung und den Körper in einer Linie.

2 Führen Sie einen Liegestütz aus, indem Sie die Arme beugen und den Körper möglichst weit absenken. Die Arme bleiben eng am Oberkörper. Dann drücken Sie sich wieder nach oben.

TIPP

Je höher die Füße aufgesetzt sind, desto schwieriger und intensiver ist die Ausführung. Das Ganze gilt natürlich auch umgekehrt. Sollte die Übung mit auf dem Stuhl aufgesetzten Füßen zu schwierig sein, können Sie die Füße zunächst auf einem etwas niedrigeren Gegenstand aufsetzen, beispielsweise auf einem Wäschekorb, einem Bücherstapel oder einer niedrigen stabilen Kiste.

Liegestütz mit Superband

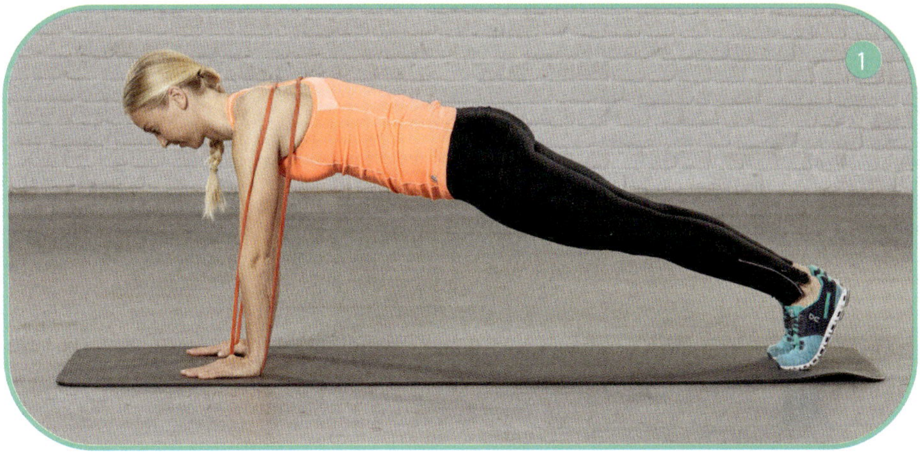

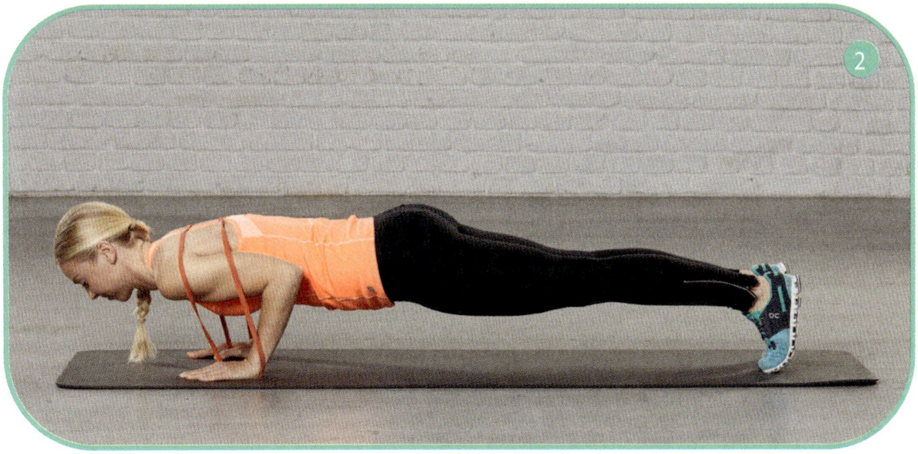

1 Legen Sie das Superband um die Schulterpartie und greifen Sie es mit den Händen. Kommen Sie dann in die Liegestützposition mit schulterbreit geöffneten Händen und hüftbreit geöffneten Füßen. Halten Sie Rumpf und Gesäß auf Spannung und den Körper in einer Linie.

2 Führen Sie einen Liegestütz aus, indem Sie die Arme beugen und den Körper möglichst weit absenken. Die Arme bleiben eng am Oberkörper. Dann drücken Sie sich gegen den Widerstand des Bandes wieder nach oben.

HINWEIS

Je kürzer Sie das Band greifen, desto intensiver wird die Übung.

Vertikaler Liegestütz

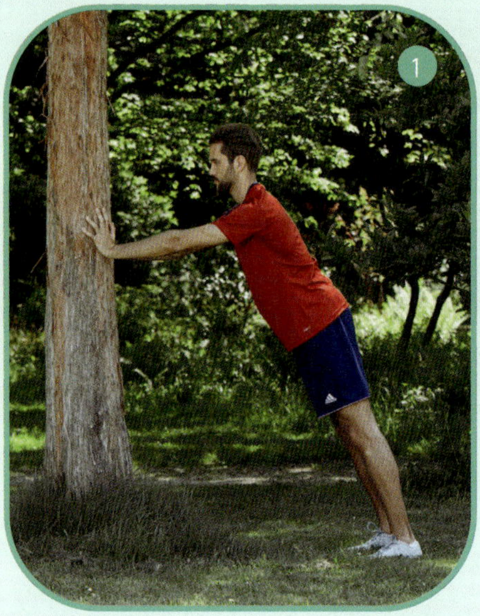

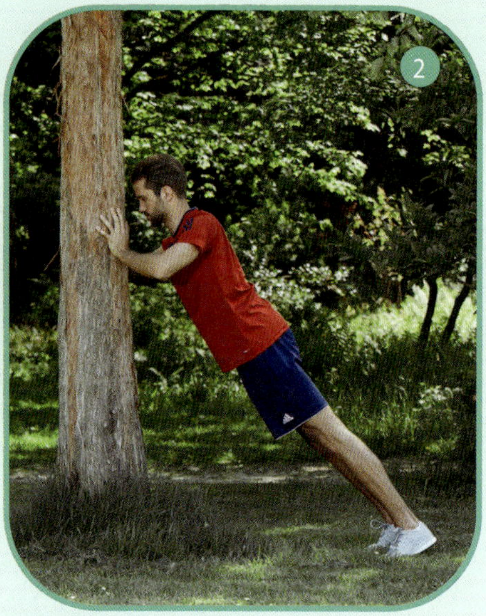

1. Stellen Sie sich mit Blick zu einem Baumstamm so auf, dass Sie sich mit den Handflächen und gestreckten Armen am Stamm abstützen können. Die Füße sind etwas weiter vom Stamm entfernt als die gestreckten Arme. Halten Sie Rumpf und Gesäß auf Spannung und den Körper in einer Linie.

2. Führen Sie einen Liegestütz aus, indem Sie die Arme beugen und den Körper in Richtung Baum absenken. Die Arme bleiben eng am Oberkörper. Dann drücken Sie sich wieder nach oben in die Ausgangsposition.

HINWEIS

Je nachdem, wie weit die Hände geöffnet sind, verändert sich der Schwerpunkt der eingesetzten Muskulatur. Je enger die Hände, desto mehr trainieren Sie den Trizeps, je weiter, desto stärker ist die Brustmuskulatur involviert.

TIPP

Je größer der Abstand der Füße zum Baum, desto schwieriger und intensiver ist die Übung. Das Ganze gilt natürlich auch umgekehrt. Verringern Sie den Abstand zum Baum, so wird die Übung einfacher in der Ausführung.

Erhöhter Spiderman-Liegestütz

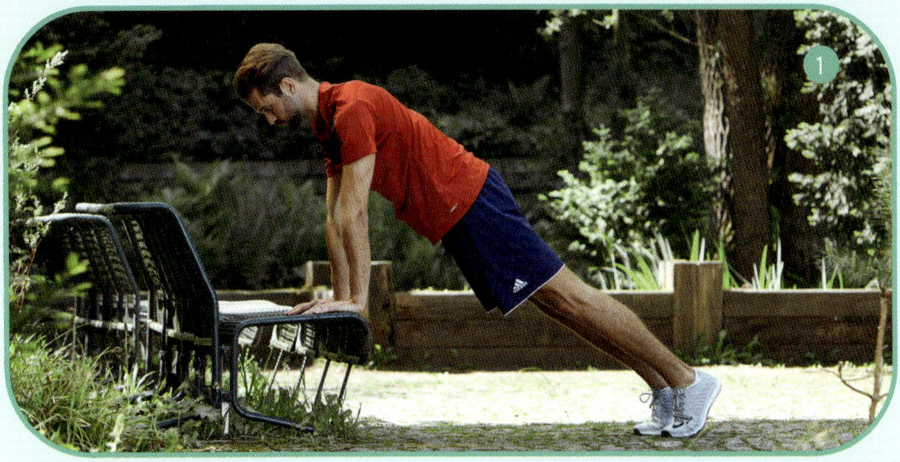

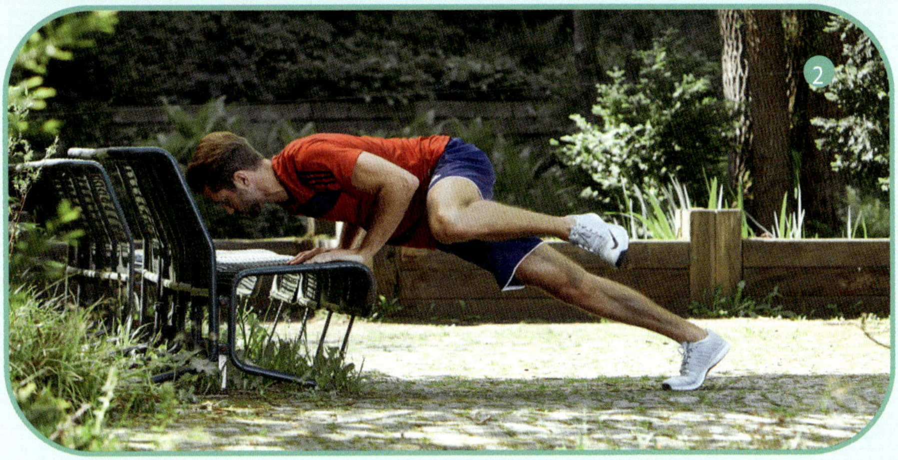

1 Setzen Sie beide Hände etwa schulterbreit auf der vorderen Kante der Sitzfläche einer Parkbank auf. Die Handgelenke befinden sich direkt unter den Schultergelenken. Die Füße sind etwa hüftbreit geöffnet. Halten Sie Rumpf und Gesäß auf Spannung und den Körper in einer Linie.

2 Führen Sie einen Liegestütz aus, indem Sie die Arme beugen und den Körper möglichst weit absenken. Zur gleichen Zeit führen Sie ein Knie in einer Halbkreisbewegung nach vorn außen. Dann drücken Sie sich wieder nach oben und stellen gleichzeitig das Bein ab. Führen Sie den Spiderman-Liegestütz zur anderen Seite aus und fahren Sie im Wechsel fort.

Verlagerter Liegestütz

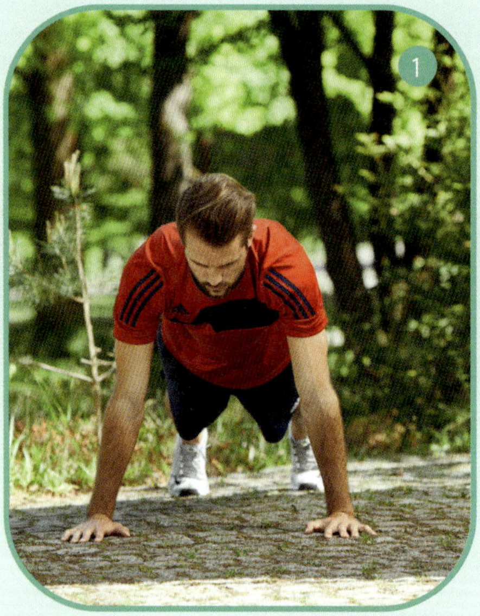

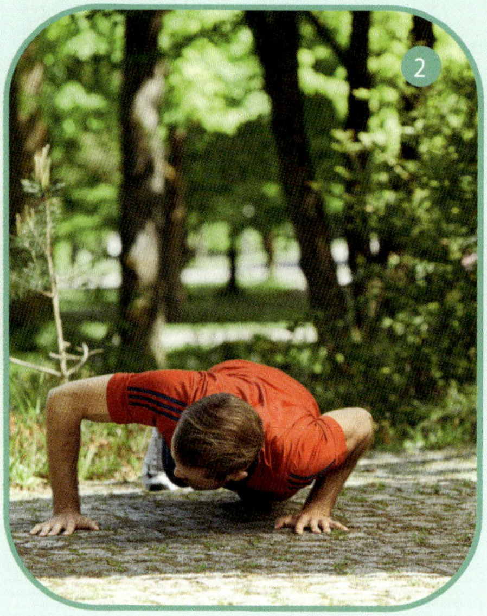

1. Setzen Sie beide Hände etwa schulterbreit auf dem Boden auf. Die Handgelenke befinden sich direkt unter den Schultergelenken. Die Füße sind etwa hüftbreit geöffnet. Halten Sie Rumpf und Gesäß auf Spannung und den Körper in einer Linie.

2. Beugen Sie die Ellbogen und führen Sie dabei eine Schulter nah an das Handgelenk heran, sodass Sie auf dieser Seite tiefer sind als auf der anderen. Drücken Sie sich wieder nach oben und kommen Sie zur anderen Seite tief. Fahren Sie im Wechsel fort.

Dip

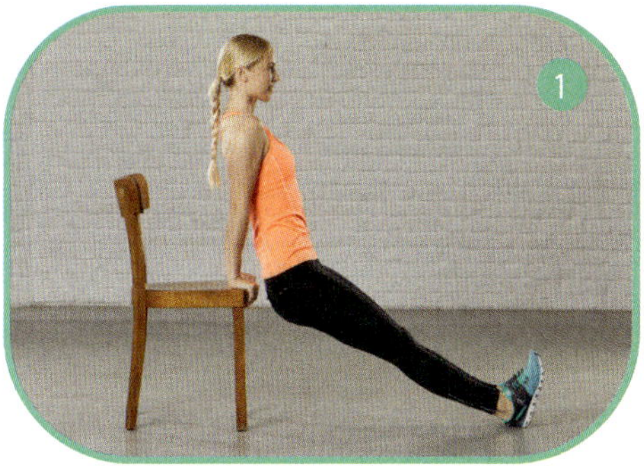

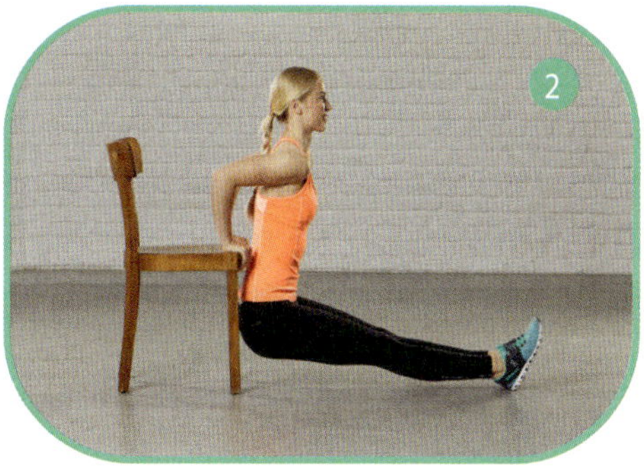

1 Stellen Sie sich mit dem Rücken zu einem Stuhl, kommen Sie in die Knie und stützen Sie sich mit beiden Händen etwa schulterbreit auf der vorderen Kante der Sitzfläche ab. Strecken Sie die Beine nach vorn. Die Fersen sind etwa hüftbreit aufgestellt.

2 Senken Sie den Oberkörper ab, indem Sie die Ellbogen beugen. Dann drücken Sie sich wieder nach oben.

Dip

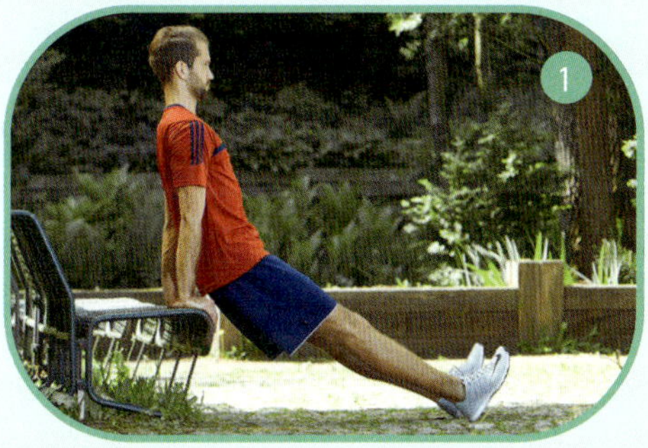

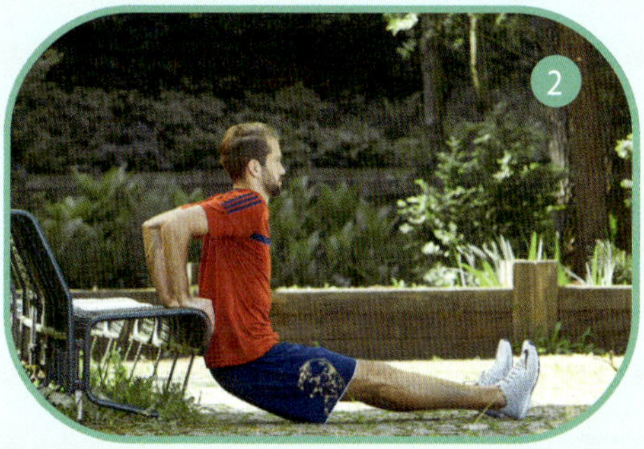

1 Stellen Sie sich mit dem Rücken zu einer Parkbank auf und nehmen Sie die Position wie oben beschrieben ein.

2 Führen Sie anschließend den Dip aus.

Einbeiniger Dip

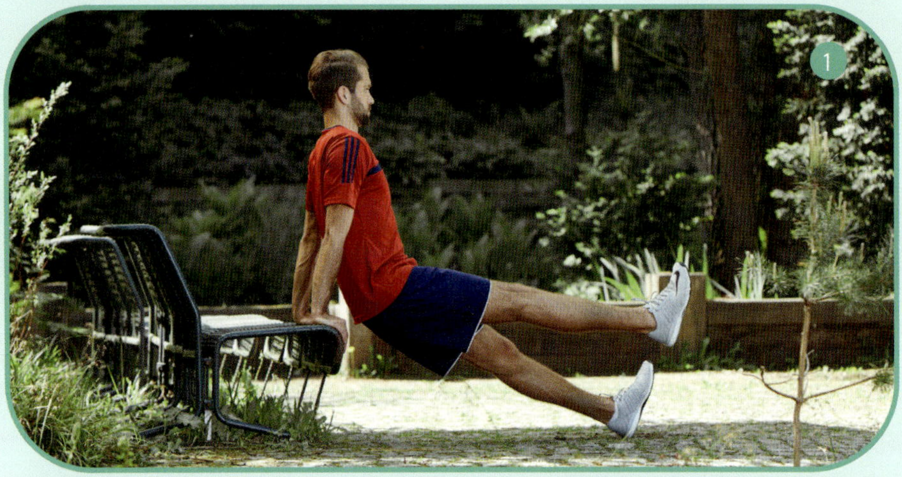

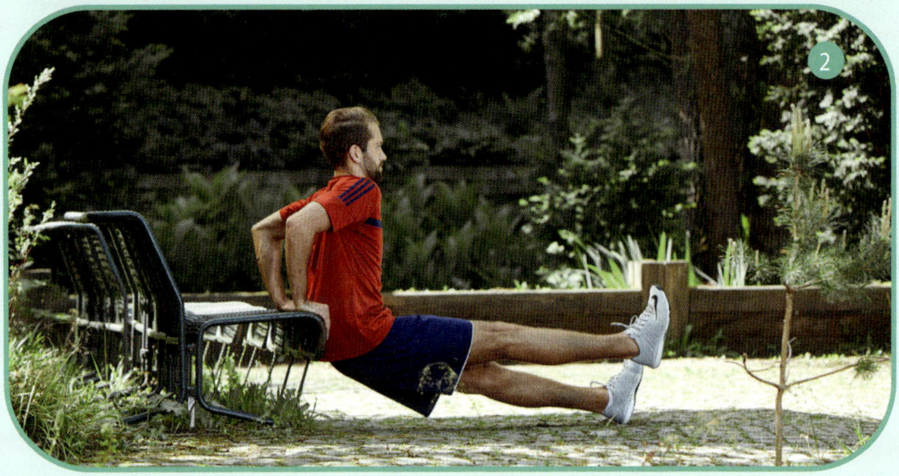

1 Stellen Sie sich mit dem Rücken zu einer Parkbank auf, kommen Sie in die Knie und stützen Sie beide Hände auf der vorderen Kante der Sitzfläche ab. Strecken Sie die Beine nach vorn und stellen Sie die Fersen etwa hüftbreit auf. Heben Sie ein Bein vom Boden ab.

2 Senken Sie den Oberkörper ab, indem Sie die Ellbogen beugen. Dann drücken Sie sich wieder nach oben. Wiederholen Sie den Dip abwechselnd mit dem linken und dem rechten Fuß in der Luft.

Schulterdrücken mit Superband

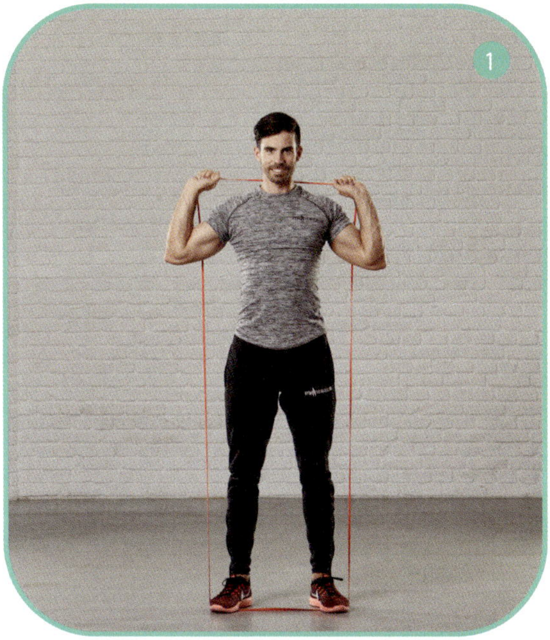

Stellen Sie sich mit beiden Füßen auf das Superband und nehmen Sie einen stabilen, etwa hüftbreiten Stand ein. Umgreifen Sie mit den Händen das Band von unten und führen Sie es hinter den Kopf in den Nacken. Die Hände befinden sich knapp über den Schultern.

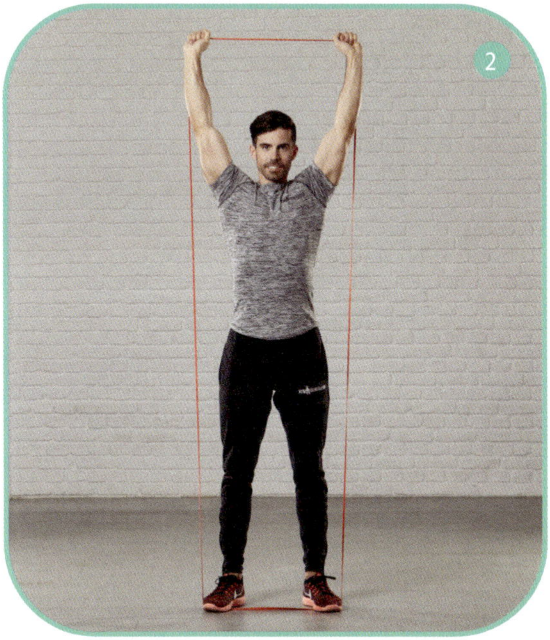

Strecken Sie nun gegen den Widerstand des Bandes die Arme nach oben. Dann geben Sie dem Band kontrolliert nach, indem Sie die Arme wieder absenken.

Schulterdrücken mit Gewicht

1. Kommen Sie in einen stabilen, etwa hüftbreiten Stand. Ein Holzpflock, ein schwerer Ast oder ein kleiner Stamm liegt vor Ihren Füßen. Kommen Sie in die Knie und umgreifen Sie ihn etwa schulterbreit mit beiden Händen von oben.
2. Nehmen Sie den Ast mit geradem Rücken auf und kommen Sie in den Stand.
3. Dann ziehen Sie den Ast auf Brusthöhe nach oben, die Ellbogen sind dabei weit außen.
4. Kippen Sie nun die Handflächen nach hinten, sodass der Ast bequem in den Handflächen ruht. Die Ellbogen sind dabei nah am Körper.
5. Strecken Sie die Arme nach oben und legen Sie den Ast so im Nacken ab, dass er hauptsächlich auf den hinteren Schultermuskeln aufliegt und nicht direkt auf den Halswirbeln.
6. Aus dieser Position führen Sie das Schulterdrücken aus. Drücken Sie den Ast kontrolliert nach oben, indem Sie die Arme strecken. Beim Absenken geben Sie dem Gewicht des Astes kontrolliert nach, indem Sie die Arme wieder absenken, den Ast jedoch nicht mehr auf den Schultern ablegen.

TIPP

Ist kein schwerer Ast oder auch kein großer Stein zur Verfügung, wenn man in einem Park trainiert, kann das Schulterdrücken alternativ mit Superband ausgeführt werden. Das Superband deshalb einfach mal beim Outdoortraining mit einpacken.

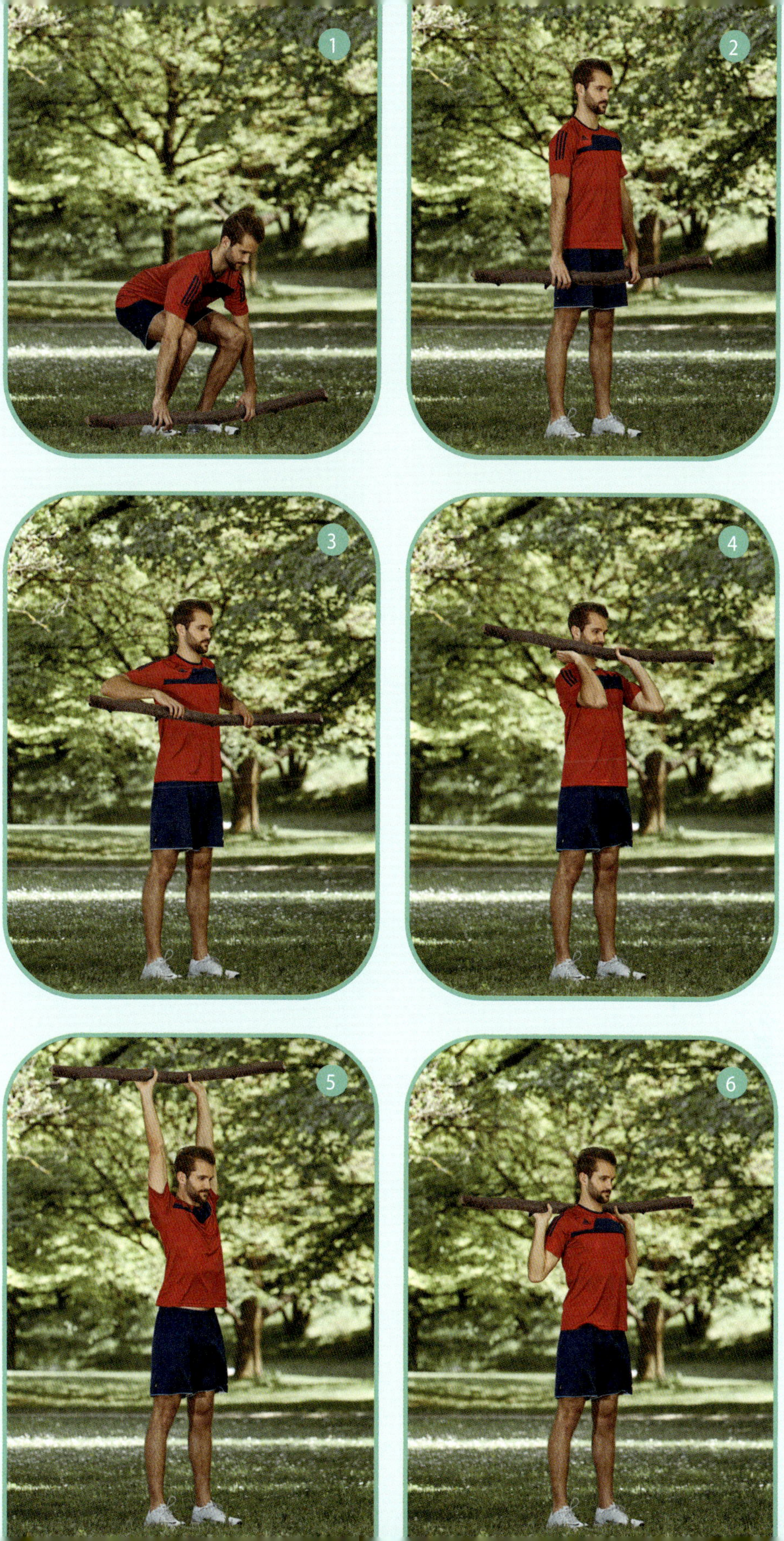
1
2
3
4
5
6

Drücken mit Superband

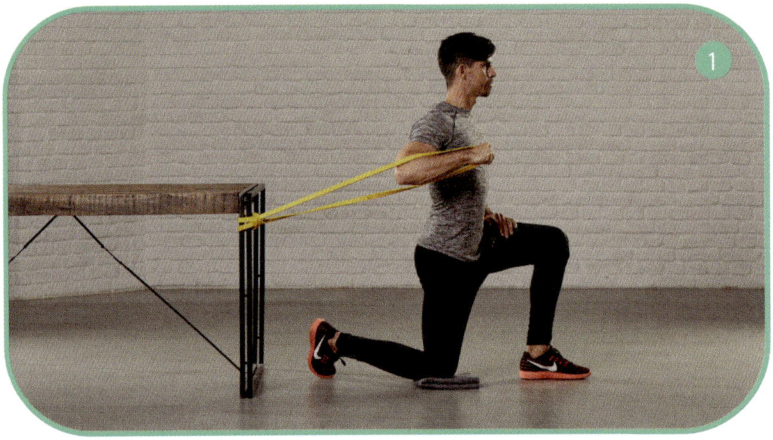

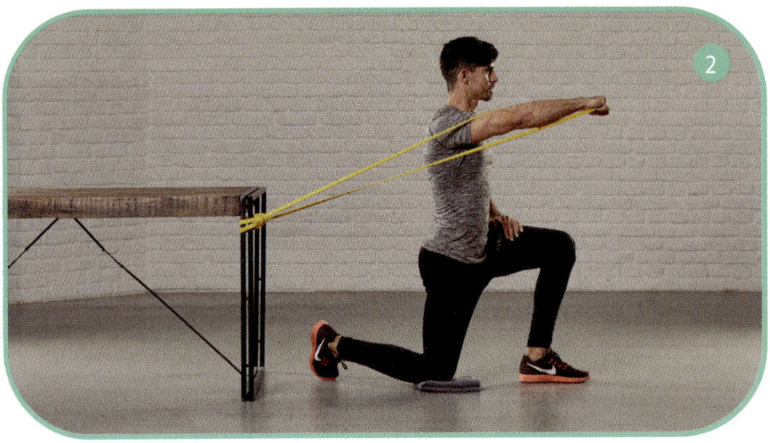

1. Fixieren Sie das Superband sicher etwa auf Hüfthöhe, zum Beispiel an einer Türklinke, an einem stabilen Tisch. Nehmen Sie einen Kniestand mit dem Rücken zur Befestigung ein, der linke Fuß ist vorn aufgestellt. Das linke Knie ist 90 Grad gebeugt. Das rechte Knie befindet sich direkt unter der Hüfte. Greifen Sie mit der rechten Hand das Superband. Passen Sie den Abstand so an, dass sich bei gebeugtem rechtem Arm das Superband bereits etwas auf Spannung befindet. Dabei ist der rechte Arm auf Schulterhöhe angewinkelt. Die Handfläche zeigt in dieser Position nach unten. Der Oberkörper ist aufrecht, der Rumpf auf Spannung.

2. Führen Sie die rechte Hand gegen den Widerstand des Superbandes nach vorn, indem Sie den rechten Arm strecken. Beugen Sie dann den Arm wieder, bis sich die rechte Hand etwa auf Schulterhöhe befindet.

Drücken mit Superband

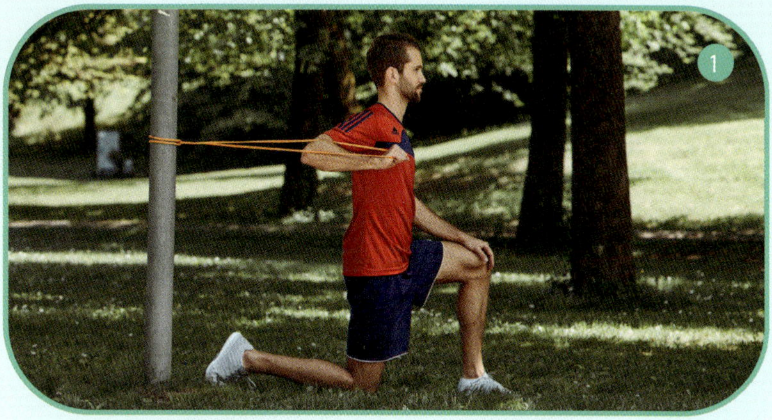

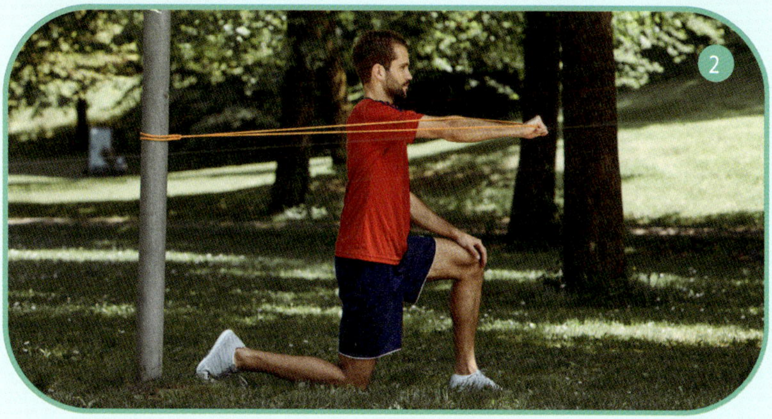

1. Befestigen Sie das Superband etwa auf Hüfthöhe an einem Laternenpfosten oder etwas Vergleichbarem. Kommen Sie wie bei der Indoorübung in den Kniestand und bringen Sie das Band auf Spannung.

2. Dann führen die das Drücken wie auf Seite 130 beschrieben aus.

Rudern

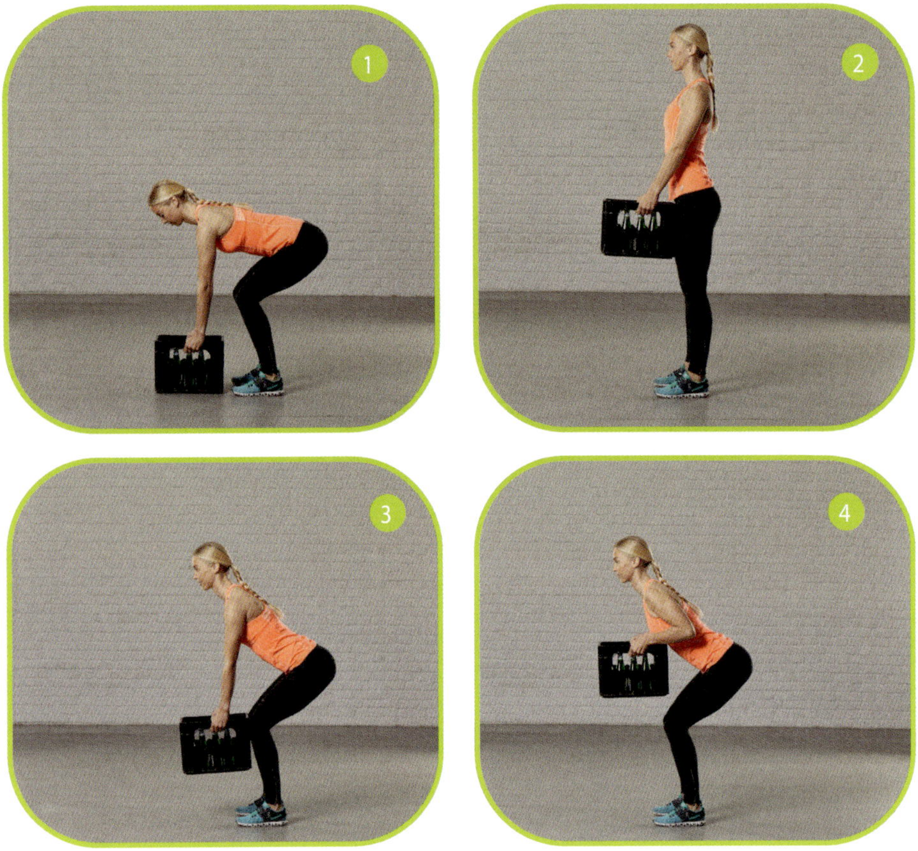

1. Nehmen Sie einen stabilen schulterbreiten Stand vor dem Gegenstand ein, der Ihnen als Zusatzgewicht dient, zum Beispiel eine Getränkekiste. Kommen Sie in die Knie und umgreifen Sie den Gegenstand.

2. Nehmen Sie das Gewicht mit geradem Rücken auf und richten Sie sich in den Stand auf.

3. Fixieren Sie die Schultern und ziehen Sie sie nach hinten unten. Dann beugen Sie etwas die Knie und neigen den Oberkörper nach vorn. Der Rücken bleibt gestreckt. Die Knie befinden sich auf Höhe der Fußspitzen oder dahinter. Die Arme sind senkrecht nach unten gestreckt.

4. Ziehen Sie nun das Gewicht Richtung Bauchnabel und führen Sie die Ellbogen eng am Rumpf vorbei. Lassen Sie die Schultern fixiert. Anschließend lassen Sie das Gewicht wieder kontrolliert so weit ab, bis die Arme gestreckt sind.

Rudern

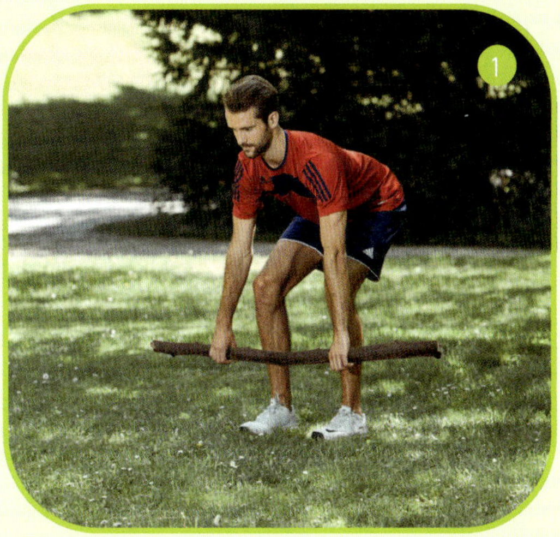
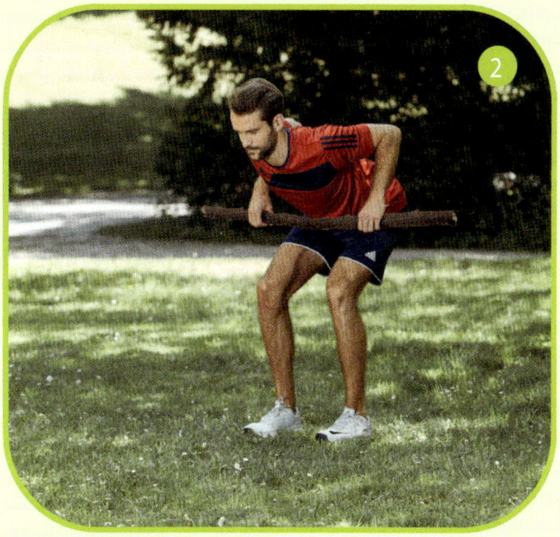

1 Outdoor bietet sich als Zusatzgewicht ein schwerer Ast an, wie er oft bei Trimm-dich-Pfaden anzufinden ist, oder ein zu Ihrem Trainingsniveau passender schwerer Stein, den Sie mit geradem Rücken greifen.

2 Führen Sie anschließend eine Ruderbewegung aus.

Handtuchziehen über Kopf

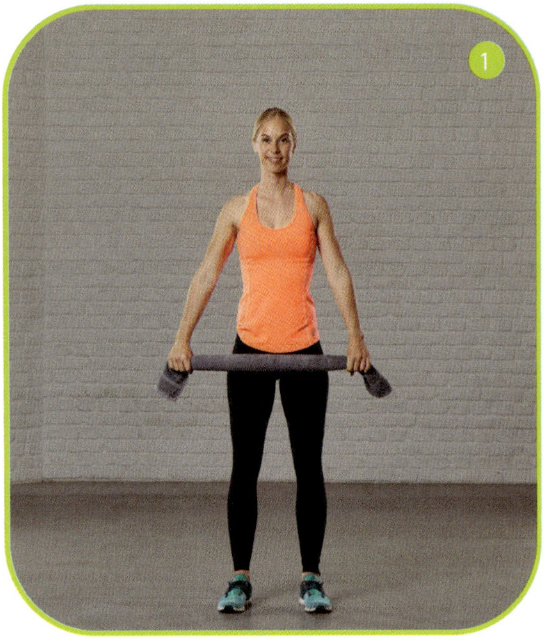

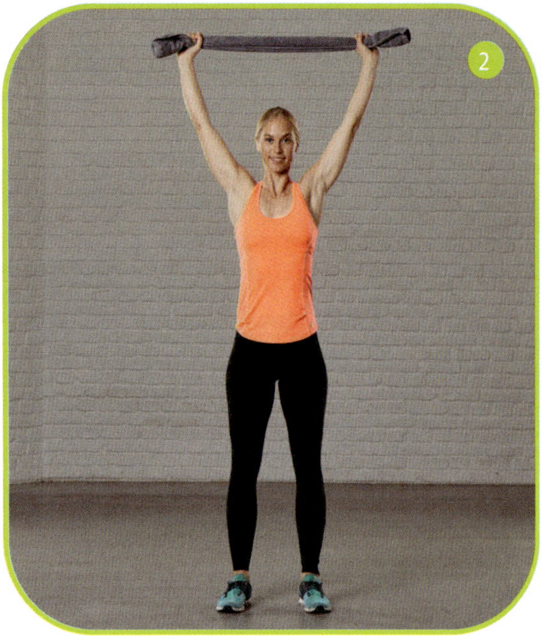

1. Nehmen Sie einen aufrechten stabilen Stand ein. Greifen Sie ein Handtuch etwas mehr als schulterbreit.

2. Führen Sie das Handtuch über den Kopf. Die Oberarme befinden sich auf Höhe der Ohren. Beide Hände ziehen nun kraftvoll nach außen. Halten Sie den Zug in der Belastungszeit aufrecht.

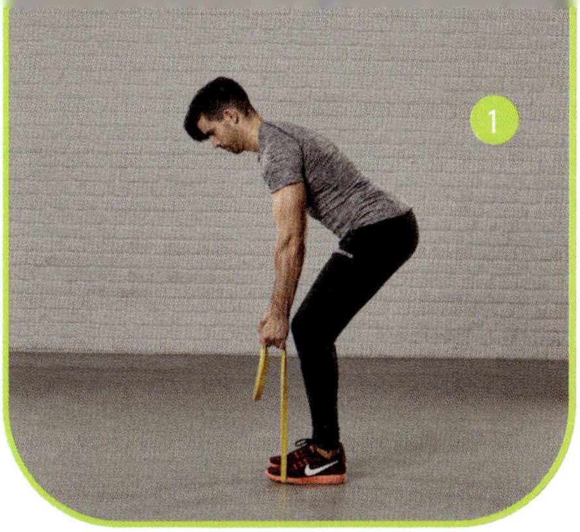

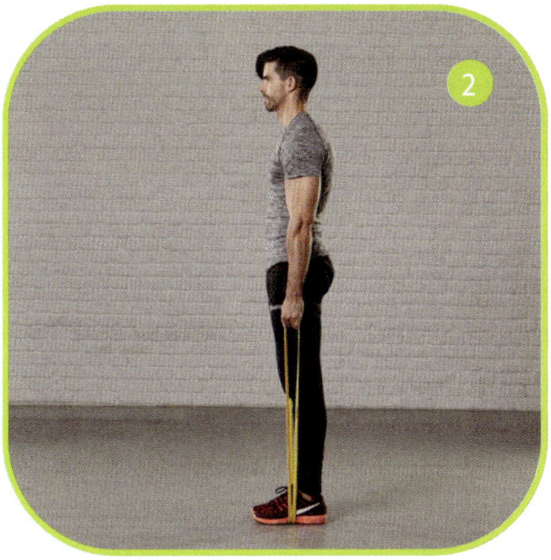

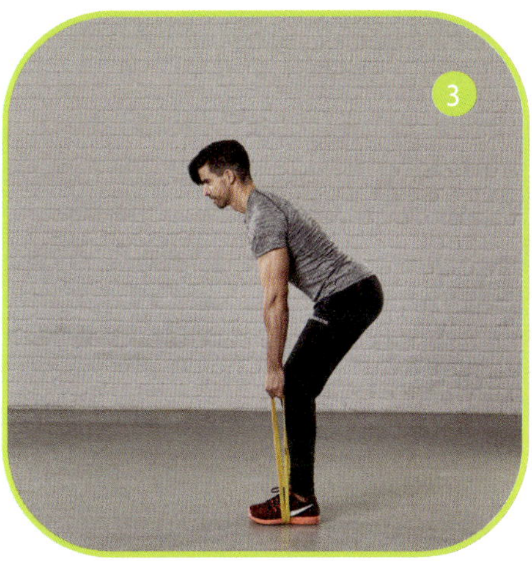

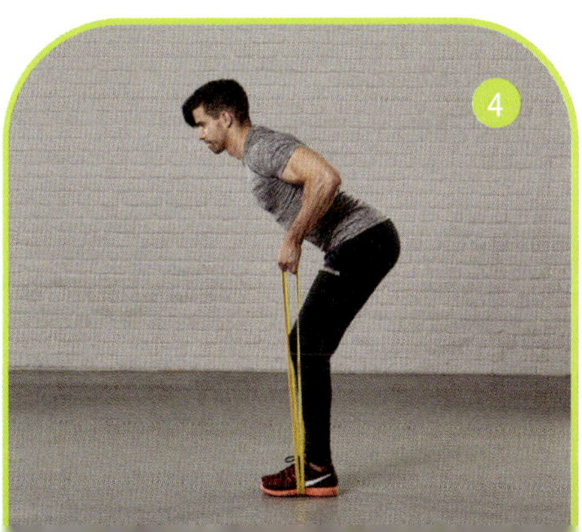

Vorgebeugtes Rudern mit Superband

1. Stellen Sie sich mit beiden Füßen auf das Superband, kommen Sie etwas in die Knie, neigen Sie den Oberkörper nach vorn und greifen Sie mit gestreckten Armen das Band so, dass es leicht auf Zug ist.

2. Richten Sie sich dann in einen aufrechten stabilen Stand auf.

3. Beugen Sie nun etwas die Knie und neigen Sie den Oberkörper nach vorn. Der Rücken bleibt gestreckt. Die Knie befinden sich auf Höhe der Fußspitzen oder dahinter. Die Arme sind senkrecht nach unten gestreckt.

4. Führen Sie die Hände gegen den Widerstand des Bandes nach oben, indem Sie die Ellbogen eng am Rumpf vorbeiführen. Strecken Sie die Arme dann wieder kontrolliert.

TIPP
Um den Widerstand zu variieren, können Sie das Band länger oder kürzer fassen.

Zugübungen

Vorgebeugtes Rudern mit Superband

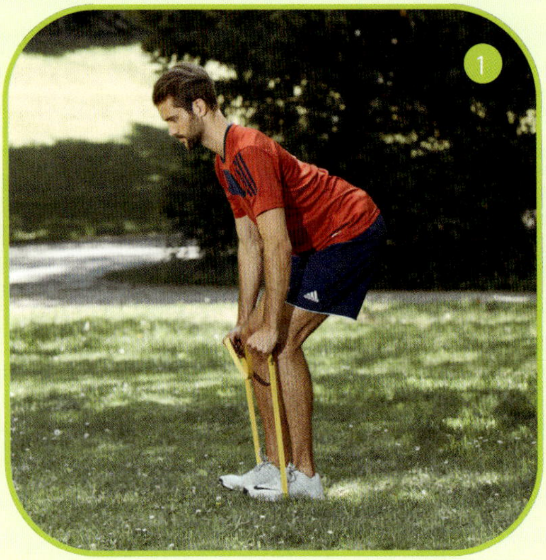

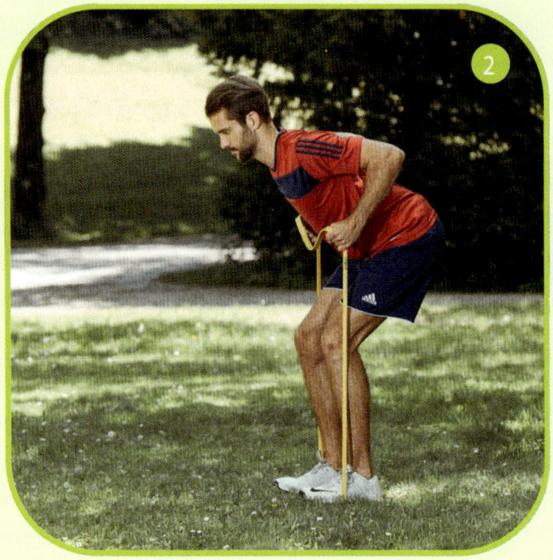

1. Nehmen Sie die Ausgangsposition wie auf Seite 135 in den Schritten 1 bis 3 beschrieben ein. Das Superband ist auf Spannung.

2. Führen Sie das Rudern aus, indem Sie das Band nach oben ziehen und die Ellbogen eng am Rumpf vorbeiführen.

Sitzendes Rudern mit Superband

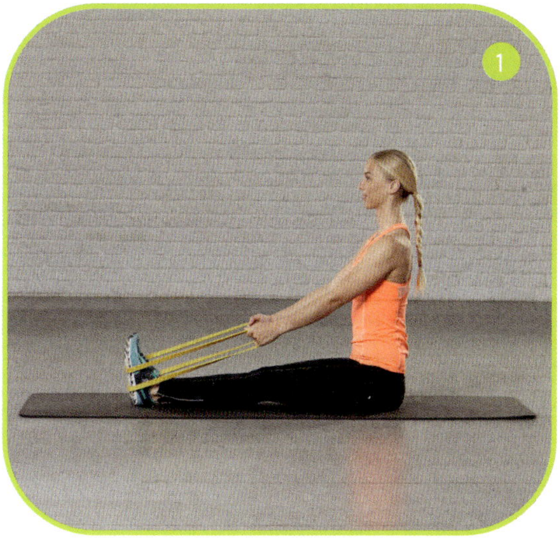

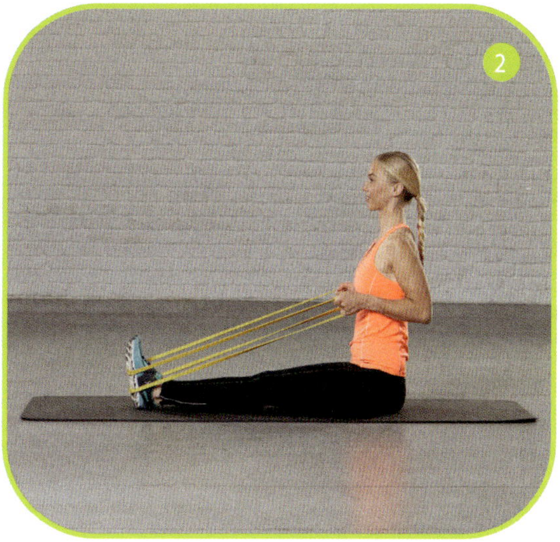

1. Nehmen Sie das Superband doppelt, legen Sie es um den Mittelfußbereich und greifen Sie es mit den Händen. Die Handflächen zeigen zueinander. Nehmen Sie einen aufrechten Sitz ein und strecken Sie die Beine. Das Band befindet sich in dieser Position bereits etwas auf Spannung.

2. Führen Sie die Hände gegen den Widerstand des Bandes zum Körper heran, indem Sie die Ellbogen eng am Rumpf vorbeiführen. Strecken Sie die Arme dann wieder kontrolliert nach vorn.

TIPP

Um den Widerstand zu variieren, können Sie das Band länger oder kürzer fassen.

Einarmiges Rudern im Kniestand mit Superband

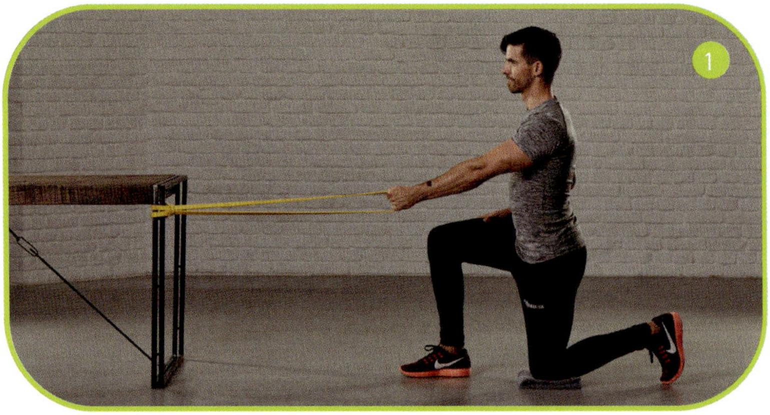

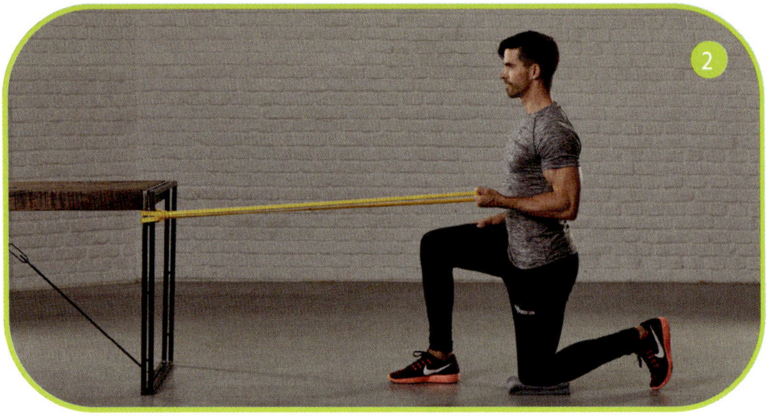

1 Fixieren Sie das Superband sicher etwa auf Hüfthöhe, zum Beispiel an einer Türklinke, einem stabilen Tischbein oder outdoor an einem Laternenpfosten. Nehmen Sie einen Kniestand ein, bei dem der rechte Fuß vorn aufgestellt ist. Das rechte Knie ist um 90 Grad gebeugt. Das linke Knie befindet sich direkt unter der Hüfte. Greifen Sie mit der linken Hand das Superband. Passen Sie den Abstand so an, dass sich bei gestrecktem linkem Arm das Superband bereits etwas auf Spannung befindet. Die Handfläche zeigt in dieser Position nach rechts. Der Oberkörper ist aufrecht, der Rumpf auf Spannung.

2 Führen Sie die linke Hand gegen den Widerstand des Superbandes nach hinten, indem Sie den Ellbogen eng am Rumpf vorbeiführen. In der Bewegung drehen Sie die Hand um 90 Grad so, dass die Handfläche in der Endposition nach oben zeigt. Strecken Sie dann den Arm wieder kontrolliert nach vorn.

Umgekehrtes Rudern am Tisch

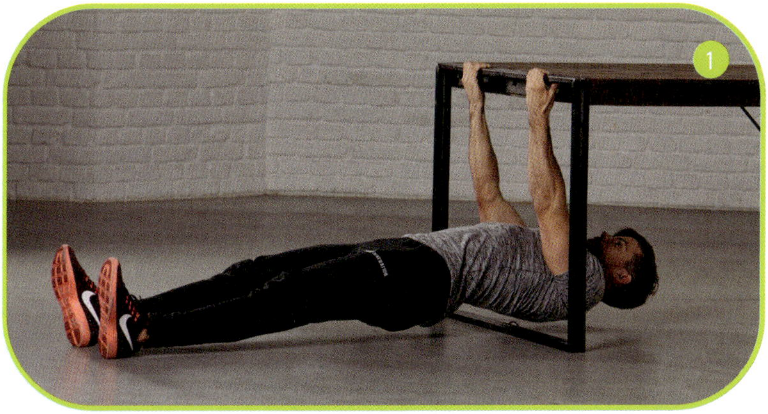

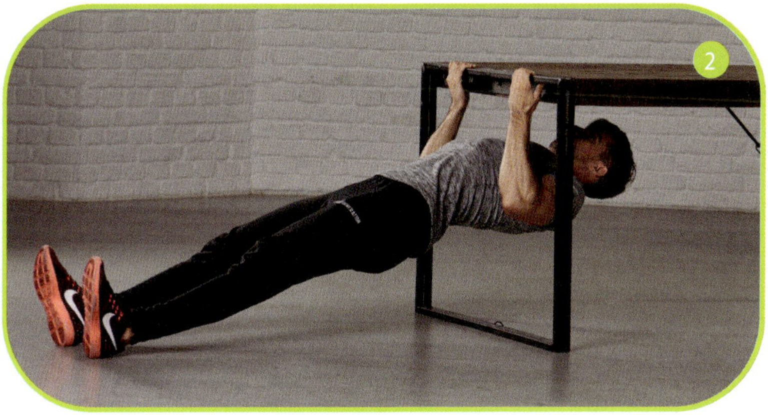

Zugübungen

1 Legen Sie sich unter einen stabilen Tisch. Stellen Sie die Füße hüftbreit auf und greifen Sie etwas mehr als schulterbreit die Tischkante. Die Schultern befinden sich unterhalb der Hände. Je nachdem, wie hoch der Tisch ist, schweben das Becken und der Rücken in der Luft, wenn die Arme gestreckt sind. Bringen Sie den Rumpf auf Spannung und aktivieren Sie die Gesäßmuskulatur, damit das Becken nicht nach unten absinkt.

2 Führen Sie nun die Zugbewegung aus, indem Sie die Arme beugen und das Brustbein möglichst nah zur Tischkante ziehen. Halten Sie dabei die Körpermitte stabil. Führen Sie die Arme eng am Körper. Oberschenkel, Becken und Oberkörper bilden eine Linie. Senken Sie sich dann wieder langsam und kontrolliert ab.

Einarmiger Latzug mit Miniband

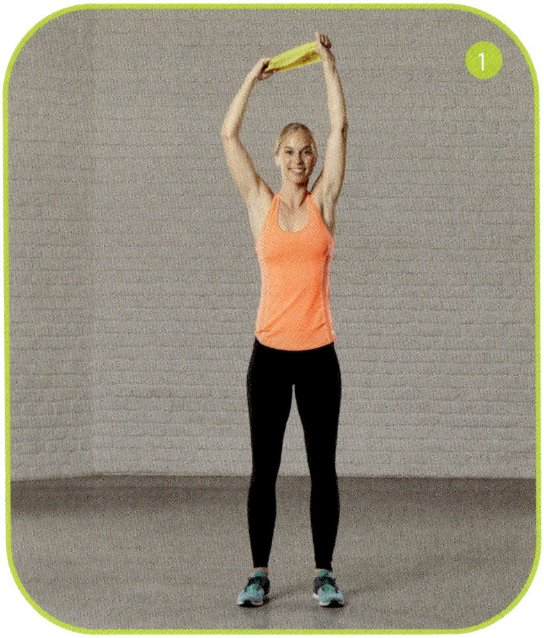

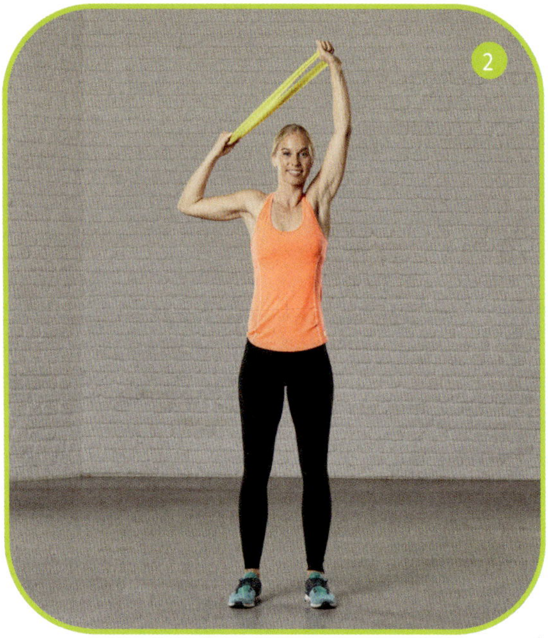

Zugübungen

1 Nehmen Sie einen aufrechten hüftbreiten Stand ein. Greifen Sie das Miniband mit der linken Hand von innen, mit der rechten von außen und strecken Sie die Arme über den Kopf. Die Ellbogen sind leicht gebeugt, die Schultern tief. Bringen Sie das Miniband leicht auf Zug. Für einen stabilen Stand spannen Sie den Rumpf an.

2 Ziehen Sie die rechte Hand gegen den Widerstand des Bandes so weit wie möglich zur Seite nach unten. Lassen Sie dabei den linken Arm stabil in seiner Position. Dann strecken Sie den rechten Arm wieder nach oben, lassen das Miniband aber auf Zug.

Einarmiger Latzug mit Miniband

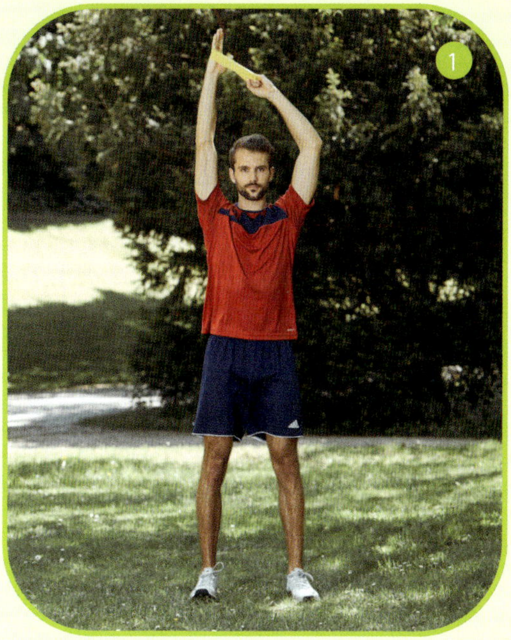

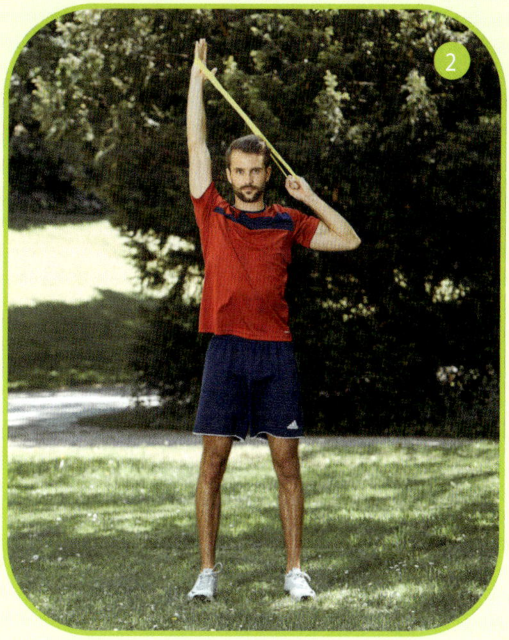

1 Nehmen Sie die Position wie bei der Indoorübung auf Seite 140 beschrieben ein.

2 Führen Sie dann den Latzug aus.

HINWEIS

Es gibt zwei Möglichkeiten, das Miniband zu halten: entweder mit geschlossener Faust oder mit gestreckten Fingern.

Zugübungen

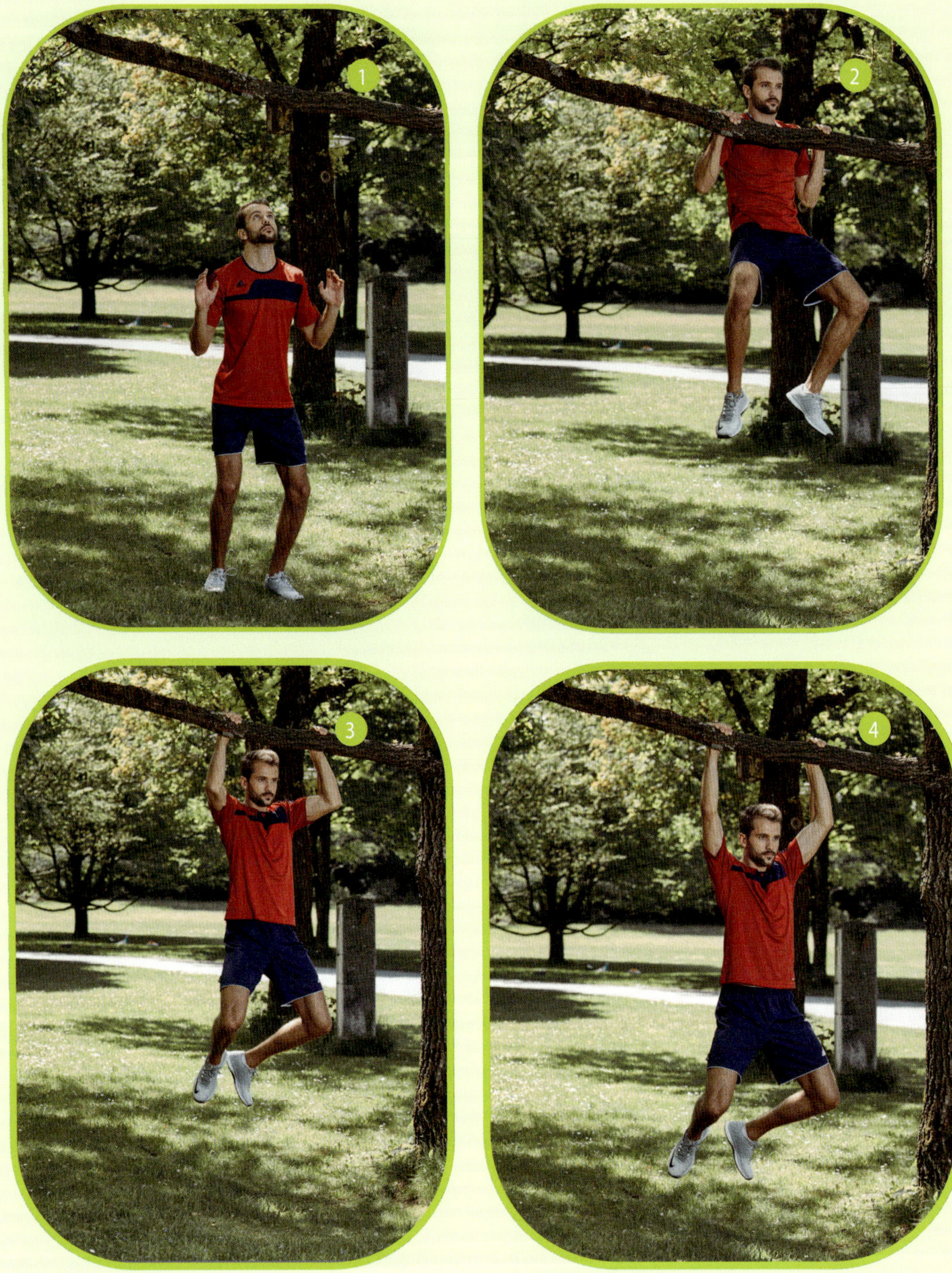
1
2
3
4

Exzentrischer Klimmzug

1. Stellen Sie sich unter einen stabilen Ast, den Sie mit nach oben gestreckten Armen noch gut greifen können.

2. Springen Sie nun kraftvoll vom Boden ab. Umgreifen Sie den Ast in einem schulterbreiten Obergriff und ziehen Sie sich so weit nach oben, dass Ihr Kinn noch über dem Ast ist.

3. Lassen Sie sich nun so langsam wie möglich Zentimeter für Zentimeter nach unten ab.

4. Am tiefsten Punkt lassen Sie los und kommen wieder auf den Boden. Setzen Sie dann zum nächsten Sprung an.

TIPPS

- Die exzentrische Ausführung, das heißt, wenn Sie sich nach unten ablassen, ist die beste Möglichkeit, den klassischen Klimmzug zu erlernen. Je langsamer Sie sich ablassen, umso besser. Hier ist wirklich ein Zeitlupentempo gefragt. Fortgeschritten kann diese exzentrische Phase gut und gern 20 bis 30 Sekunden dauern.
- Sie trainieren zu zweit? Dann lassen Sie sich vom Partner helfen, die Ausgangsposition einzunehmen. Überkreuzen Sie dazu die Beine, sodass der Trainingspartner diese greifen kann und Sie problemlos in die Ausgangsposition anheben kann.

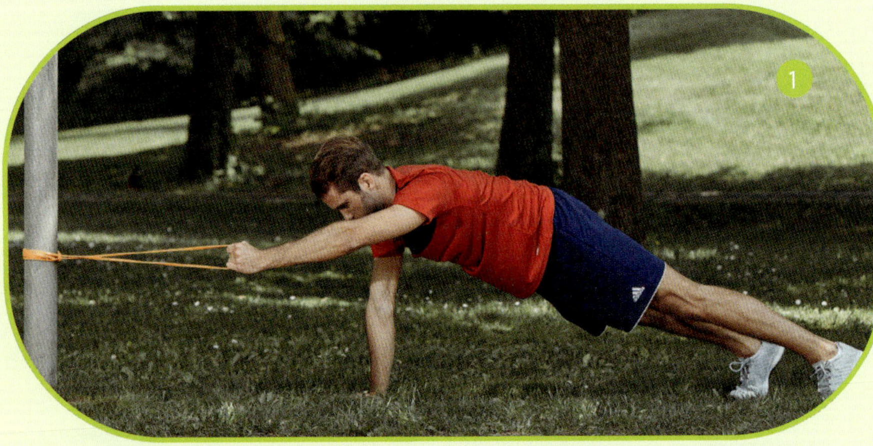
1

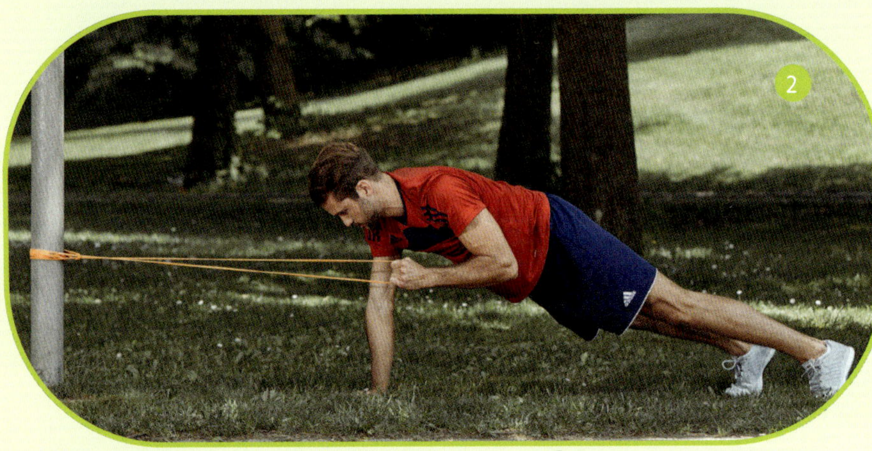
2

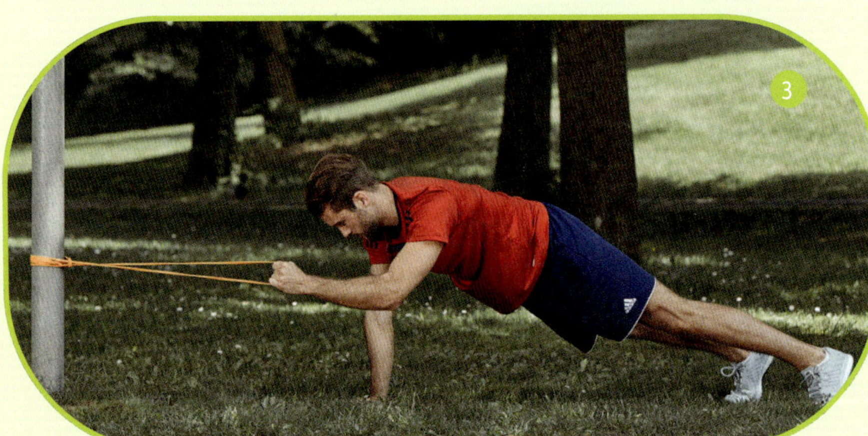
3

Einarmiges Rudern im Stütz mit Superband

1. Befestigen Sie das Superband etwa auf Kniehöhe an einem Laternenpfosten oder einer vergleichbaren Befestigungsmöglichkeit. Kommen Sie mit etwas Abstand zur Befestigung in die Liegestützposition mit etwas enger als schulterbreit geöffneten Händen und mehr als schulterbreit geöffneten Füßen. Halten Sie Rumpf und Gesäß auf Spannung und den Körper in einer Linie. Greifen Sie mit einer Hand das Superband. Passen Sie den Abstand so an, dass sich bei gestrecktem Arm das Superband bereits etwas auf Spannung befindet. Die Handfläche zeigt nach innen. Sie stützen sich jetzt nur noch mit einer Hand ab.

2. Führen Sie nun gegen den Widerstand des Bandes die Hand zur Schulter. Halten Sie das Becken dabei parallel zum Boden.

3. Drehen Sie dann die Handfläche nach unten, strecken Sie den Arm wieder nach vorn und wiederholen Sie. Führen Sie mit der Hand eine fließende Kreisbewegung aus.

TIPP

Je weiter die Füße geöffnet sind, desto stabiler ist der Stütz auf einer Hand.

Kniebeuge

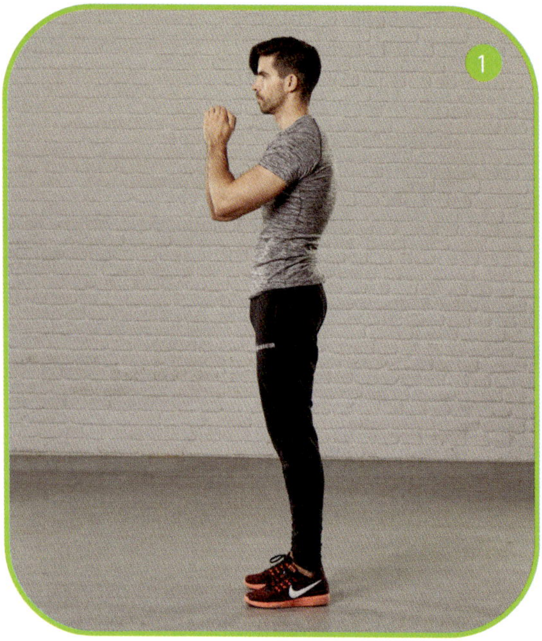

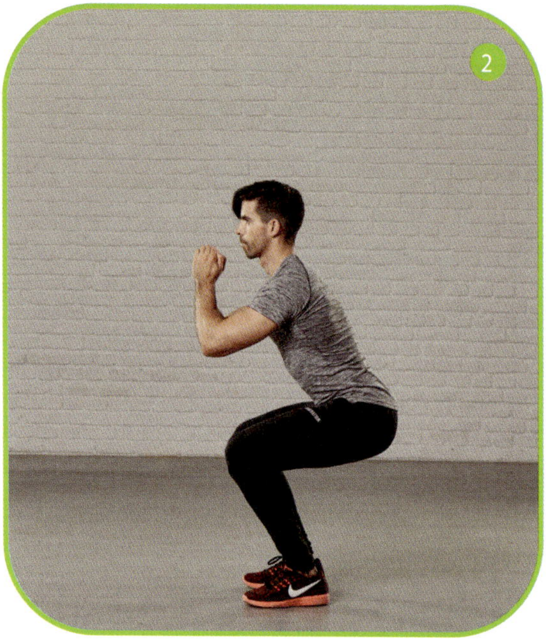

1 Nehmen Sie einen aufrechten schulterbreiten Stand ein. Die Fußspitzen zeigen nach vorn. Halten Sie die Arme locker vor der Brust.

2 Beugen Sie die Knie, sodass die Oberschenkel mindestens waagrecht oder tiefer stehen, und schieben Sie das Gesäß nach hinten. Die Knie sind auf Höhe oder hinter den Fußspitzen. Halten Sie den Rücken gestreckt. Dann kommen Sie wieder in den aufrechten Stand.

HINWEIS

Achten Sie darauf, dass die Knie während der Bewegungsausführung einen konstanten Abstand zueinander behalten und weder nach innen noch nach außen kippen.

Kniebeuge

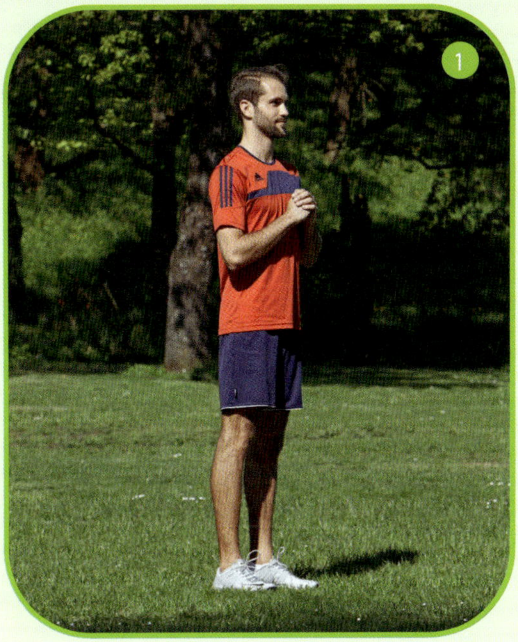

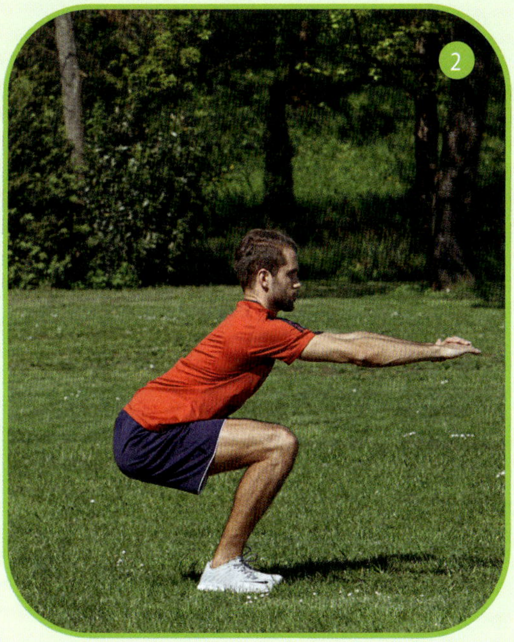

1. Nehmen Sie die Ausgangsposition wie bei der Indoorübung beschrieben ein.

2. Führen Sie eine Kniebeuge aus.

HINWEIS:
Die Arme können Sie entweder vor der Brust halten oder am tiefsten Punkt nach vorn strecken.

Kniebeuge an der Wand mit Gymnastikball

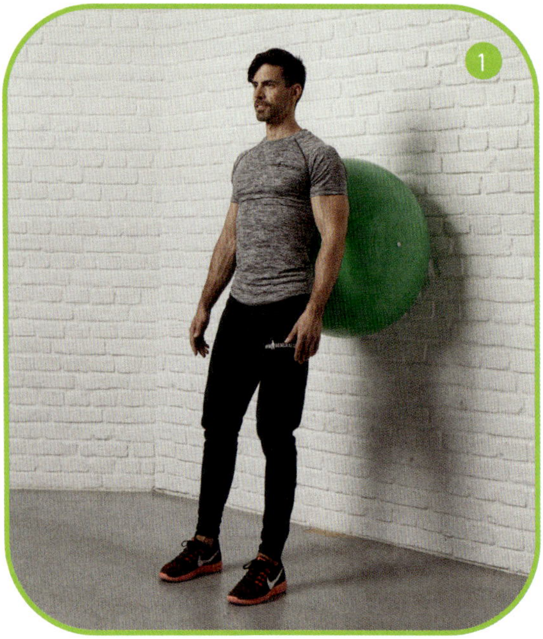

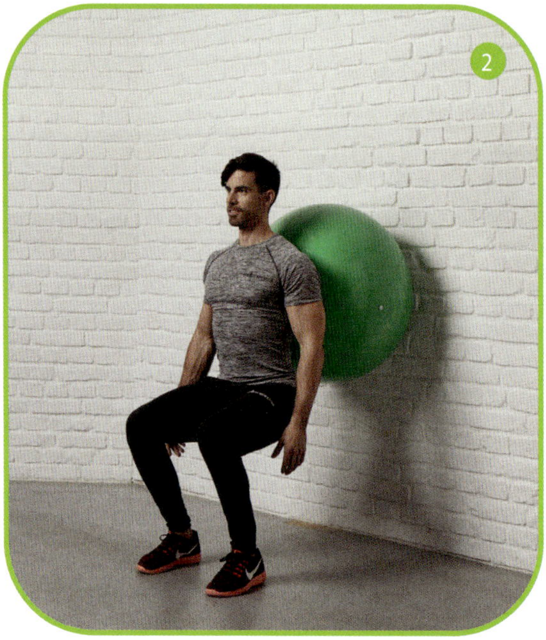

1. Nehmen Sie einen schulterbreiten Stand mit dem Rücken zu einer Wand ein. Klemmen Sie den Gymnastikball zwischen Rücken und Wand.

2. Beugen Sie die Knie so weit, bis die Oberschenkel mindestens waagrecht oder tiefer stehen, und schieben Sie das Gesäß nach hinten unten. Dann kommen Sie wieder in den Stand.

HINWEIS

Wählen Sie den Abstand der Füße zur Wand so, dass sich am tiefsten Punkt die Knie auf Höhe oder hinter den Fußspitzen befinden. So vermeiden Sie eine unnötig hohe Belastung der Kniegelenke.

Einbeinige Kniebeuge an der Wand mit Gymnastikball

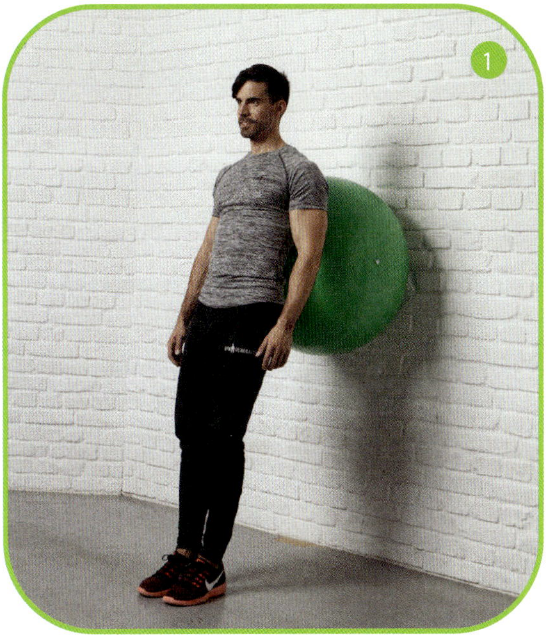

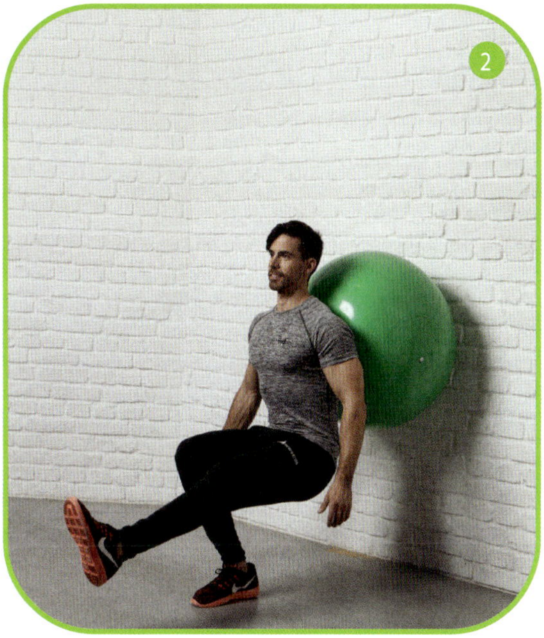

1 Nehmen Sie einen schulterbreiten Stand mit dem Rücken zu einer Wand ein. Klemmen Sie den Gymnastikball zwischen Rücken und Wand.

2 Strecken Sie das linke Bein nach vorn. Beugen Sie das rechte Knie so weit, bis der Oberschenkel mindestens waagrecht oder tiefer steht, und schieben Sie das Gesäß nach unten. Das gestreckte linke Bein befindet sich ebenfalls annähernd in der Waagrechten. Dann kommen Sie wieder in den Stand.

TIPP

Wenn es Ihnen zu Beginn etwas schwerfällt, das Gleichgewicht zu halten, legen Sie die Handflächen seitlich an den Ball.

Einbeinige Kniebeuge

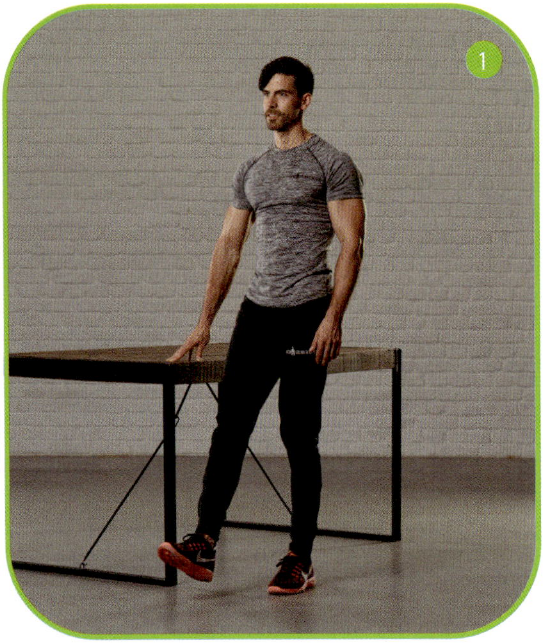

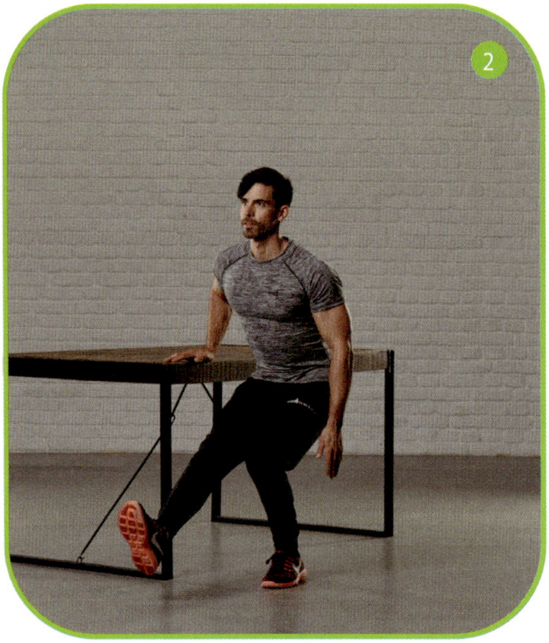

1. Stellen Sie sich seitlich zu einem Tisch oder Türrahmen auf. Greifen Sie die Tischkante oder den Türrahmen mit der rechten Hand. Heben Sie das rechte Bein an und strecken Sie es nach vorn.

2. Beugen Sie nun das linke Knie und schieben Sie das Gesäß nach hinten unten. Drücken Sie sich dann wieder nach oben.

Erhöhter Ausfallschritt

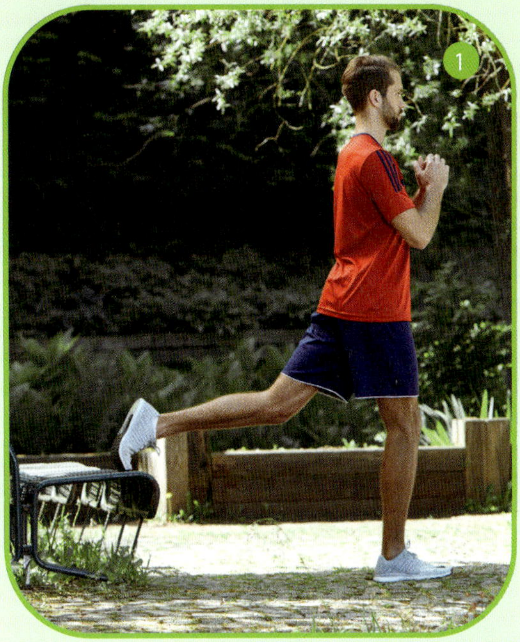

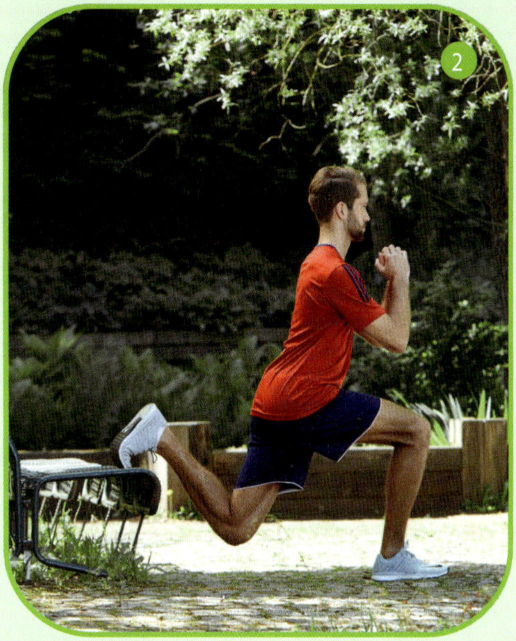

1. Stellen Sie sich mit etwas Abstand mit dem Rücken zu einer Parkbank auf. Setzen Sie die Fußspitze des linken Fußes auf der Sitzfläche hinter Ihnen auf. Der Abstand zur Bank sollte so groß sein, dass das linke Bein leicht gebeugt ist.

2. Beugen Sie das rechte Knie und kommen Sie mit dem Oberkörper tief. Drücken Sie sich dann wieder nach oben.

HINWEIS

Das vordere Knie bleibt immer über dem vorderen Fuß ausgerichtet. Während der Übungsausführung sollten Sie jederzeit die Fußspitze des vorderen Fußes sehen können.

Erhöhter gesprungener Ausfallschritt

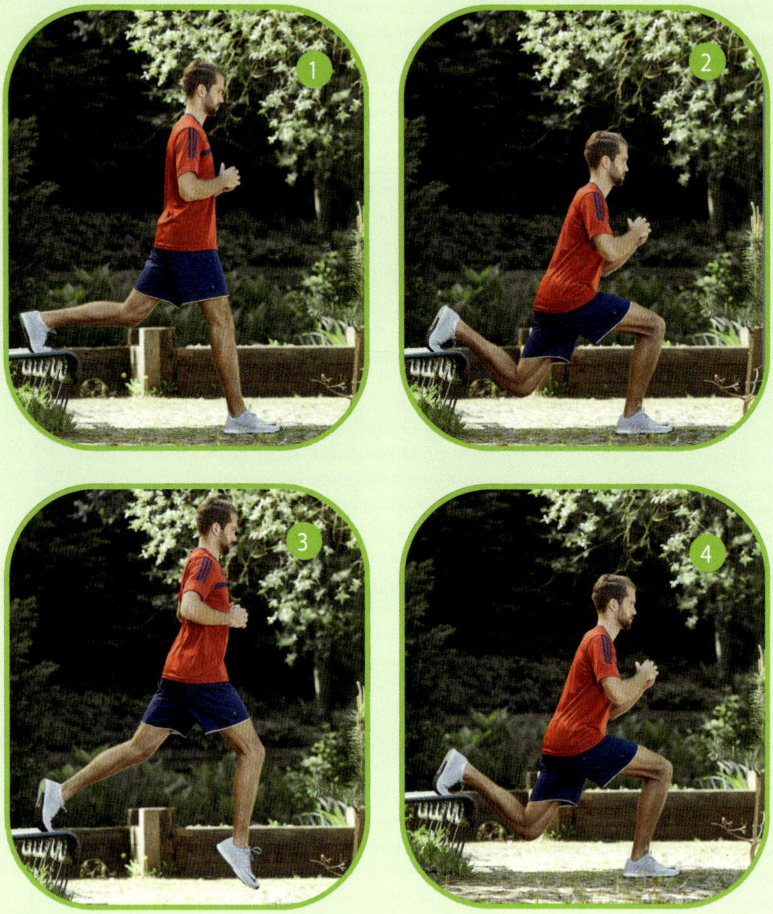

1. Stellen Sie sich mit etwas Abstand mit dem Rücken zu einer Parkbank auf. Setzen Sie die Fußspitze des linken Fußes auf der Sitzfläche hinter Ihnen auf. Der Abstand zur Bank sollte so groß sein, dass das linke Bein leicht gebeugt ist.

2. Beugen Sie das rechte Knie und kommen Sie mit dem Oberkörper tief.

3. Am tiefsten Punkt drücken Sie sich mit der Kraft aus dem Oberschenkel des Standbeins explosiv nach oben ab, sodass der Fuß des Standbeins etwas vom Boden abhebt.

4. Landen Sie wieder sanft mit leicht gebeugten Knien und setzen Sie zur nächsten Wiederholung an.

Ausfallschritt

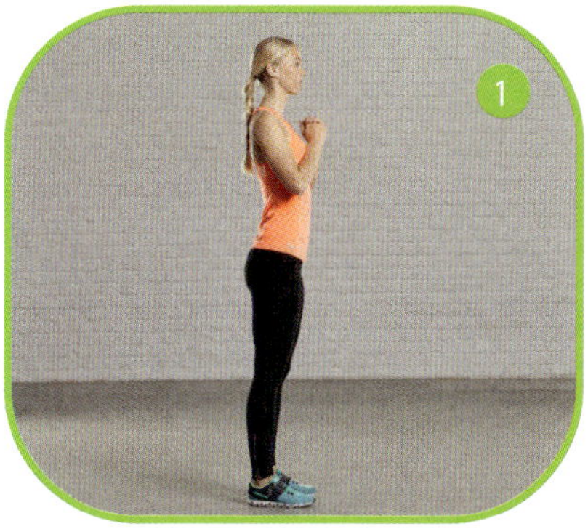

Kommen Sie in einen aufrechten stabilen Stand. Die Füße sind hüftbreit geöffnet. Halten Sie beide Hände auf Brusthöhe.

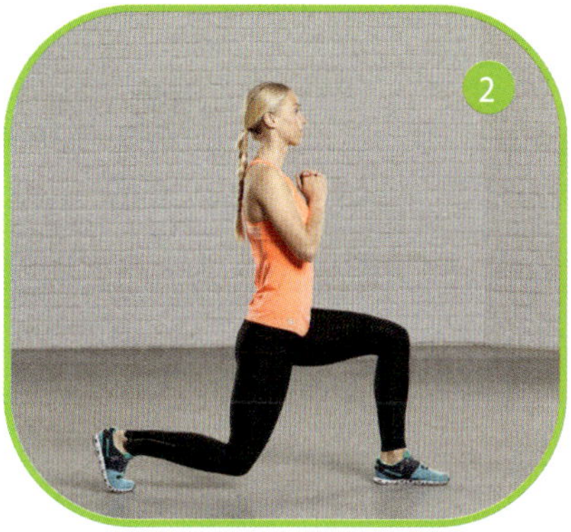

Führen Sie einen Ausfallschritt mit dem linken Fuß nach vorn aus. Beide Fußspitzen zeigen nach vorn. Senken Sie das rechte Knie bis kurz vor Bodenkontakt ab. Am tiefsten Punkt sind beide Knie etwa rechtwinklig gebeugt. Drücken Sie sich dann wieder zurück in den Stand mit hüftbreit geöffneten Füßen. Führen Sie den Ausfallschritt mit dem rechten und dem linken Bein im Wechsel aus.

Ausfallschritt

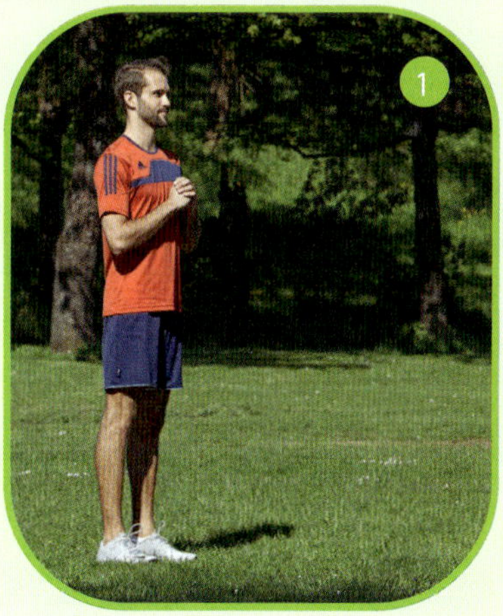

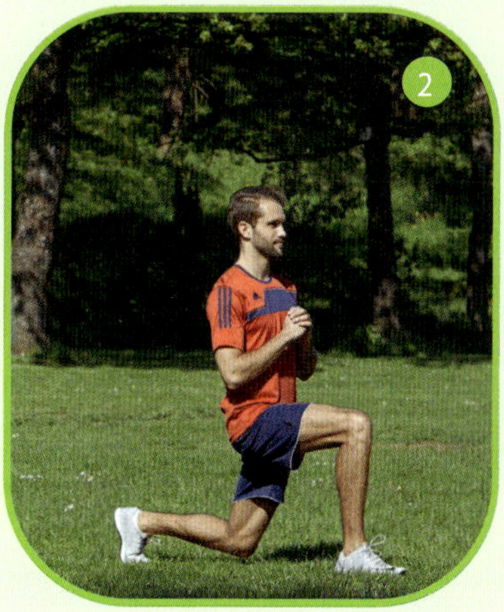

Nehmen Sie wie oben beschrieben einen aufrechten Stand ein und führen Sie den Ausfallschritt im Wechsel aus.

Ausfallschritt mit Gymnastikball

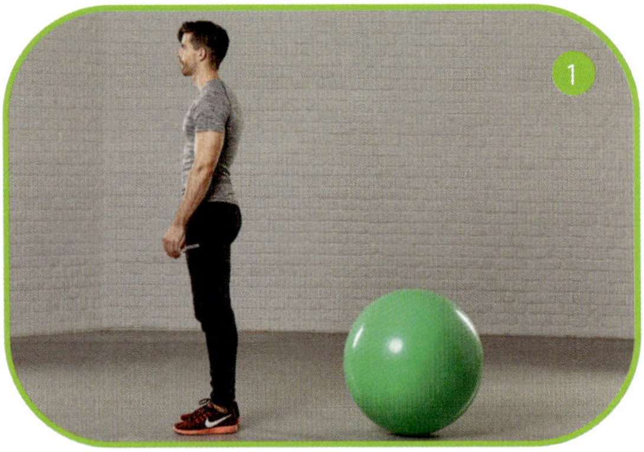

Stellen Sie sich mit etwas Abstand mit dem Rücken zum Gymnastikball auf.

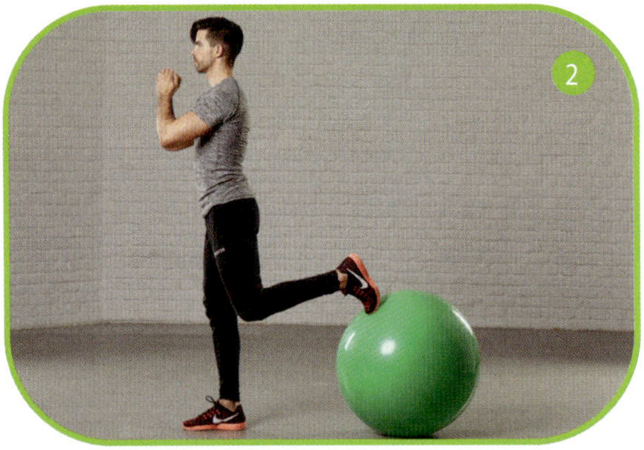

Setzen Sie die linke Fußspitze auf den Ball auf.

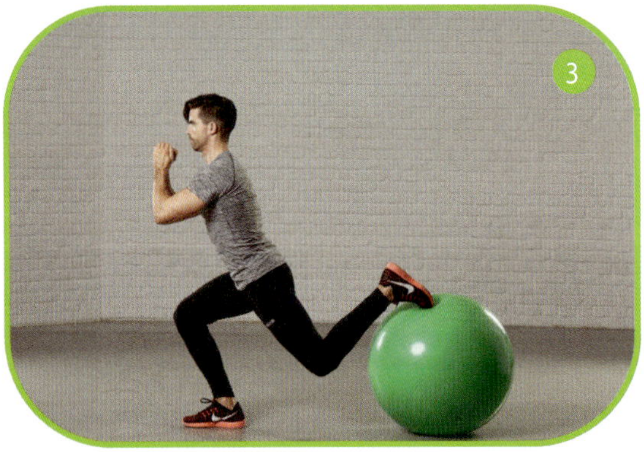

Beugen Sie das rechte Knie und kommen Sie mit dem Oberkörper tief. Am tiefsten Punkt sind beide Knie etwa rechtwinklig gebeugt. Drücken Sie sich dann wieder nach oben.

HINWEIS

Das vordere Knie bleibt immer über dem vorderen Fuß ausgerichtet. Während der Übungsausführung sollten Sie jederzeit die Fußspitze des vorderen Fußes sehen können.

Ausfallschritt mit Zusatzgewicht

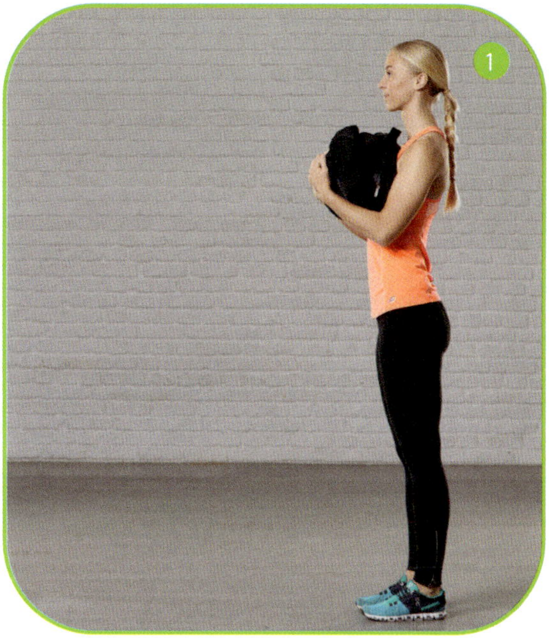

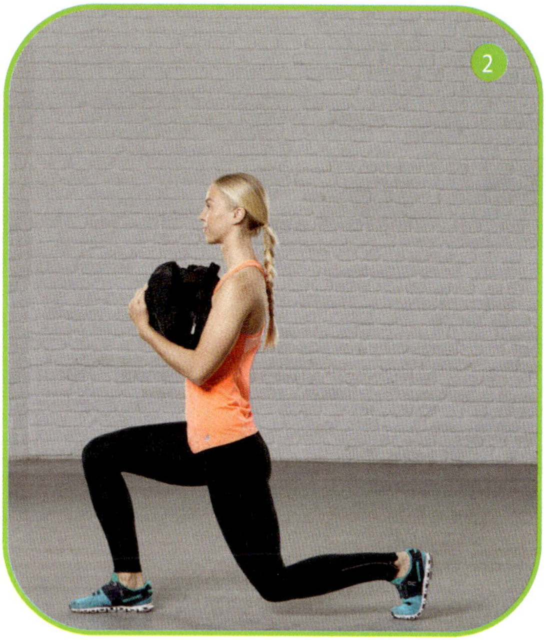

1 Kommen Sie in einen aufrechten stabilen Stand. Die Füße sind hüftbreit geöffnet. Greifen Sie ein Zusatzgewicht, zum Beispiel eine Getränkekiste oder einen gefüllten Rucksack, und halten Sie es auf Höhe des Brustkorbs.

2 Führen Sie einen Ausfallschritt mit dem rechten Fuß nach vorn aus. Beide Fußspitzen zeigen dabei nach vorn. Senken Sie das linke Knie bis kurz vor Bodenkontakt ab. Am tiefsten Punkt sind beide Knie etwa rechtwinklig gebeugt. Drücken Sie sich dann wieder zurück in den Stand mit hüftbreit geöffneten Füßen. Führen Sie den Ausfallschritt mit dem rechten und dem linken Bein im Wechsel aus.

Erhöhter seitlicher Ausfallschritt

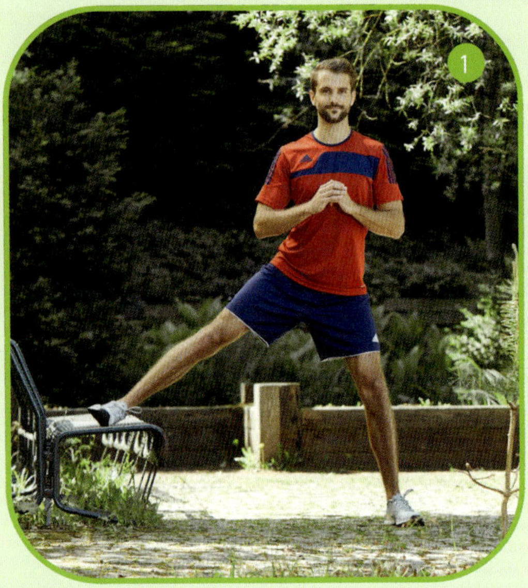

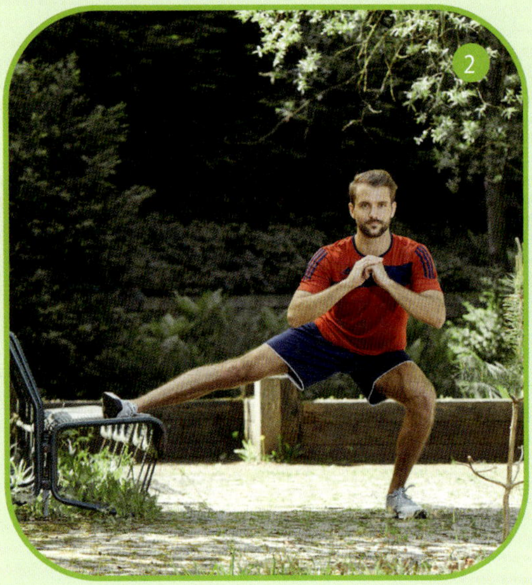

1. Stellen Sie sich mit etwas Abstand mit der rechten Körperseite seitlich zu einer Parkbank auf. Setzen Sie die rechte Fußinnenseite auf der Sitzfläche auf. Wählen Sie den Abstand zur Parkbank so, dass das rechte Bein gestreckt ist. Halten Sie beide Hände auf Höhe des Brustkorbs.

2. Beugen Sie das linke Knie und schieben Sie das Gesäß nach hinten unten. Neigen Sie den Oberkörper leicht nach vorn. Der Rücken bleibt dabei gestreckt. Drücken Sie sich dann wieder nach oben.

Wandsitzen

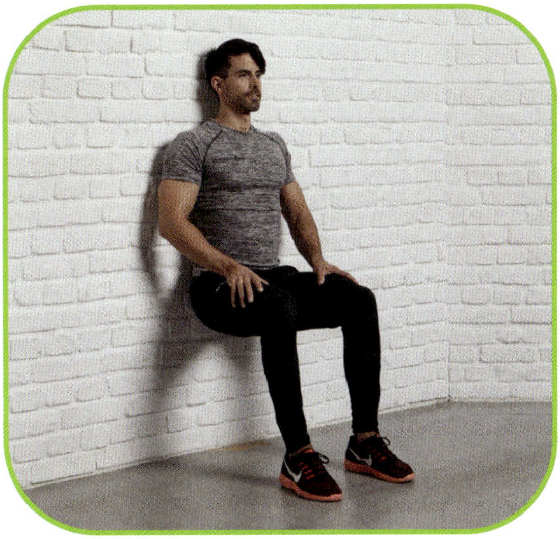

Lehnen Sie sich mit dem Rücken gegen eine Wand und nehmen Sie eine Position ein, als würden Sie auf einem imaginären Stuhl sitzen: Die Oberschenkel befinden sich in der Waagrechten und die Knie im rechten Winkel. Die Knie sind direkt über den Sprunggelenken positioniert. Legen Sie die Hände locker auf den Oberschenkeln ab oder halten Sie sie vor dem Brustkorb. Halten Sie die Position.

Baumsitzen

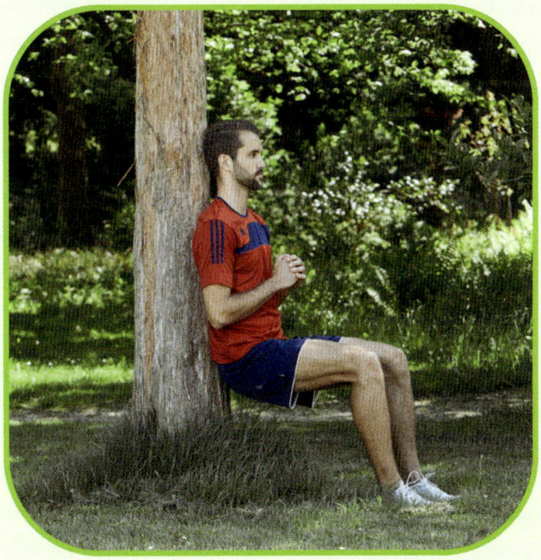

Lehnen Sie sich mit dem Rücken gegen einen Baum, nehmen Sie die Position wie oben beschrieben ein und halten Sie sie.

Einbeiniges Baumsitzen

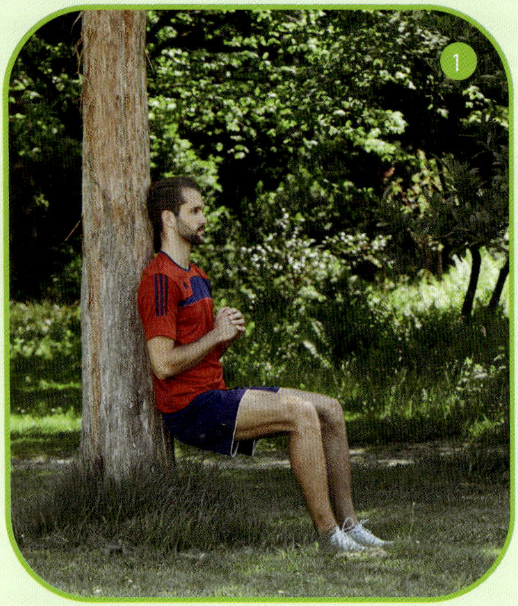

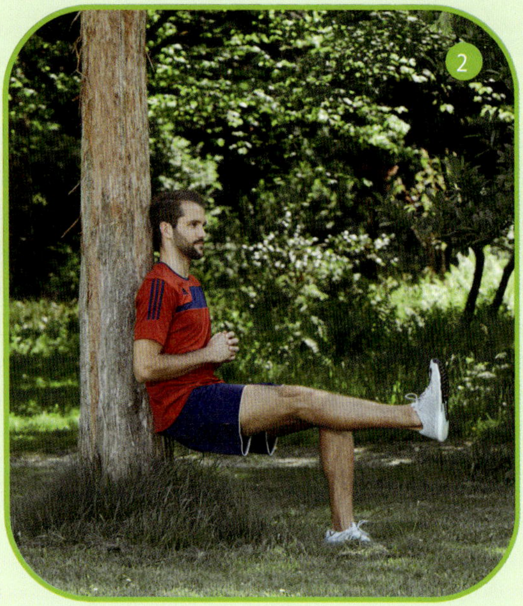

1. Lehnen Sie sich mit dem Rücken gegen einen Baumstamm und nehmen Sie eine sitzende Position ein, als würden Sie auf einem imaginären Stuhl sitzen: Die Oberschenkel befinden sich in der Waagrechten und die Knie im rechten Winkel. Die Knie sind direkt über den Sprunggelenken positioniert. Legen Sie die Hände locker auf den Oberschenkeln ab oder verschränken Sie sie vor dem Brustkorb.

2. Strecken Sie nun ein Bein so weit nach vorn, bis es in der Waagrechten ist. Halten Sie die Position.

Good Morning mit Zusatzgewicht

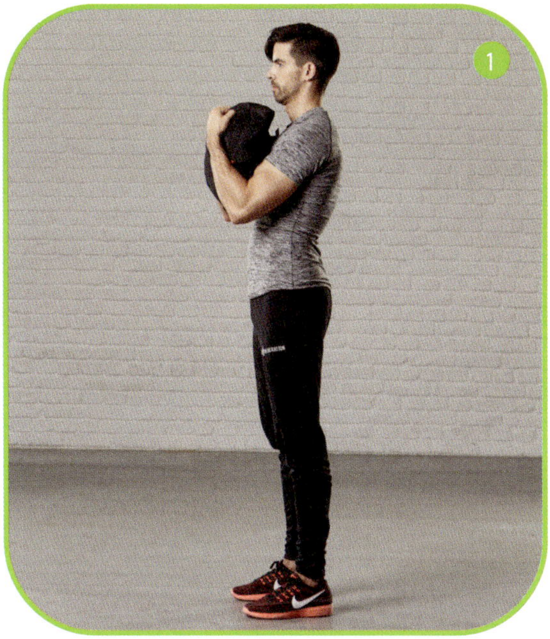

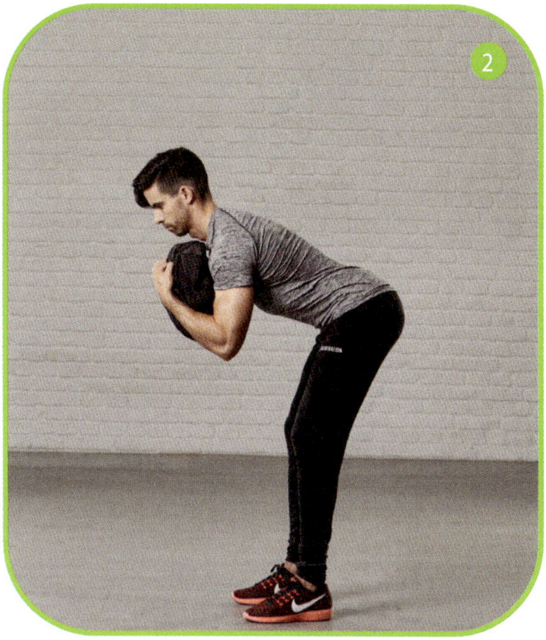

1. Greifen Sie ein Zusatzgewicht, zum Beispiel eine Getränkekiste oder einen gefüllten Rucksack, und halten Sie es vor dem Brustkorb. Nehmen Sie dann einen aufrechten hüftbreiten Stand ein.

2. Neigen Sie den Oberkörper bis etwa in die Waagrechte aus der Hüfte nach vorn. Die Wirbelsäule behält durch ein Anspannen der Rumpfmuskulatur ihre normale physiologische Krümmung bei. Richten Sie sich danach wieder auf.

TIPP

Gerade zu Beginn ist es sinnvoll, die Knie bei der Übungsausführung leicht zu beugen, da auf diese Weise die Hüftbeuge leichter gelingt. Fortgeschrittene können die Good Mornings jedoch auch mit gestreckten Beinen ausführen.

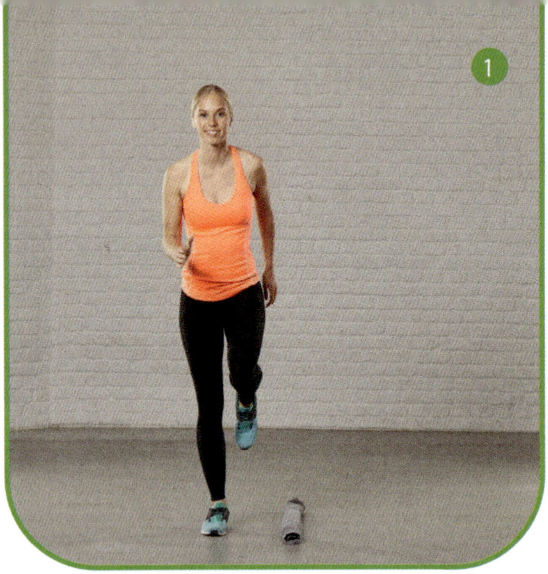

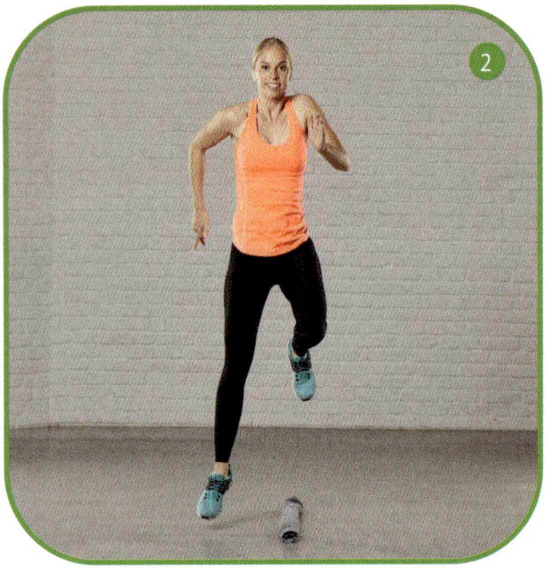

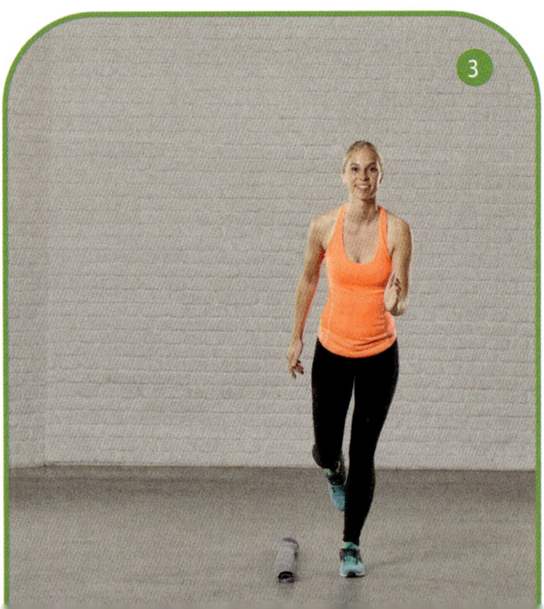

Einbeiniger Seitsprung

1 Legen Sie ein gerolltes Handtuch links von Ihnen der Länge nach auf den Boden. Kommen Sie auf den rechten Fuß und ziehen Sie das linke Bein an. Das Handtuch hat jetzt etwa 30 cm Abstand zu Ihrem Fuß. Das rechte Knie ist leicht angewinkelt und der Oberkörper etwas nach vorn geneigt. Halten Sie die Arme so, als wollten Sie gleich loslaufen: Der rechte Arm ist vor, der linke Arm hinter dem Oberkörper.

2 Drücken Sie sich nun kraftvoll vom Boden ab und springen Sie auf die linke Seite des Handtuchs.

3 Landen Sie jetzt auf dem linken Fuß. Nehmen Sie die Arme gegengleich mit, sodass sich beim Landen der linke Arm vorn und der rechte Arm hinter dem Oberkörper befindet. Fahren Sie im Wechsel fort.

HINWEIS

Das Knie des Standbeins sollte sich maximal auf Höhe der Fußspitze oder dahinter befinden. So vermeiden Sie eine unnötig hohe Gelenkbelastung des Knies.

TIPP

Setzen Sie beim Springen die Arme zum Schwungholen ein.

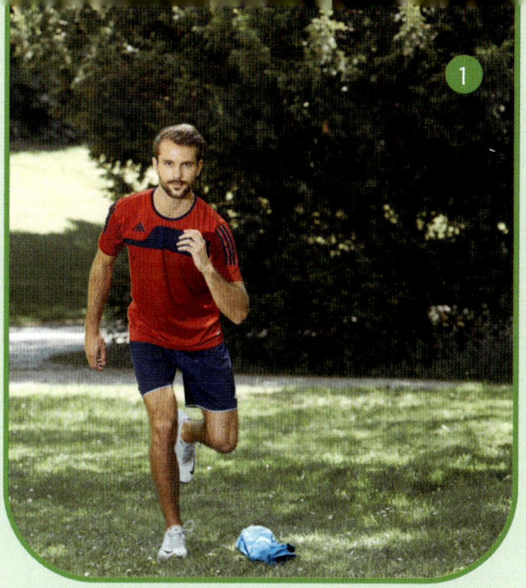

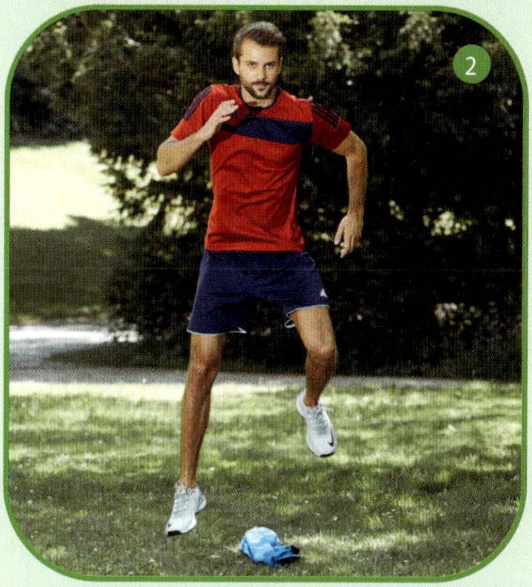

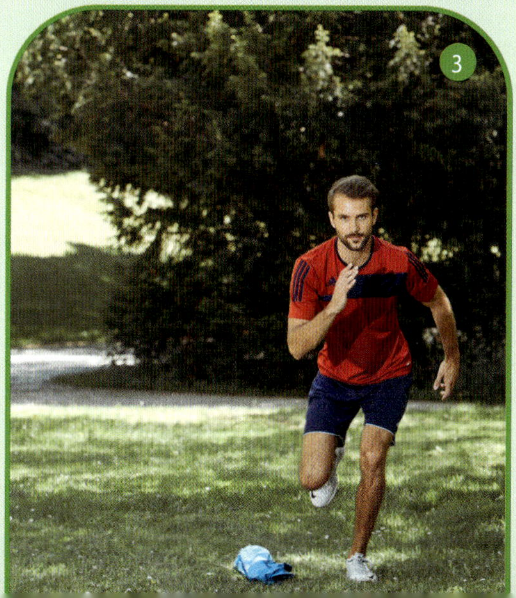

Einbeiniger Seitsprung

1. Legen Sie einen Stock, ihre Trainingsjacke oder mehrere Steine in einer Reihe neben sich. Die Breite der Gegenstände sollte der eines gerollten Handtuchs entsprechen. Kommen Sie auf ein Bein.
2. Drücken Sie sich kraftvoll vom Boden ab und springen Sie auf die andere Seite.
3. Landen Sie sanft und führen Sie den einbeinigen Seitsprung im Wechsel aus.

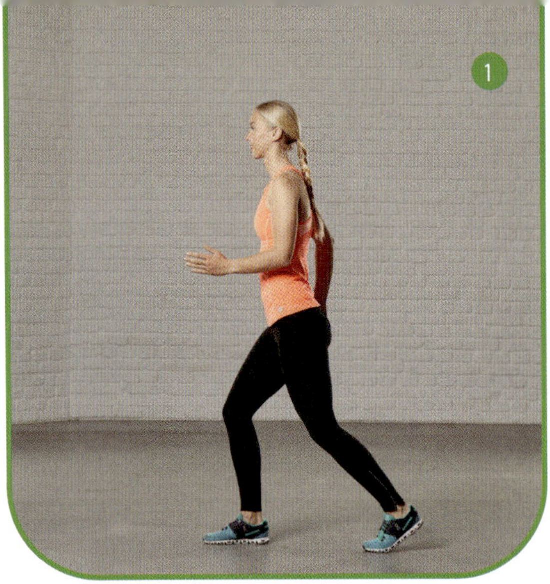

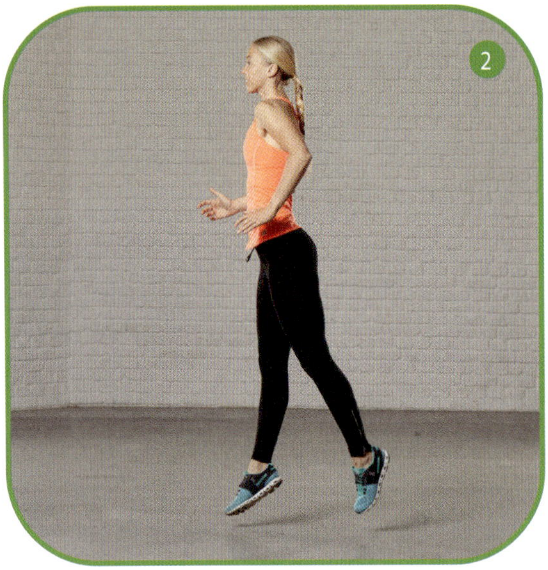

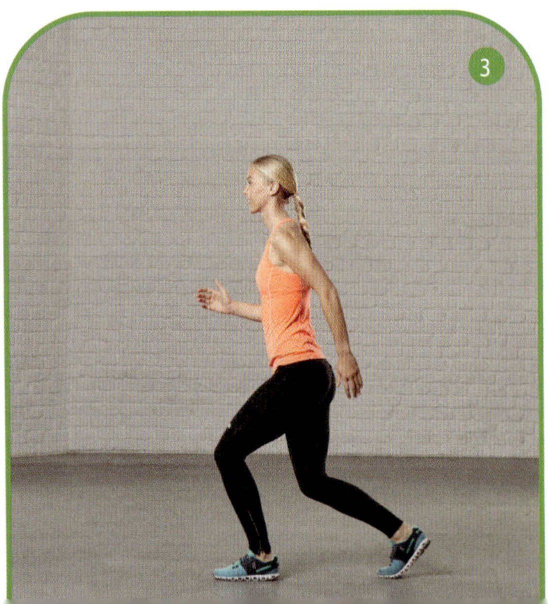

Scherensprung

1 Nehmen Sie einen Ausfallschritt ein. Der rechte Fuß ist vorn, die Fußspitzen zeigen ebenfalls nach vorn. Die Ferse des linken Fußes ist angehoben, beide Knie sind leicht gebeugt. Halten Sie die Arme gegengleich.

2 Führen Sie jetzt einen Sprung aus und wechseln Sie dabei in der Luft die Beinstellung.

3 Landen Sie wieder im Ausfallschritt mit dem linken Fuß vorn und dem rechten hinten. Nehmen Sie die Arme gegengleich mit. Führen Sie den Scherensprung im Wechsel aus.

HINWEIS

Achten Sie bei der Fußstellung besonders auf den hinteren Fuß. Er sollte unbedingt gerade ausgerichtet sein, vor allem beim Landen. Ansonsten sind sowohl das Sprung- als auch das Kniegelenk unnötig hohen Belastungen ausgesetzt.

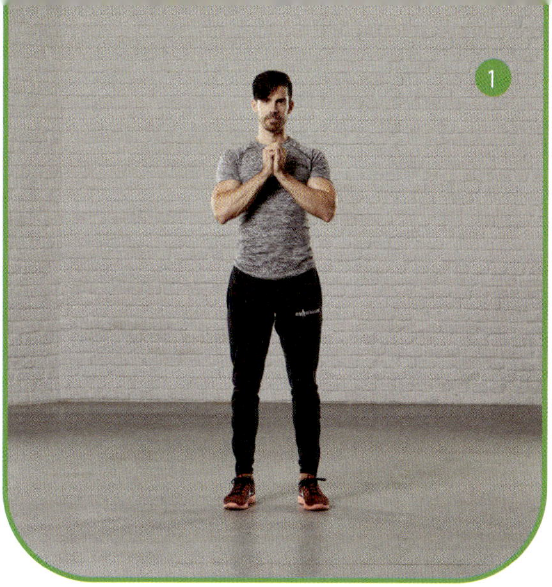

Kniebeugensprung

1 Nehmen Sie einen aufrechten hüftbreiten Stand ein. Halten Sie die Arme locker vor der Brust. Die Fußspitzen zeigen nach vorn.

2 Kommen Sie etwas in die Knie und springen Sie kraftvoll vom Boden ab.

3 Landen Sie in einer weiten und möglichst tiefen Kniebeuge. Schieben Sie dabei das Gesäß weit nach hinten und lassen Sie den Rücken gestreckt. Springen Sie sofort wieder in den Stand zurück und wiederholen Sie.

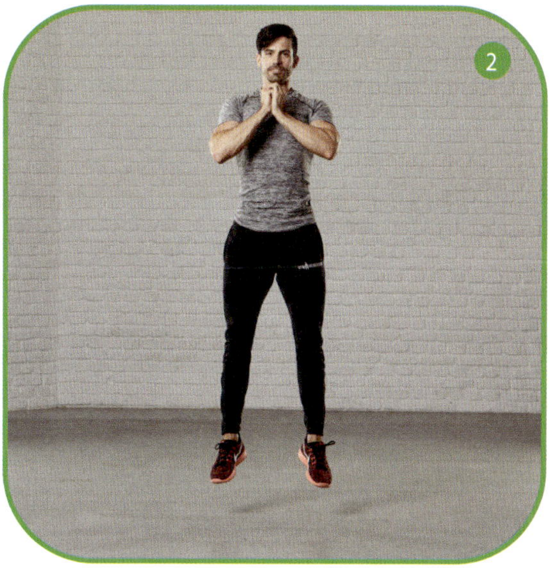

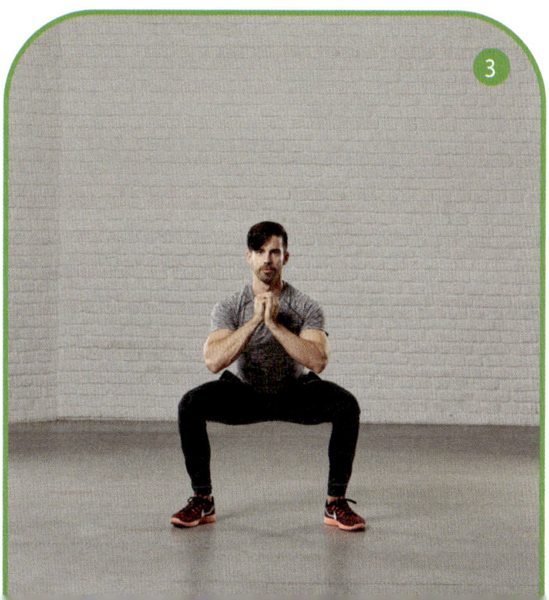

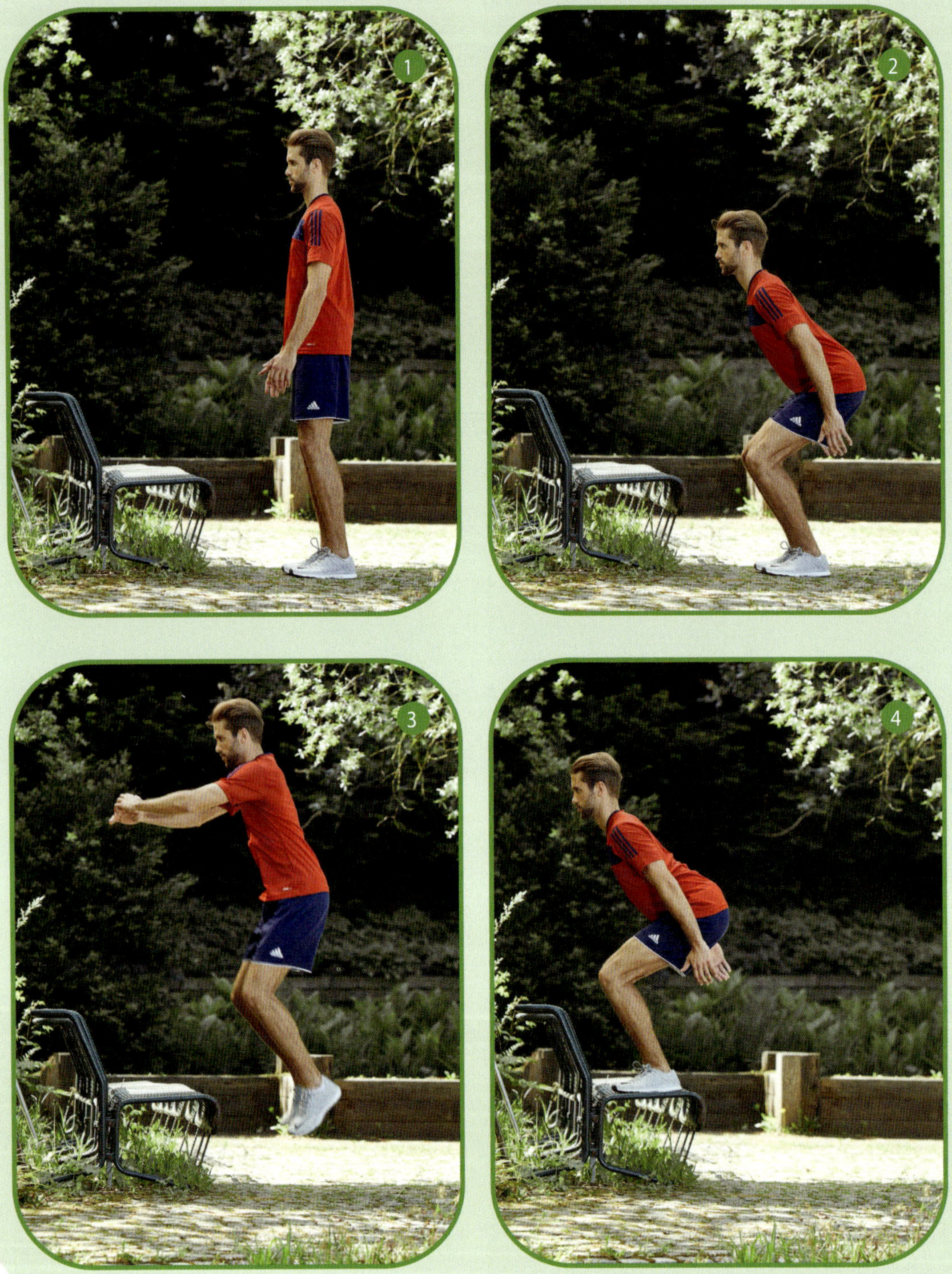
1
2
3
4

Vertikaler Sprung

1. Stellen Sie sich mit etwa 50 cm Abstand vor eine Parkbank. Nehmen Sie einen schulterbreiten aufrechten Stand ein.

2. Kommen Sie in die Hocke, indem Sie die Knie beugen und das Gesäß nach hinten schieben. Führen Sie die Arme zum Schwungholen ebenfalls nach hinten.

3. Reißen Sie die Arme zum Schwung explosiv nach oben und springen Sie auf die Bank.

4. Landen Sie so sanft wie möglich, indem Sie in die Hocke kommen und die Kraft abfedern. Richten Sie sich dann auf und steigen Sie von der Bank ab, um die Ausgangsposition für den nächsten Sprung einzunehmen.

HINWEIS

Je leiser und sanfter Sie landen, umso besser. Nehmen Sie die Energie beim Landen förmlich auf. Achten Sie darauf, dass sich die Knie maximal auf Höhe der Fußspitzen oder dahinter befinden.

TIPP

Wenn Sie keine Parkbank finden, können Sie auch jede andere Erhöhung für den Sprung nutzen, zum Beispiel einen großen Steinblock, eine niedrige Mauer oder auch eine Treppe.

Trippeln mit Miniband

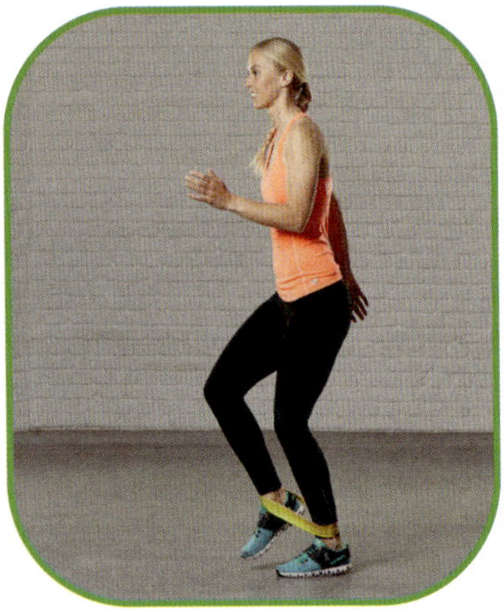

Platzieren Sie das Miniband knapp oberhalb der Sprunggelenke und nehmen Sie einen hüftbreiten Stand ein, sodass sich das Miniband bereits etwas auf Spannung befindet. Die Fußspitzen zeigen nach vorn, die Knie sind leicht gebeugt. Beginnen Sie jetzt in einem zügigen Tempo zu trippeln. Lassen Sie dabei den Rücken gestreckt. Nehmen Sie die Arme gegengleich mit.

HINWEIS
Die ganze Fußarbeit beruht beim Trippeln auf dem Vorfuß.

Hampelmann

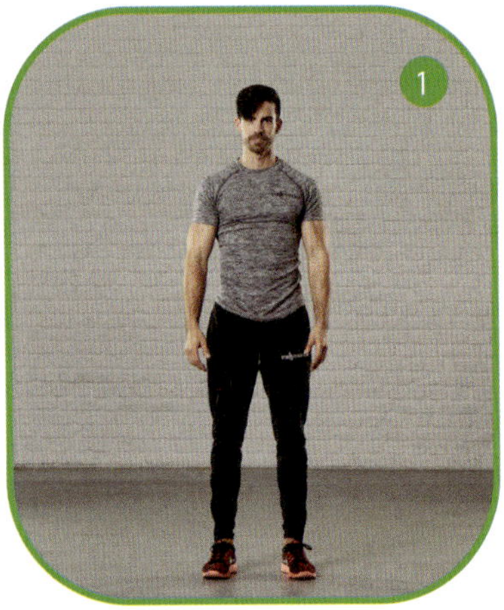

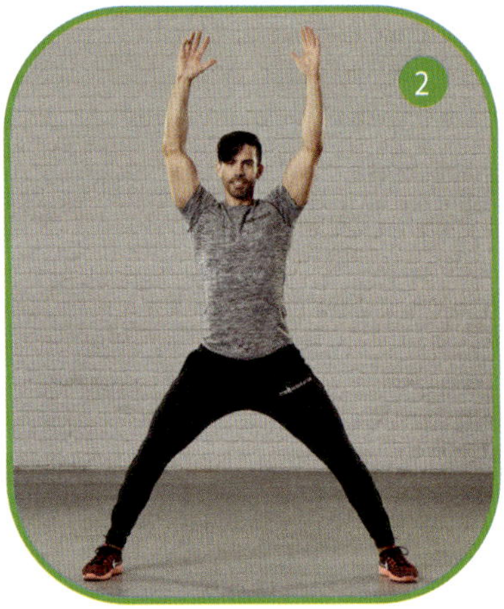

1. Nehmen Sie einen hüftbreiten Stand ein. Die Arme sind locker seitlich am Körper.
2. Aus dieser Position springen Sie in eine weite Grätsche und heben die Arme über den Kopf. Springen Sie aus der Grätsche sofort wieder in den hüftbreiten Stand.

Übungen mit Koordinationsleiter

Führen Sie die dargestellten Abfolgen schnellstmöglich aus. Wenn Sie am Ende der Koordinationsleiter angekommen sind, drehen Sie sich um und laufen Sie im gleichen Muster wieder zurück.

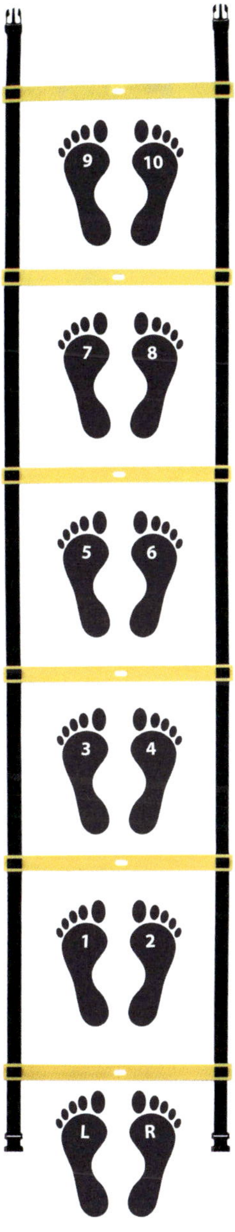

Trippeln an der Koordinationsleiter

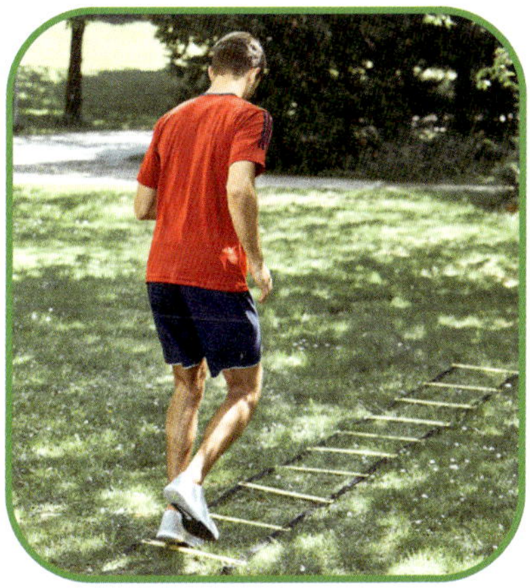

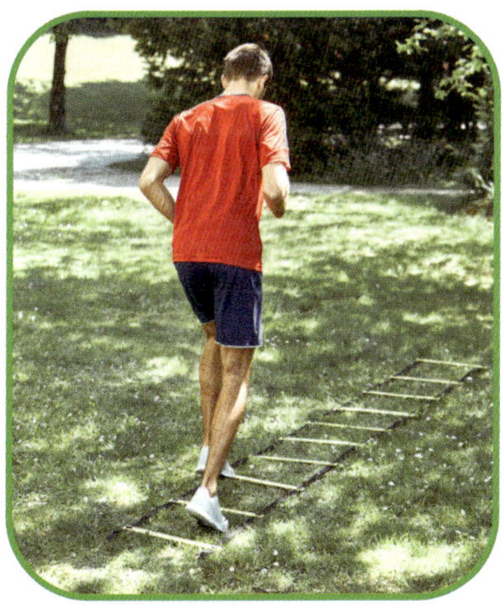

Beim Trippeln führen Sie kleine, schnelle Schritte nach vorn aus, so als würden Sie auf rohen Eiern laufen.

In-in-out-out an der Koordinationsleiter

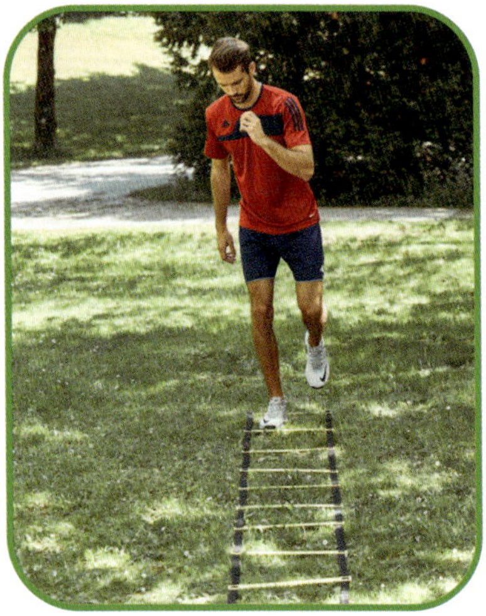

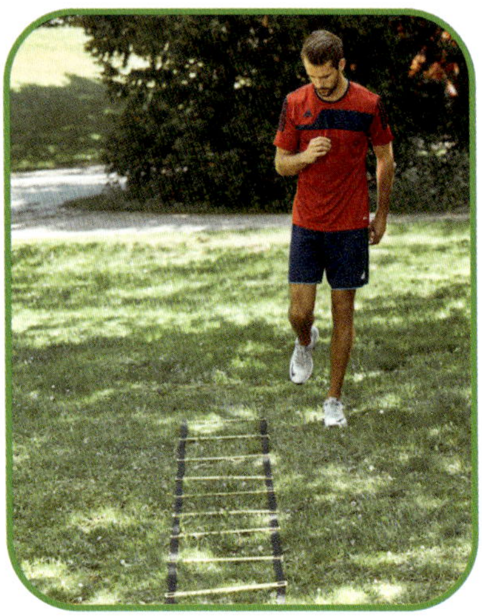

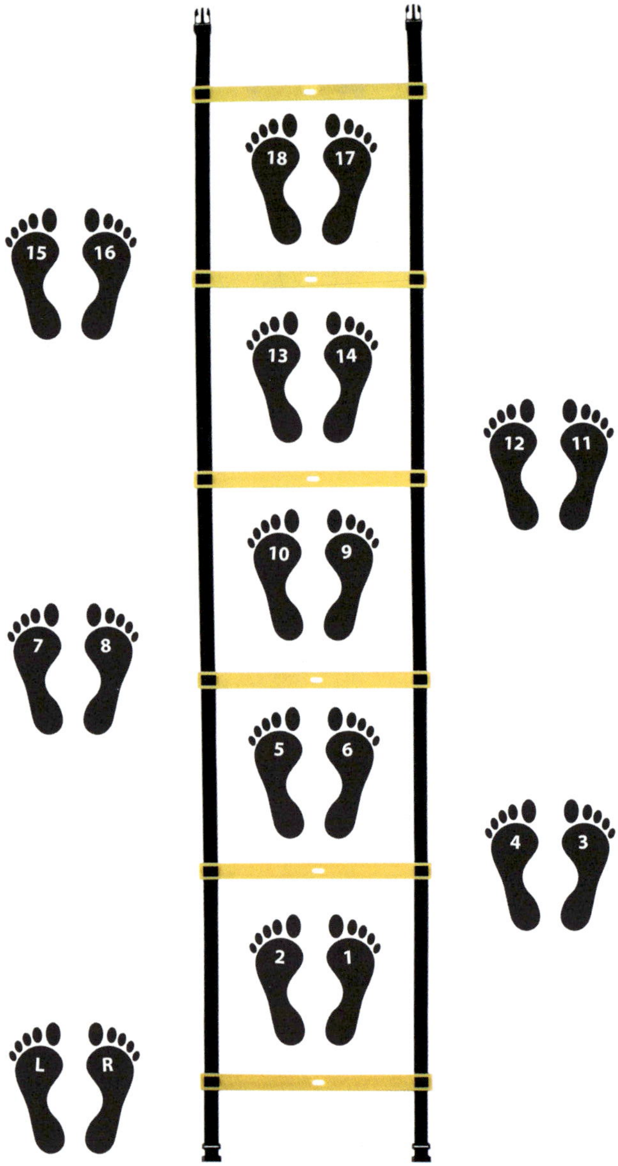

Hier starten Sie links von der Leiter und trippeln so schnell wie möglich im Zickzacklauf nach vorn.

180-Grad-Sprung an der Koordinationsleiter

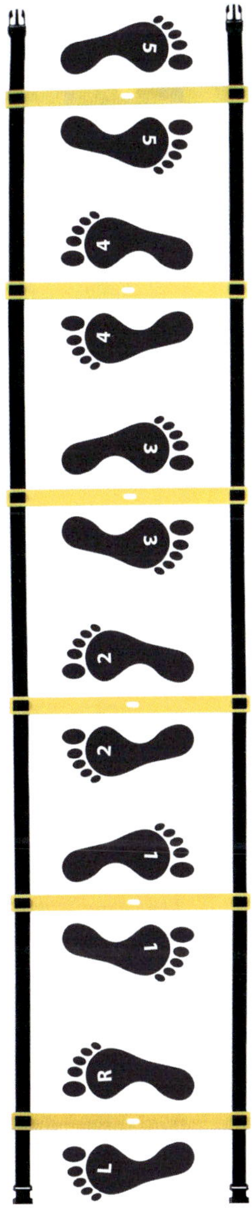

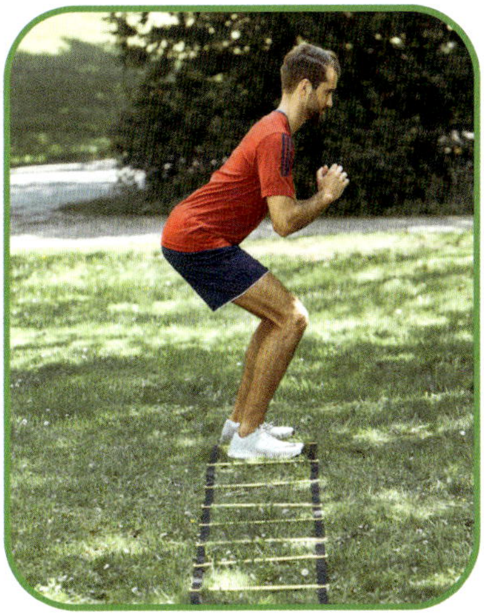

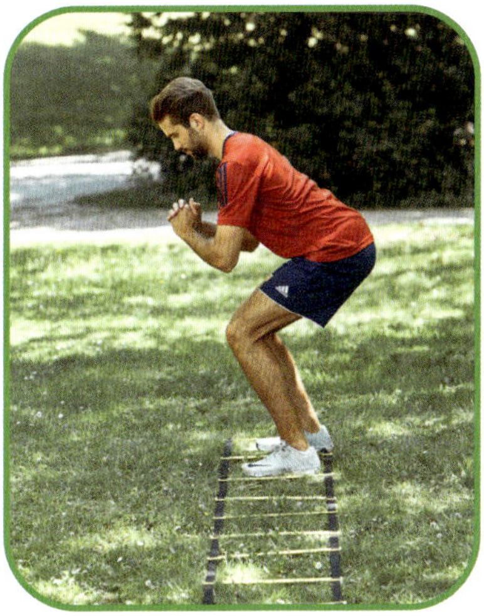

Mit Sprung wird das Ganze schon etwas anspruchsvoller. Sie beginnen querstehend in der Leiter. Nehmen Sie jede Sprosse der Leiter mit einem 180-Grad-Sprung und springen Sie dabei nach vorn. Diesmal springen Sie mit beiden Beinen gleichzeitig.

Scherensprung an der Koordinationsleiter

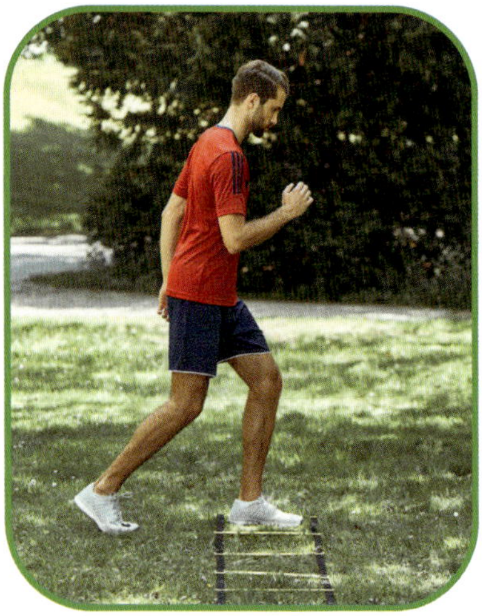

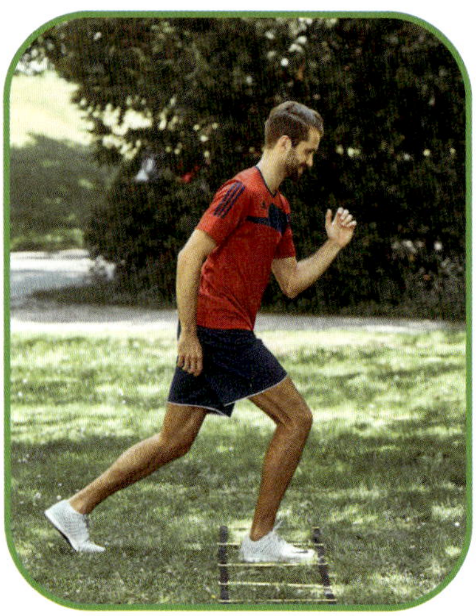

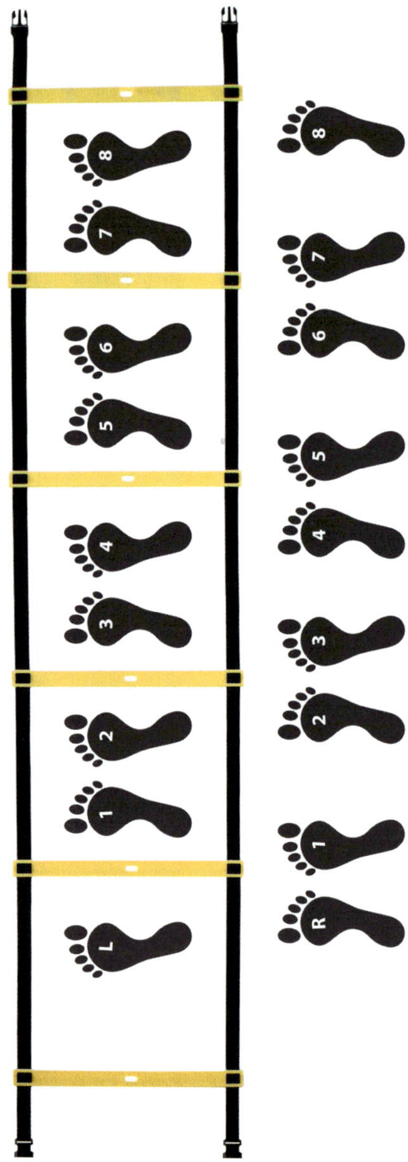

Auch dieser Sprung erfordert mehr Koordination und etwas Aufmerksamkeit. Sie starten mit versetzten Füßen quer zur Leiter und springen sowohl seitlich als auch mit Beinwechsel an der Leiter entlang nach vorn.

Dehnen

Wie bei den Mobilisationsübungen habe ich Ihnen auch hier sowohl ein Indoor- als auch ein Outdoordehnprogramm mit jeweils sechs Übungen zusammengestellt. Die hier dargestellte Reihenfolge ist zugleich die Abfolge Ihres Dehnprogramms. Halten Sie jede Dehnung für etwa 30 bis 60 Sekunden.

Dehnung der Oberschenkelrückseite

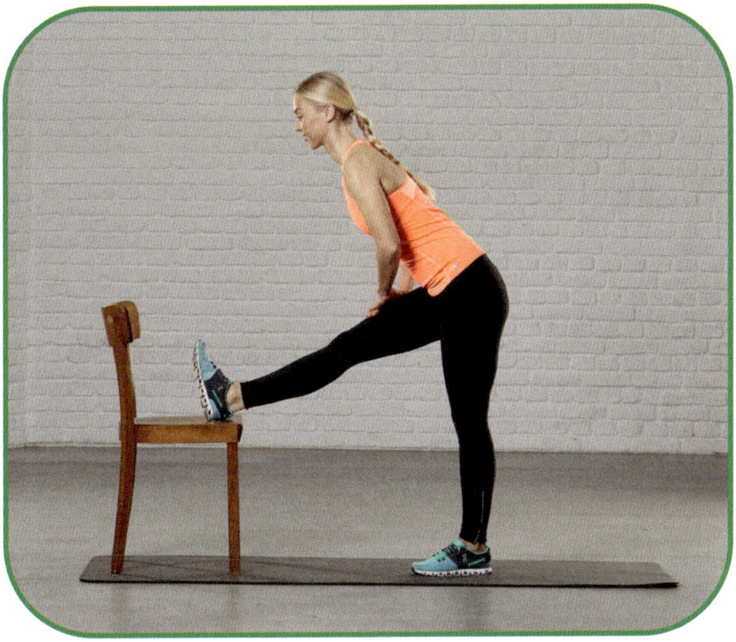

Stellen Sie sich mit etwas Abstand vor einen Stuhl oder einen vergleichbar hohen Gegenstand. Setzen Sie die rechte Ferse auf der Sitzfläche so auf, dass das Bein gestreckt ist, und ziehen Sie die Fußspitze zu sich heran. Legen Sie die Hände locker auf dem rechten Oberschenkel auf. Neigen Sie sich mit gestrecktem Oberkörper aus der Hüfte nach vorn. Die Beine sind gestreckt. Halten Sie die Position und wechseln Sie dann die Seite.

Dehnung der Oberkörpervorderseite

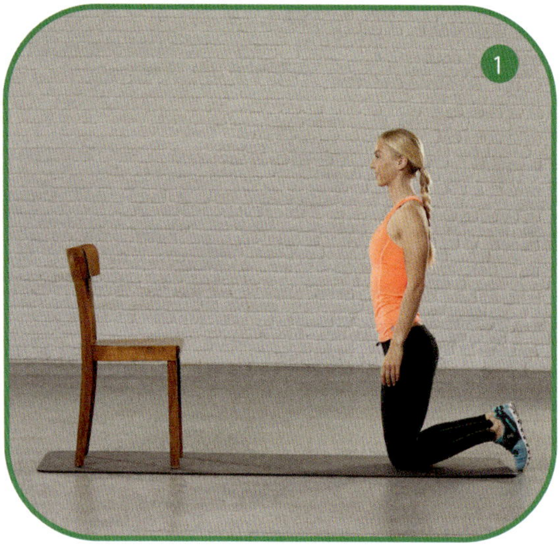

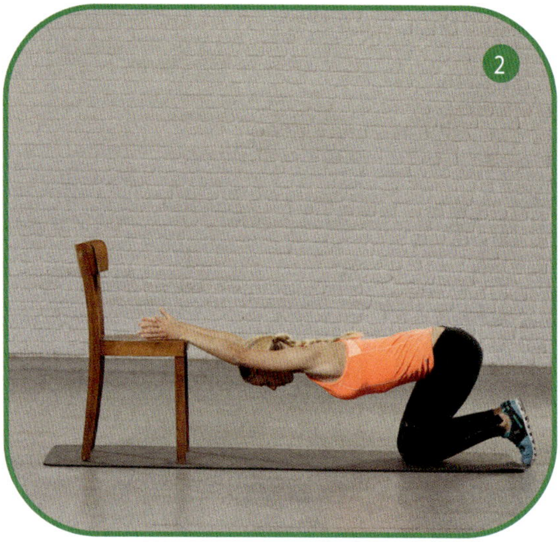

1. Knien Sie sich mit etwas Abstand vor einen Stuhl oder einen vergleichbar hohen Gegenstand.

2. Setzen Sie beide Handkanten schulterbreit auf der Sitzfläche auf, sodass die Handflächen zueinander zeigen. Wenn es für Sie bequemer ist, legen Sie die Handflächen auf. Schieben Sie das Gesäß Richtung Fersen und das Brustbein sanft Richtung Boden. Halten Sie die Position.

Dehnung des seitlichen Rumpfes

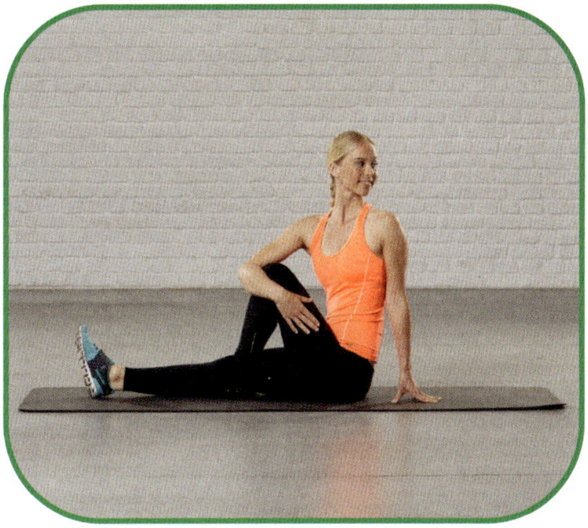

Kommen Sie in einen aufrechten Sitz mit gestreckten Beinen. Stellen Sie das linke Bein über das rechte, sodass sich der linke Fuß etwa auf Höhe des rechten Knies befindet. Umgreifen Sie mit dem rechten Arm den linken Ober- und Unterschenkel und rotieren Sie mit dem Oberkörper nach links. Setzen Sie die linke Hand hinter dem Gesäß auf. Ihr Blick geht über die linke Schulter nach hinten. Behalten Sie die aufrechte Sitzposition mit gestrecktem Rücken bei. Halten Sie die Position und wechseln Sie dann die Seite.

Dehnung des seitlichen Rumpfes und der Oberschenkelrückseite

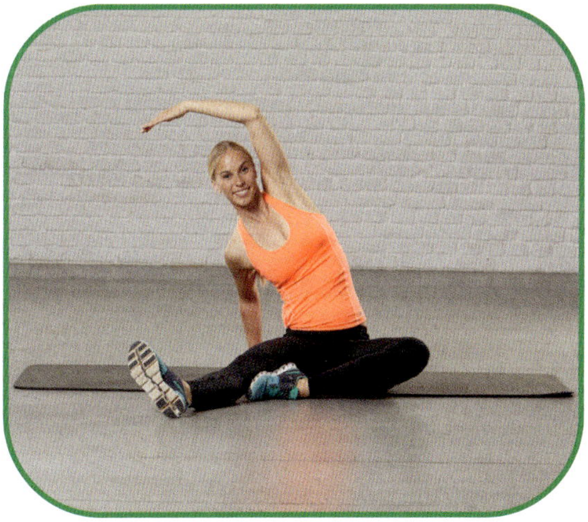

Kommen Sie in einen aufrechten Sitz. Das rechte Bein ist etwas zur Seite abgespreizt. Legen Sie den linken Fuß an der rechten Oberschenkelinnenseite an. Heben Sie den linken Arm an und neigen Sie sich zur rechten Seite. Halten Sie die Position und wechseln Sie dann die Seite.

Dehnung der Oberschenkelvorderseite und des Hüftbeugers

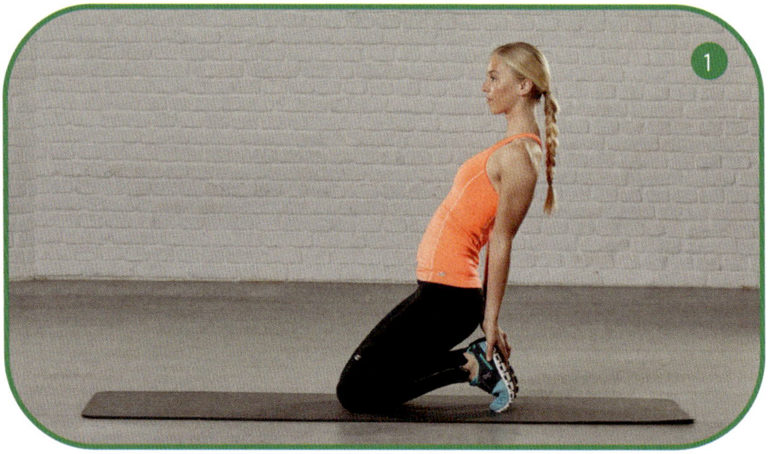

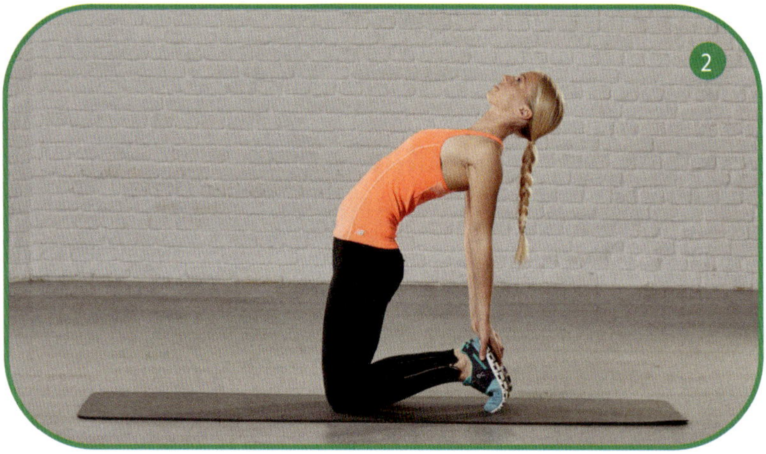

1. Kommen Sie in einen Fersensitz. Die Fußspitzen sind aufgestellt. Stützen Sie sich mit den Händen auf den Fersen ab.

2. Schieben Sie das Becken durch Aktivierung der Gesäßmuskulatur nach vorn oben. Oberschenkelvorderseite und Rumpf bilden einen leichten Bogen. Halten Sie die Position.

HINWEIS
Heben Sie das Becken nur so weit an, wie es Ihnen guttut. Sie können sich von Mal zu Mal steigern.

Dehnung des Rückens

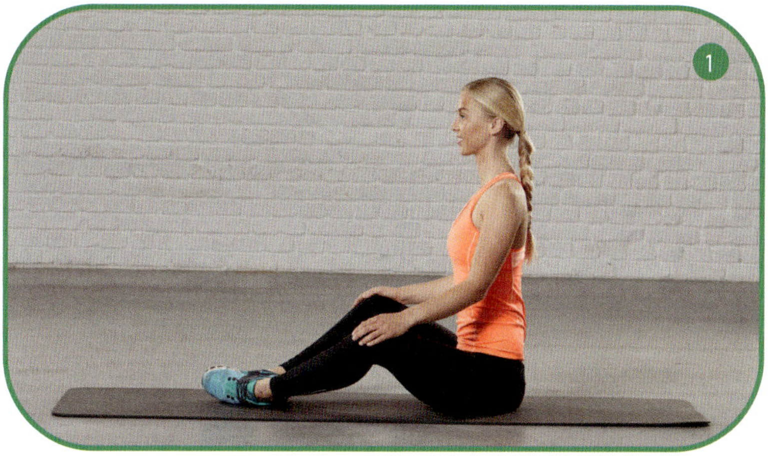

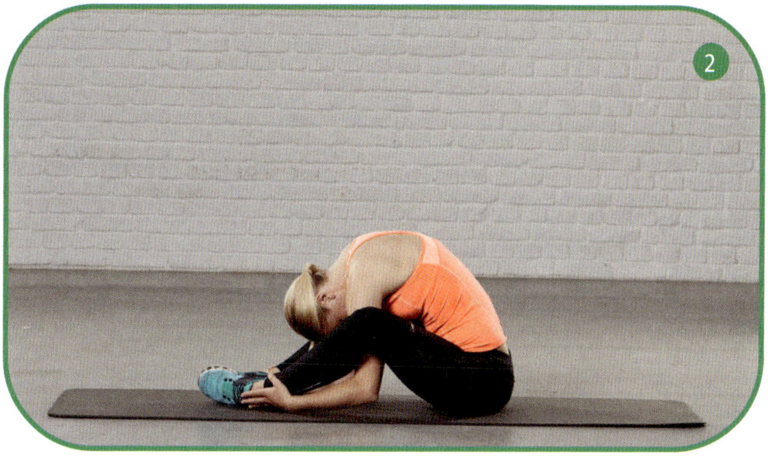

1. Kommen Sie in einen aufrechten Sitz mit leicht gebeugten Beinen und stellen Sie die Fersen auf. Dann kippen Sie die Knie nach außen und legen die Fußsohlen aneinander.

2. Greifen Sie nun mit den Händen von innen nach außen an den Fußrücken. Der Rücken ist dabei rund. Lassen Sie Oberkörper und Kopf entspannt. Halten Sie die Position.

Dehnung des seitlichen Rumpfes

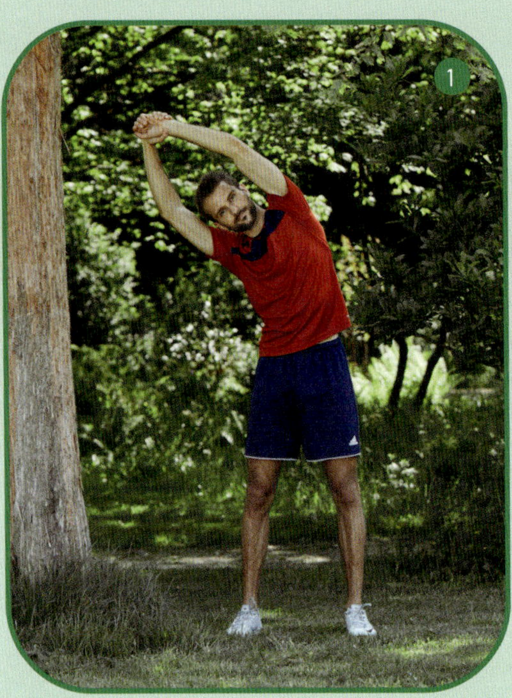

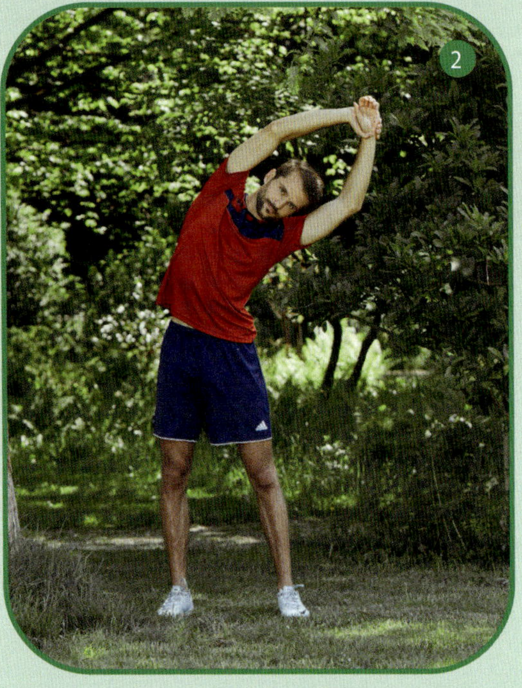

1 Nehmen Sie einen aufrechten hüftbreiten Stand ein. Strecken Sie beide Arme nach oben und greifen Sie mit der rechten Hand das linke Handgelenk. Neigen Sie sich mit dem Oberkörper zur rechten Seite. Halten Sie die Position.

2 Kommen Sie zurück in die aufrechte Position, greifen Sie nun das andere Handgelenk und neigen Sie sich zur linken Seite.

Dehnung der Wade und der Oberschenkelrückseite

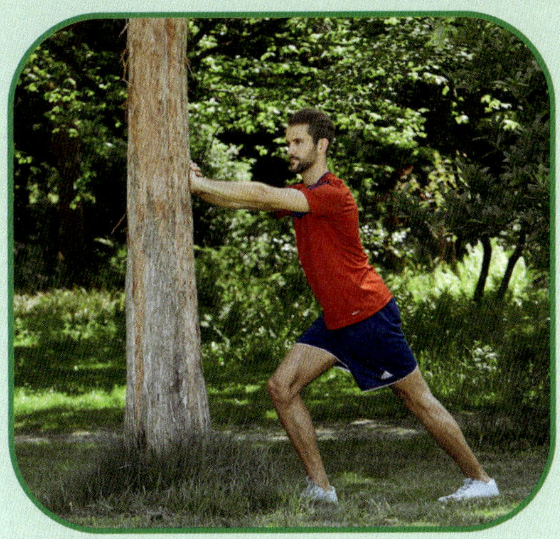

Stellen Sie sich mit etwas Abstand mit versetzten Füßen vor einem Baum, einer Wand oder Vergleichbarem auf. Stützen Sie sich mit den Händen nach vorn ab und neigen Sie den gestreckten Oberkörper etwas nach vorn. Das vordere Bein ist leicht gebeugt, das hintere ist gestreckt. Die Fersen behalten den Kontakt zum Boden. Halten Sie die Position und wechseln Sie dann die Seite.

Dehnung der Oberschenkelvorderseite

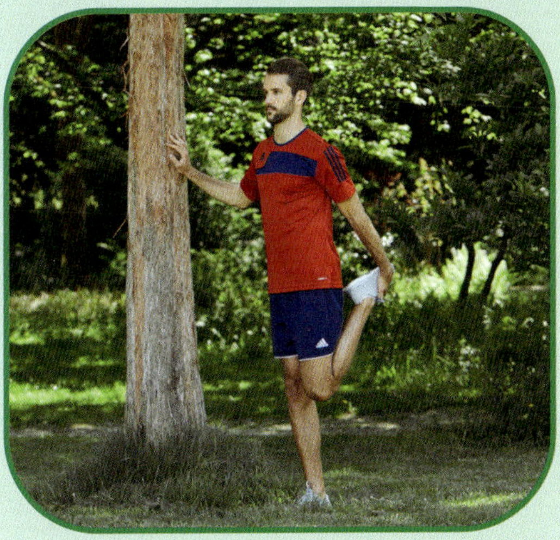

Stellen Sie sich mit der rechten Körperseite seitlich zu einem Baum, einer Wand oder Vergleichbarem auf und stützen Sie sich mit der rechten Hand ab. Greifen Sie mit der linken Hand das linke Sprunggelenk und ziehen Sie die Ferse Richtung Gesäß. Die Oberschenkel sind parallel zueinander. Schieben Sie das Becken leicht nach vorn und halten Sie die Position. Wechseln Sie dann die Seite.

Dehnung der Oberschenkelrückseite

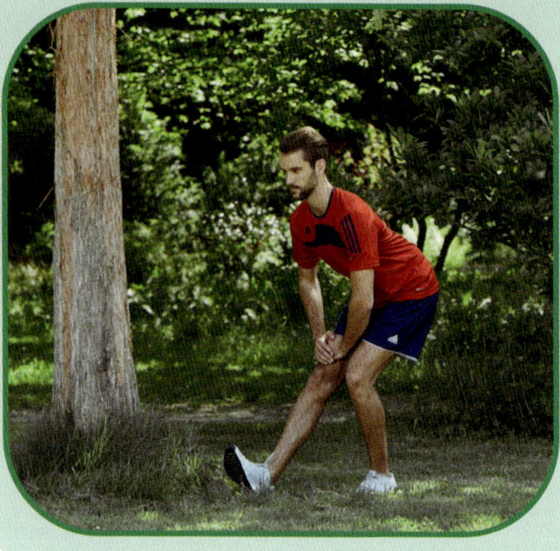

Stellen Sie aus dem aufrechten Stand die rechte Ferse so weit nach vorn auf, dass das Bein gestreckt ist und die Oberschenkel parallel sind, und ziehen Sie die Fußspitze zu sich heran. Legen Sie die Hände locker auf dem rechten Oberschenkel auf. Neigen Sie sich mit gestrecktem Oberkörper aus der Hüfte nach vorn. Halten Sie die Position und wechseln Sie dann die Seite.

Dehnung des Gesäßes

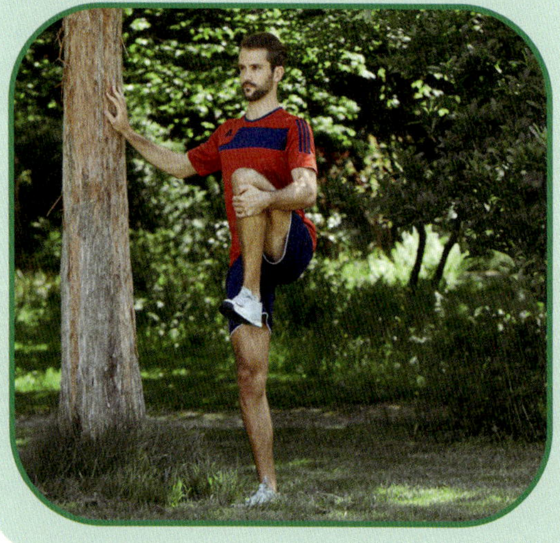

Stellen Sie sich mit der rechten Körperseite seitlich zu einem Baum, einer Wand oder Vergleichbarem auf und stützen Sie sich mit der rechten Hand ab. Umgreifen Sie mit der linken Hand den linken Unterschenkel knapp unterhalb des Knies und ziehen Sie das Knie Richtung Brustkorb. Bleiben Sie mit dem Körper aufrecht. Halten Sie die Position und wechseln Sie dann die Seite.

Dehnung der Brustmuskulatur

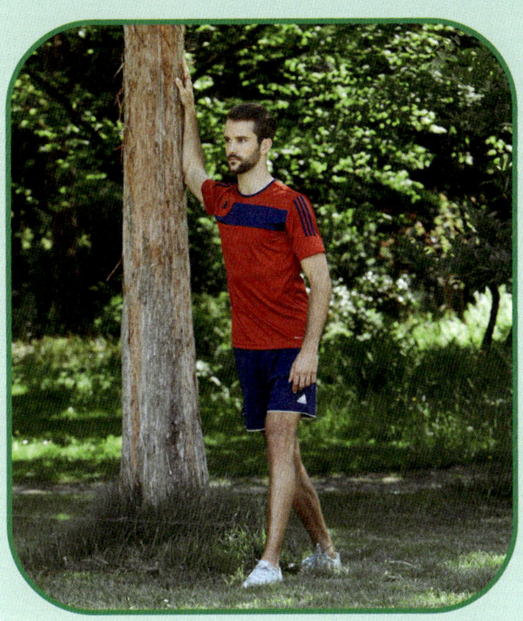

Stellen Sie sich mit der rechten Körperseite mit versetzten Füßen so neben einen Baum, eine Wand oder Vergleichbarem auf, dass Sie mit angewinkeltem Arm die Hand aufsetzen können. Der linke Fuß ist der vordere. Die Hüfte ist gerade nach vorn ausgerichtet. Schieben Sie nun die rechte Brustseite etwas nach vorn. Die Schultern bleiben dabei tief. Halten Sie die Position und wechseln Sie dann die Seite.

Über den Autor

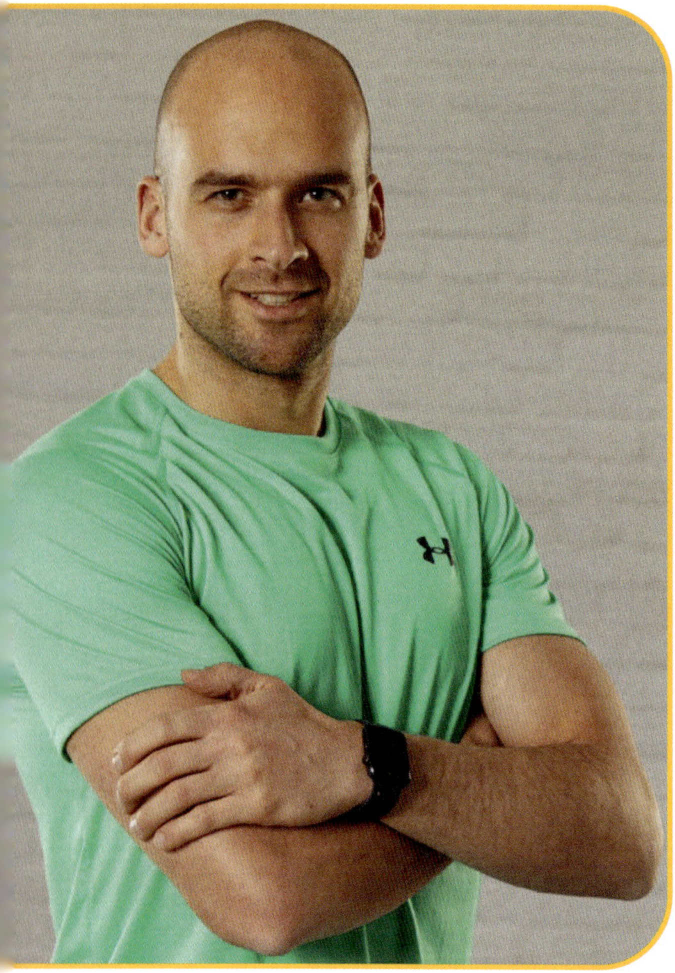

Marcel Doll hat Fitnessökonomie (B.A.) studiert und seinen Master in Gesundheitsmanagement und Prävention mit den Schwerpunkten Sportpsychologie und Stressmanagement abgeschlossen. Zudem hat er zahlreiche Weiterbildungen in den Bereichen Sport und Fitness absolviert.

Er ist Mitbegründer von *YOU Personal Training* in Offenburg und dort als Personal Trainer tätig. Als zertifizierter Functional Circuit Trainer organisiert er Kleingruppentrainings nach dem Zirkelprinzip. Außerdem schreibt er für das *Functional Training Magazin* und *www.Trainingsworld.com*.

2014 erschien beim riva Verlag sein erstes Buch *Das ultimative Schlingentraining*, 2016 folgte *Fit mit dem Miniband* und 2017 erschienen die beiden Bände *50 Workouts – Fit in 7 Minuten* und *50 Workouts – Bodyweight-Training ohne Geräte*.

Übungsregister

Die Indoorübungen im Überblick

Mobilisation

Übungen für die Zirkel

Dehnen

Die Outdoorübungen im Überblick

Mobilisation

Übungen für die Zirkel

Dehnen

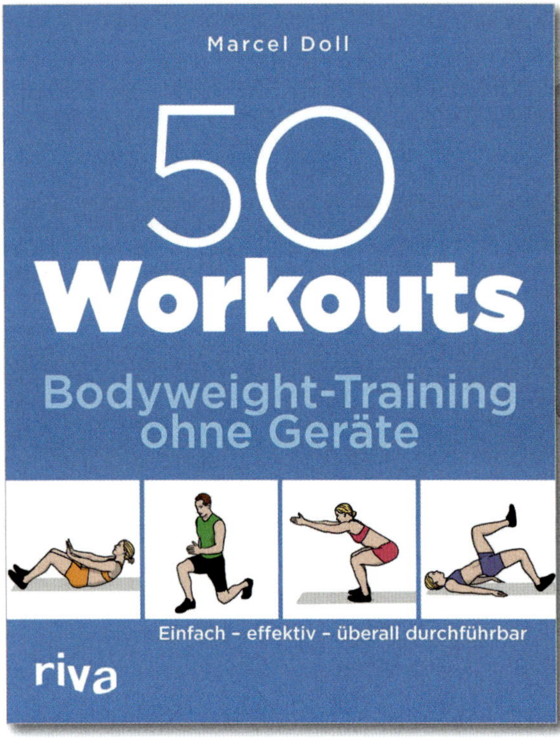

Auch als **E-Book** erhältlich

144 Seiten
9,99 € (D) | 10,30 € (A)
ISBN 978-3-7423-0172-7

Marcel Doll

50 Workouts – Bodyweight-Training ohne Geräte

Einfach – effektiv – überall durchführbar

Was braucht man, um schnell und effektiv zu trainieren, Muskeln aufzubauen und den ganzen Körper zu kräftigen? Nichts als sein eigenes Körpergewicht. Marcel Doll präsentiert in diesem Buch die 50 besten Bodyweight-Workouts und zeigt, wie einfach es ist, ohne zusätzliche Geräte fit zu werden oder zu bleiben. Ob definierte Arme, ein flacher Bauch, straffe Beine oder Ganzkörperworkouts – dieser Fitnessratgeber bietet eine breite Auswahl an unterschiedlichen Trainingsschwerpunkten. Die Workouts dauern zwischen 15 und 45 Minuten und sind mit Dauer und Trainingsplan übersichtlich dargestellt und komplett illustriert. Zudem sind alle Übungen in einem Extrakapitel nochmals ausführlich beschrieben.
Mit diesen Workouts kann überall und jederzeit trainiert werden – egal, ob zu Hause, im Fitnessstudio oder im Freien.

riva

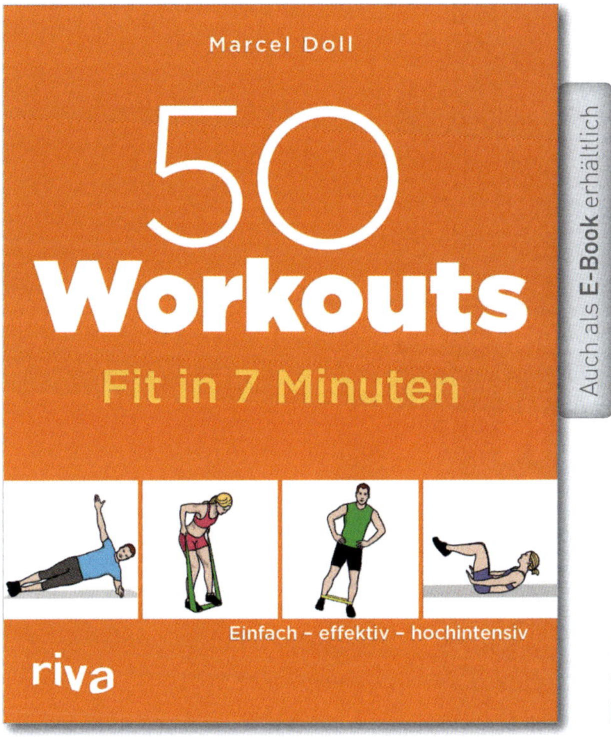

144 Seiten
9,99 € (D) | 10,30 € (A)
ISBN 978-3-7423-0173-4

Marcel Doll

50 Workouts – Fit in 7 Minuten

Einfach – effektiv – hochintensiv

Ein kurzes hochintensives Workout ist deutlich wirkungsvoller als langes Cardio- oder Krafttraining niedriger Intensität. Mit ein paar wenigen Geräten und nur 7 Minuten Zeit lässt sich bereits ein großer Trainingseffekt erzielen. Vom Bauch-Beine-Po-Training über Kettlebell-, Miniband- und Hantelübungen bis zu schnellen HIT- und Cardioworkouts bietet dieser Fitnessratgeber 50 schnelle Trainingseinheiten, die einfach in den Alltag integriert werden können. Dabei werden Kraft, Ausdauer oder Schnelligkeit trainiert – je nach Trainingsplan. Alle Workouts sind übersichtlich dargestellt und komplett illustriert und dank unterschiedlicher Schwierigkeitsgrade sowohl für Einsteiger als auch für Fortgeschrittene geeignet. Zudem werden alle Übungen in einem Extrakapitel nochmals ausführlich beschrieben.

riva

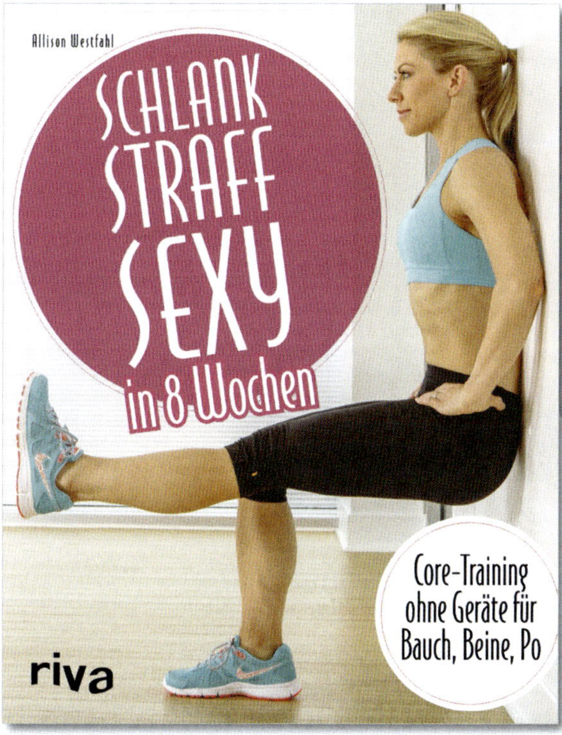

Auch als **E-Book** erhältlich

208 Seiten
19,99 € (D) | 20,60 € (A)
ISBN 978-3-86883-788-9

Allison Westfahl

Schlank – straff – sexy in 8 Wochen

Core-Training ohne Geräte für Bauch, Beine, Po

Schlank, straff und sexy wird man – entgegen der immer wieder vorgebrachten Behauptungen von Frauenzeitschriften – nicht, indem man streng Diät hält oder stundenlang monotones Ausdauertraining betreibt. Wer einen wohlgeformten, definierten Körper mit straffen Kurven und einem flachen Bauch haben will, muss seine Körpermitte oder Core intensiv kräftigen und überschüssiges Fett loswerden. Allison Westfahls 8-wöchiges Programm baut auf drei Säulen auf: gezieltem Core-Training, einem ausgeklügelten Cardio-Workout und einer Ernährungsumstellung. Die Workouts dauern im Schnitt nur 30 Minuten, können zu Hause durchgeführt werden und lassen sich individuell an die eigenen Bedürfnisse und das persönliche Fitnesslevel anpassen. Der Ernährungsplan enthält abwechslungsreiche Rezepte und kurbelt mit gesunden und leckeren Gerichten den Stoffwechsel an.

riva

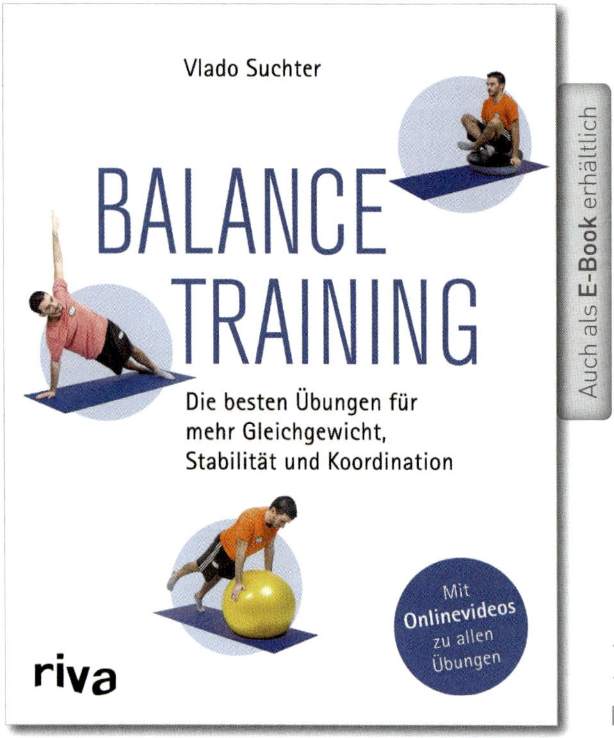

192 Seiten
19,99 € (D) | 20,60 € (A)
ISBN 978-3-7423-0035-5

Vlado Suchter

Balancetraining

Die besten Übungen für mehr Gleichgewicht, Stabilität und Koordination

Die Balance halten zu können ist eine wichtige körperliche Fähigkeit, deren Fehlen uns oft erst bei Verletzungen oder im Alter schmerzlich bewusst wird. Gleichgewichtstraining sollte daher ein selbstverständlicher Teil jedes Fitnessprogramms sein, denn wenn wir unsere Balance nicht regelmäßig trainieren, verlieren wir sie. Vlado Suchter ist Sportwissenschaftler und Fitnesstrainer. In den vergangenen Jahren hat er eine Vielzahl von Klienten, darunter viele Leistungs- und Hobbysportler verschiedenster Sportarten, trainiert. Dabei machte er immer wieder die Erfahrung, dass sich Balanceübungen enorm positiv auf den Gesundheitszustand und die sportliche Leistung auswirkten. Muskeln, Sehnen, Gelenke wurden kräftiger und Schmerzen verschwanden.
Dieses Buch enthält die rund 100 besten Übungen, um die Balance zu fördern. Viele können ohne Geräte durchgeführt werden. Bei anderen werden wacklige Unterlagen wie ein Pilatesball, eine Pilatesrolle, ein BOSU oder eine Kombination von mehreren Geräten eingesetzt. Jede Übung ist ausführlich beschrieben und bebildert und lässt sich über einen integrierten QR-Code online als Video abrufen.

riva

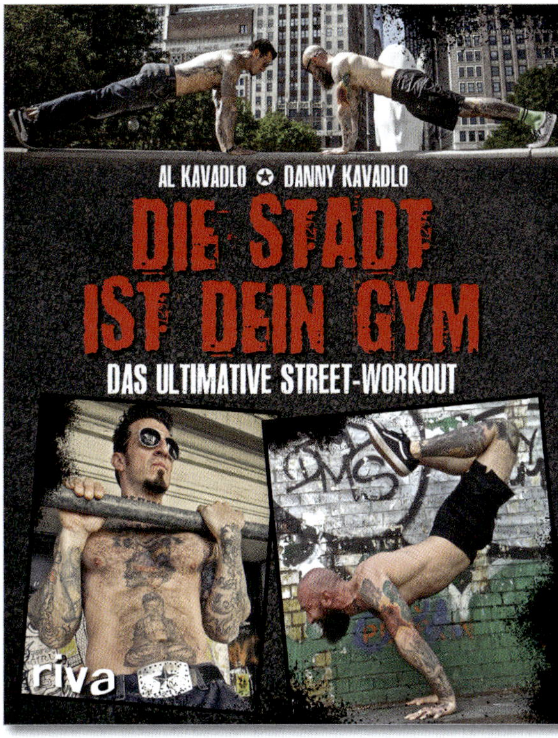

Auch als **E-Book** erhältlich

288 Seiten
24,99 € (D) | 27,70 € (A)
ISBN 978-3-7423-0099-7

Al Kavadlo
Danny Kavadlo

Die Stadt ist dein Gym

Das ultimative Street-Workout

Warum ins Gym gehen, wenn doch die eigene Stadt ein perfekt ausgestattetes Fitnessstudio ist? Der öffentliche Raum gibt alles her, was man für ein optimales Ganzkörperworkout benötigt: Ob an Stangen, Bänken oder Treppen – dieses Buch zeigt, wie sowohl Anfänger als auch Fortgeschrittene in jeder urbanen Umgebung ein gezieltes Bodyweight-Training durchführen können.
Neben ausführlich erklärten klassischen Übungen sind auch solche enthalten, die nicht nur fit, sondern auch ordentlich Eindruck machen – schließlich ist man in der Stadt nie allein. Darüber hinaus bieten die beiden Autoren Hinweise zum Kombinieren der einzelnen Übungen, komplette Trainingsprogramme und weiterführende Tipps. Ein besonderes Highlight sind die spektakulären Übungsfotos, die in verschiedenen Städten geshootet wurden, darunter New York, München und Sydney.

riva